Gebirgs- und Outdoormedizin

Schweizer Alpen-Club SAC
Club Alpin Suisse
Club Alpino Svizzero
Club Alpin Svizzer

A.G. Brunello / M. Walliser / U. Hefti

Gebirgs- und Outdoormedizin

Erste Hilfe, Rettung und Gesundheit unterwegs

Ausbildung

2. Auflage

SAC Verlag

SGGM SSMM
Schweizerische Gesellschaft für Gebirgsmedizin
Société suisse de médecine de montagne
Società svizzera di medicina di montagna

MIX
Papier aus verantwortungsvollen Quellen
FSC® C004588
FSC www.fsc.org

Grafik und Satz: Egger AG, Frutigen
Lithos und Druck: Egger AG, Frutigen
Bindung: Buchbinderei Schlatter AG, Bern
Umschlaggestaltung: Buch & Grafik, Barbara Willi-Halter, Zürich
Bilder Umschlag: Matthias Gutmann (Frontbild), Urs Wiget (Rückseite)

Printed in Switzerland
ISBN 978-3-85902-351-2

Inhaltsverzeichnis

Geleitwort

Nicht die Anzahl der Atemzüge zählt im Leben, sondern die Momente, die einem den Atem stocken lassen. Diese Momente können positiver aber auch negativer Art sein. Jeder wünscht sich verständlicherweise nur die positiven zu erleben. Um die schönen atemlosen Momente zu erleben, sollte das Programm einer Bergschule konsultiert werden. Damit es nicht zu den negativen Momenten der Atemlosigkeit kommt, haben sich die Autoren Zeit genommen und die Kapitel dieses Buches geschrieben. Sie halten es jetzt in Ihren Händen und können mit dem Studium des Inhaltes die Wahrscheinlichkeit des Eintreffens von Krankheiten und Unfällen verringern.

Wer in die Berge geht, macht keinen Badeurlaub. Auch bei bester Vorbereitung kann es Steinschlag geben, schnell ist ein Ausrutscher passiert und die Höhenkrankheit vorauszusagen ähnelt der Wetterprognose. Welche Gefahren eine Bergtour, ein Trekking oder nur schon ein Aufenthalt im Freien mit sich bringt, wie man sich vorbereiten kann und was zu tun ist, wenn ein Unfall passiert, dies alles ist auf spannende Art im vorliegenden Buch nachzulesen. Durch sein handliches Format eignet es sich auch als Ratgeber im Rucksack, als Lektüre in der Hütte und als Begleiter auf einer Expedition. Als Erstausgabe vereint es in neuer Form das aktuelle Wissen in komprimierter Form über alle Belange der Gebirgs- und Outdoormedizin. Als Autoren konnten namhafte Höhenmediziner der Schweiz gefunden werden. Ich gratuliere Brunello/Walliser/Hefti zu ihrem Werk und versichere ihnen auch in Zukunft die Unterstützung der Schweizerischen Gesellschaft für Gebirgsmedizin in ihrem Bestreben, mit diesem Buch den Aufenthalt in unseren Bergen sicherer zu machen, die Behandlung von Erkrankten oder Unfallopfern zu optimieren und die bestmögliche Rettung aus Notfällen zu erreichen.

Walo Pfeifhofer
Präsident SGGM

Im Mai 2010

Wir sind glücklich und stolz, bereits das zweite Buch unserer Reihe «Ausbildung» zusammen mit der noch jungen SGGM realisieren zu können. Es ist ein allgemeinverständliches Sachbuch entstanden, das sich klar an den Bedürfnissen der Alpinisten und Ausbildner orientiert. Auch wir danken dem Autorenteam unter der Federführung von Anna Brunello und der SGGM für die gute Zusammenarbeit.

Meyrin – Genf, Juni 2010
Der Präsident der Verlagskommission des SAC

Hans Bräm

Vorwort

Es war schon immer ein Wunsch der Bergmediziner, dass der Notfallpatient im Gebirge annähernd gleiche Überlebenschancen hat wie im Flachland. Leider kommen zu den subjektiven Ursachen noch objektive Umstände hinzu, die das Überleben des Kranken oder Verunfallten zusätzlich gefährden. Die Rettung eines Patienten im Gebirge ist komplizierter und langwieriger als im Flachland, somit ist meistens auch die Zeit bis zum Erreichen des Krankenhauses länger. Im Gebirge gibt es medizinische Probleme, die man im Flachland kaum kennt. Die Rettung eines Lawinenopfers oder die Behandlung eines Patienten nach Hängen im Seil sind ausgesprochen gebirgsmedizinische Probleme. Alle diese Tatsachen zeigen, dass der Bedarf an einem Lehrbuch über Gebirgsmedizin gross ist.

Bereits vor Jahren haben sich Bruno Durrer, Urs Wiget und ich Gedanken gemacht, ein Buch über Gebirgsmedizin zu schreiben. Die Idee entstand während den ersten Kursen für Gebirgsmedizin im Sommer auf dem Furkapass oder im Winter auf dem Oberalppass. Wir dachten dabei an ein kleines Büchlein über Erste Hilfe für den Rucksack und ein grösseres Werk über Gebirgsmedizin für zu Hause. Aus diversen Unterlagen für Kurse der SAC-Retter, Bergführer, Lawinenhundeführer und Pistenpatrouilleure entstand das Buch Erste Hilfe für Wanderer und Bergsteiger (Durrer, Jacomet, Wiget, 3. Auflage, SAC Verlag, Bern). Die Arbeiten an dem Buch für Gebirgsmedizin verzögerten sich, bis nun eine neue Gruppe aus jungen und begeisterten Gebirgsmedizinern sich an die Arbeit machte und die ursprüngliche Idee verwirklichte.
Heute steht das Werk – verfasst von Ärzten, die sich mit der Gebirgsmedizin, mit der Gebirgsrettung und mit Höhenbergsteigen beschäftigen – zur Verfügung. Diese Erfahrung der Autoren kommt dem vorliegendem Werk zugute, es sind nicht Theoretiker, sondern alles Praktiker und SGGM-Mitglieder, die an diesem Buch gearbeitet haben. Die Erfahrung der alten Generation gepaart mit dem medizinischen Wissen der jungen Kollegen macht das Buch so interessant und wertvoll.
Die verschiedenen Themen der Gebirgsmedizin werden klar abgehandelt, der Leser findet Antwort auf die allermeisten Fragen in Zusammenhang mit ihr. Das Buch bildet eine wertvolle medizinische Lernbegleitung für alle, die sich beruflich oder freiwillig mit Erster Hilfe im Gebirge auseinandersetzen.

Im Namen der Benützer danke ich meinen Kollegen und Autoren ganz herzlich für die geleistete Arbeit. Das gelungene Werk soll für die Verfasser eine Genugtuung für die verpassten Stunden im Gebirge sein. Der SAC Verlag kann stolz sein, ein solches Werk in seine Bibliothek aufnehmen zu können. Dir, lieber Leser, wünsche ich viel Freude bei der Auseinandersetzung mit den bergmedizinischen Themen.

Hans Jacomet

Für Kommentare und Verbesserungsvorschläge, die bereits eingetroffen sind und die die nächste Auflage weiter bereichern werden, bedanke ich mich im Voraus im Namen aller Autoren (s. Kontaktmöglichkeiten unter «Autorenschaft», Seite 313).

In dieser 2. deutschen Auflage wurde insbesondere das Thema der Wiederbelebungsmassnahmen nach den Richtlinien 2010 erarbeitet. Hierbei hat die Beatmung in den Laien-Richtlinien einen neuen Stellenwert gefunden. Auch das Kapitel «Ernährung» durfte dank neuen Erkenntnissen (aus der Arbeit von schweizerischen Forschungsgruppen) aktualisiert werden.
Diese 2. Auflage wird von einer französischen Version begleitet. Hierbei danken wir dem GRIMM (Groupement d'Interventions Médicales en Montagne) für das grosse Engagement in der Übersetzungsarbeit.

Ein besonderes Dankeschön geht an Urs und Walli für die grossartige Dauerunterstützung, an Andrea und Steffi für die rasche Zusammenstellung des Lexikons, an die «alten Säcke» für die vielen Beiträge und die lebhaften Diskussionen, an René Wellig (Egger AG) und Hans Ott (SAC Verlag) für die Geduld und Hilfe.
Und natürlich an alle SAC-«Erste Hilfe»-Kurs-Teilnehmer, welche das Projekt inspiriert haben, und der Schweizerischen Gemeinschaft für Gebirgsmedizin, die es ermöglicht hat.

Ein spezieller Gedanke geht an Willi Kuhn (1961–2011), langjähriger Bergretter des SAC, Ausbildner und Rettungssanitäter. Mit seiner breiten Erfahrung in der Gebirgsrettung und deren Lehre hat Willi dieses Buch durch wertvolle Tipps im Inhalt und bei den Abbildungen unterstützt und bereichert.

Anna G. Brunello
Im Mai 2011

Einführung

Klassierungen

Wichtige Aspekte für die Umsetzung von erlernten Konzepten in die Praxis.

Wichtige Zusatzinformationen, unbedingt beachten.

Didaktischer Hinweis

Sicherer unterwegs in den Bergen

Egal wie schwierig die Tour ist und wie gut du sie kennst, halte dich an folgende Regeln:

- Informiere dich über die Verhältnisse und das Wetter!
- Überlass nichts dem Zufall! Eine gute Tour oder die Variante davon muss geplant werden. Ein guter Plan B gehört immer dazu.
- Bleib bei Kräften! Am Berg bist du besser mit Reserven unterwegs. Nur so kannst du auf unangenehme Überraschungen reagieren.
- Nie ohne! Elementare Ausrüstung wie gutes Schuhwerk, saisonal- und tourabhängige Sicherheitsausrüstung und Orientierungsmittel sollst du unbedingt dabei haben.
- Achtung rutschig! Schnee, Eis und nasses Gras erfordern Erfahrung und Können. Überleg dir, ob du den Schwierigkeiten gewachsen bist.
- Sag es weiter! Zweifel, Wünsche, Entscheide gehören in den Bergen auf den Tisch! Ein Mitdenken aller fördert die Stimmung und gute Entscheide.
- Schau dich an! Beobachte dich selbst. Wann bist du offen, wann schaltest du auf stur, wo fühlst du dich sicher, wo nicht. Lerne dich selbst schätzen und einschätzen.

Alpine Gefahren

Ein Bergunfall lässt sich am ehesten verhindern, indem eine Tour umsichtig geplant, die Planung unterwegs ständig überprüft, kein Gruppenmitglied überfordert wird und Risiken mit wachen Sinnen aufgespürt werden. Nachstehend werden mögliche Risiken aufgeführt und Strategien im Umgang damit erklärt.

Absturz: Auf exponierten Wegstücken und Geländeabschnitten langsam und konzentriert gehen. Schwächeren Gruppenmitgliedern Hilfestellung (evtl. Seil) leisten. Häufen sich im potenziellen Absturzgelände ungünstige Faktoren wie schlechter Weg, Nässe, Schnee, Zeitdruck und Müdigkeit, ist äusserste Vorsicht und eventuell Verzicht angebracht!

Schlechtes Wetter: Bei schlechtem Wetter vervielfachen sich Schwierigkeit und Risiko einer Tour. Will man dennoch etwas unternehmen, äusserst defensiv vorgehen. Auch eine ganz kurze und einfache Tour garantiert dann ein intensives Erlebnis. Besondere Vorsicht bei Kaltfronten und Gewittern. Bei Blitzschlag exponiertes Gelände verlassen, sich selbst sichern und auf den Rucksack sitzen!

Lawinen: Die Hauptgefahrenquelle auf Touren im Winter! Sowohl bei der Planung der Tour (Lawinenbulletin!) wie auch unterwegs wird sie beobachtet und beurteilt. Auch im Sommer stellen Lawinen eine ernst zu nehmende Gefahr dar. Mit Neuschneefall und/oder starker Erwärmung steigt die Gefahr an. Auch eine kleine Menge Schnee, die abrutscht, kann zum Absturz führen.

Spalteneinbruch: Eingeschneite Gletscher zu Fuss immer angeseilt begehen, ausser man kann das Vorkommen von Spalten gänzlich ausschliessen. Dazu reicht die Karte oder eine Alpinwanderweg-Markierung nicht aus. Mit Skis wird in Spaltenzonen bei schlechter Sicht oder ungenügend zugeschneiten Spalten angeseilt. Entsprechende Ausrüstung (Seil, Sitzgurt, Spaltenrettungsmaterial) immer mitführen. Eingeschneite Gletscher früh wieder verlassen, bevor die Spaltenbrücken aufweichen.

Steinschlag: Im steilen Gelände, insbesondere wenn Schnee und Fels sich abwechseln, besteht Steinschlaggefahr. Bei warmer Witterung nimmt diese zu. Helm anziehen, früh zurück sein, Rinnen und Flanken meiden und sich stattdessen an Rücken und Grate halten. Weitere Gründe für Steinschlag sind andere Bergsteiger, Tiere oder einsetzender Regen.

Eisschlag: Instabile Bereiche eines Gletscherabbruchs, z.B. Eistürme (Séracs) können jederzeit abstürzen (keine Häufung im Laufe des Tages). Auslaufbereich (oft sehr gross) vermeiden oder schnell passieren. Sérac beobachten und sich Gedanken zum Fluchtweg machen.

Wechtenabbruch: Einen drohenden Wechtenabbruch zu erkennen ist auch für Fachleute praktisch unmöglich. Grösse der Wechte abklären und von der Geländekante in gebührendem Abstand entfernt gehen. Spuren sehr kritisch beurteilen.

Risikofaktoren

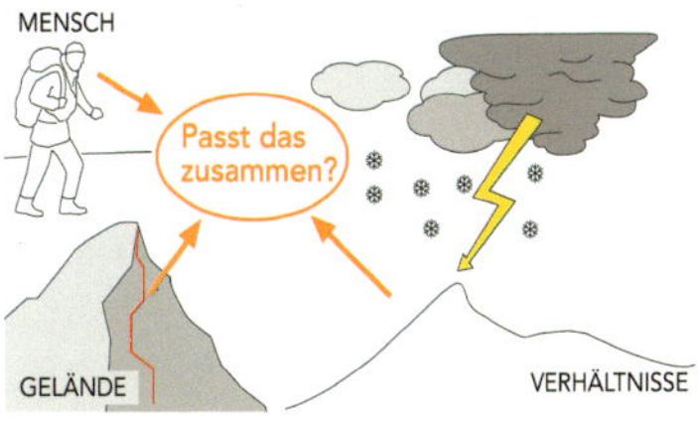

Ob dich eine konkrete Gefahr betrifft, ist von drei Risikofaktoren abhängig: den Verhältnissen, dem Gelände und dem Menschen. Sie werden jeweils bei der Planung vor der Tour, beim Antritt der Tour (im Gebiet), unmittelbar vor einer konkreten Stelle und rückblickend zuhause beurteilt. Laufend stellst du dir die Frage, ob die drei Faktoren zusammenpassen oder nicht.

Verhältnisse

Welche Anforderungen stellt dir die Natur momentan und ist dein Vorhaben bei den herrschenden Verhältnissen vernünftig? In welchem Zustand befindet sich die Route, wie wird das Wetter? Ist der Weg verschneit oder trocken? Im Winter liegt der Schwerpunkt auf der Einschätzung des Lawinenrisikos. Siehe Abschnitt Verhältnisse und Gelände im Winter.

Gelände

Wie ist das Gelände der Tour physisch beschaffen (Steilheit – Sanftheit, im Geröll, Fels oder Eis…). Wie sind die Hauptschwierigkeiten und Hauptgefahren charakterisiert? Steiler Grashang mit Absturzgefahr, enge Rinne, Felspassage?

Mensch

In den meisten Fällen bringen wir uns selbst in eine gefährliche Situation. Das eigene Verhalten kritisch zu betrachten ist in den Bergen demnach wichtig.

Die Verhaltensweise eines Menschen in einer Entscheidungssituation ist geprägt von vielen verschiedenen Verhaltensmustern. Mut, Abgeklärtheit, Zielstrebigkeit, Ehrgeiz und Durchsetzungswille kommen bei Männern gehäuft vor. Emotionen, Intuition, Streben nach Sicherheit und sozialem Austausch sind öfters bei Frauen zu beobachten. Allerdings verfügt jeder Mensch über seinen eigenen Mix aus solchen Eigenschaften. Um in Risikosituationen optimal zu entscheiden, sollte dieser Mix aus Merkmalen beider Kategorien bestehen. Andernfalls neigt man dazu, erhöhte Risiken einzugehen. Bei der Entscheidungsfindung in einer Gruppe wird dieser Effekt zusätzlich verstärkt. Dazu folgende Empfehlungen:

- Lerne deine Verhaltensmuster kennen und kritisch hinterfragen! Bespreche deine Beobachtungen auch mit deinen Tourenpartnern. Das führt zu einer offenen, kritischen Stimmung und damit zu einer optimalen Voraussetzung für gute Entscheide.
- **Nimm an einem Entscheidungspunkt einen andern Blickwinkel als gewohnt ein:**
  - Was sagt mein Bauch (Gefühle) wenn ich diese Schlüsselstelle anschaue? Falls du ein diffuses, negatives Gefühl entdeckst, ergründe, woher es kommt. Was genau stört dich an der Stelle?
  - Was ist das Allerschlimmste, das uns an dieser Stelle geschehen könnte, also der Worst Case? Überlege dir, wie du das verhindern kannst oder was dagegen spricht, dass er eintritt.

– Was denkt sich das Gruppenmitglied mit der kleinsten Erfahrung von dieser Stelle (bevor andere ihre Gedanken offenbart haben)?
– Wie wichtig ist es für mich, dass wir die Schlüsselstelle passieren? Lautet die Antwort «Es ist sehr wichtig, ein Verzicht wäre sehr unangenehm», so sind die Sicherheitsanforderungen an die weitere Tour sehr hoch, denn du bist eher bereit erhöhte Risiken einzugehen.

Tourenvorbereitung

Eine gute Tourenplanung ist der Schlüssel zum sicheren und erfolgreichen Bergsteigen. Sie erspart uns viele gefährliche Situationen und manche Schinderei. Es lohnt sich, dafür genügend Zeit zu investieren. Ziel ist es, eine Tour zu finden, die den herrschenden Verhältnissen und dem Können der Gruppe optimal entspricht. Gehe dabei folgendermassen vor:

Informationen sammeln: Zeichne die Tour inkl. möglicher Varianten in die Karte ein, lies den Gebietsführer. Informiere dich über das Wetter und die Verhältnisse in der Tour und frage Fachleute nach neusten Informationen. Frage dich, ob alle Teilnehmer den Schwierigkeiten gewachsen sein werden und ob euer Material zur Tour passt.
Schlüsselstellen: Folge dem Verlauf der Tour auf der Karte und überlege dir, wo es schwierige Stellen geben wird. Wie könnten sie entschärft werden, wie geht ihr vor und wann wird ein Verzicht angebracht sein? Welche Varianten hast du, wenn eine Stelle für euch nicht passierbar ist? Frage dich erneut, ob euer Können den Anforderungen der Schlüsselstellen entspricht.
Touren- und Zeitplan: Wie lange dauert die Tour gemäss Gebietsführer und deiner Einschätzung? Plane so, dass du über Zeitreserven verfügst. Sind alle Teilnehmer der Länge der Tour gewachsen?
Kontrolle: Gehe die Tour im Kopf nochmals durch und überlege dir, was alles schief gehen kann. Was kannst du dagegen unternehmen? Hast du ein gutes Gefühl, wenn du an die Tour denkst? Warum nicht? Was kannst du am Plan ändern, damit dein Gefühl besser wird?

Nach Abschluss der Tourenplanung solltest du folgenden Aussagen zustimmen können:

- Ich habe mich über Wetter und Verhältnisse informiert.
- Die aktuellen Verhältnisse erlauben die Tour voraussichtlich und ich habe ein gutes Gefühl. Ich habe mir überlegt, bei welchen Bedingungen ich auf die Tour verzichten werde.

- Der Routenverlauf ist mir klar. Ich habe ihn auf der Karte eingezeichnet und mir eingeprägt.
- Ich habe die Schlüsselstellen gesucht, kenne deren Eigenschaften und habe mir eine gute Taktik für die Begehung zurechtgelegt.
- Mein Tourenplan ist realistisch (Zeitplan, persönliches Können, Ausrüstung, usw.).
- Ich habe Alternativen überlegt und alle Teilnehmer wissen darüber Bescheid.
- Die Leitung der Gruppe ist klar geregelt. Alle Gruppenmitglieder sind informiert und motiviert.

Konsequenzen bei Nichterfüllen:

- Womöglich hast du die Tour nicht fertig geplant. Nimm dir diese Zeit, es ist wichtig.
- Allenfalls gibt es einen Widerspruch im Gefüge Verhältnisse – Gelände – Mensch. Geh diesem auf den Grund, sonst fehlt dir eine solide Basis für die Tour. Lässt sich der Zweifel nicht ausräumen, suche eine andere Tour.
- Allenfalls hast du Zweifel, weil die Verhältnisse oder das Gelände nicht klar sind. Plane Entscheidungspunkte und lege Entscheidungskriterien für einen Verzicht fest. Kommuniziere Alternativen (auch Verzicht).

Beurteilung vor Ort

Bei der Planung hast du Annahmen getroffen. Sobald du im Gebiet bist, überprüfst du diese mit den angetroffenen Gegebenheiten und ziehst die nötigen Konsequenzen.

Vor Ort solltest du folgenden Aussagen zustimmen können:

- Die aktuellen Verhältnisse stimmen mit den Annahmen der Tourenplanung überein.
- Ich habe noch keine Faktoren entdeckt, die gegen die Tour sprechen und habe ein gutes Gefühl.
- Mein Zeitplan scheint realistisch zu sein und wir sind nicht in Verzug.
- Von den verschiedenen Varianten, die ich eingeplant habe, sind wir auf derjenigen, die am besten zum heutigen Tag passt.
- Die Teilnehmer sind so erfahren und fit, wie ich in der Tourenplanung angenommen habe. Dem heutigen Vorhaben sind sie gewachsen.
- Die Ausrüstung ist komplett, für das Vorhaben geeignet und funktioniert. Ich habe alles, was ich gerne dabei hätte.

Konsequenzen bei Nichterfüllen:

- Vorsicht, du hast einen Faktor gefunden, der die Tour in Frage stellt. Präzisiere und kommuniziere deine Bedenken. Setze dir jetzt einen verbindlichen Entscheidungspunkt. Bis dorthin sammelst du weitere Informationen zu deinen Zweifeln und überlegst dir Entscheidungskriterien. Sind die Bedenken bis zum Entscheidungspunkt nicht ausgeräumt, weiche aus oder verzichte.

Beurteilung einer Schlüsselstelle

Bei jeder Stelle, die unmittelbar vor dir liegt, spürst du nochmals mögliche Risiken auf und überprüfst, ob Verhältnisse, Gelände und Mensch an dieser Stelle zusammenpassen oder nicht.

Unmittelbar vor einer Schlüsselstelle solltest du folgenden Aussagen zustimmen können:

- Das Gelände entspricht dem, was ich erwartet habe. Alle Teilnehmer sind jetzt den Anforderungen dieser Passage gewachsen.
- Die Verhältnisse (Schnee, Eis, Nässe, Wetter) an dieser Stelle entsprechen meinen Annahmen bei der Planung. Sie erlauben uns allen eine Begehung.
- Alle Teilnehmer sind zuversichtlich und motiviert, diese Passage zu meistern. Die Gruppenführung kann Hilfestellung bieten, sodass alle mit gutem Gefühl die Stelle passieren können.
- Unsere Taktik für diese Stelle ist optimal an die Verhältnisse und die Gruppe angepasst. Alle sind über das Vorgehen informiert.

Konsequenzen bei Nichterfüllen:

- Vorsicht! Vor dir liegt eine Schlüsselstelle und du hast Zweifel! Warum und wie gravierend sind sie? Besprecht dies untereinander. Kannst du durch Erhöhung der Sicherheitsmassnahmen oder einer Änderung in der Taktik die Zweifel ausräumen? Wenn nicht, Variante oder Verzicht.
- Überlege dir, was der Worst Case an dieser Schlüsselstelle bedeuten würde. Wie gravierend sind die Folgen? Wenn sie gravierend sind, muss dieser Worst Case mit sehr hoher Wahrscheinlichkeit ausgeschlossen werden. Alles sollte darauf hindeuten, dass er nicht eintritt. Sonst Variante oder Verzicht.

Ein Grundsatz, der das Leben verlängert und erleichtert: Bergtouren sind mit Gefahren verbunden. Fühlst du dich ihnen nicht gewachsen, verzichte! Lasse dich anschliessend von Spezialisten ausbilden, **lerne mehr über Strategien im Umgang mit Risiko, vergrössere dein Können am Berg.** Daraufhin kannst du an dieselbe Stelle zurückkehren und sie genussvoll meistern. Das Erfolgserlebnis wird deutlich grösser sein, als bei einer angsterfüllten Hauruck-Aktion.

Sicherer unterwegs im Winter

Skitouren erfordern Wissen im Umgang mit der Lawinengefahr. An dieser Stelle werden die wichtigsten Werkzeuge zu deren Beurteilung erläutert. **Dies ersetzt in keiner Weise eine solide Grundausbildung.** Egal wie hoch die Lawinengefahr ist und wie gut du die Tour kennst, halte dich an folgende Regeln:

- **Informiere dich.** Studiere vorgängig die Verhältnisse und das Wetter. Besonders wichtig ist das Lawinenbulletin.
- **Beurteile und entscheide.** Vor und während der Tour überprüfst du ständig die Verhältnisse (siehe typische Lawinenprobleme), das Gelände (meine Vorstellung und die Realität), die beteiligten Personen (Zweifel ernst nehmen!). Passt das zusammen?
- **Kontrolliere.** Alle Lawinenverschütteten-Suchgeräte sind im Sendemodus und werden beim Tourstart kontrolliert. Schaufel und Sonde sind immer dabei.
- **Umgehe frische Triebschneeansammlungen.** (S. typische Lawinenprobleme).
- **Verhalte dich vorsichtig.** Schlüsselstellen und Steilhänge einzeln begehen.
- **Beachte die Erwärmung.** Im Frühjahr nimmt die Lawinengefahr im Verlaufe des Tages zu (s. typische Lawinenprobleme).

Vom SLF wird die Lawinengefahr im Lawinenbulletin (im Winter jeweils ab 17.00 Uhr für den folgenden Tag) auf einer 5-stufigen Skala eingeschätzt. Diese Informationen bilden die Basis für alle Entscheide (s. Tabelle).

	MERKMALE (VERBREITUNG DER GEFAHRENSTELLEN, ART DER LAWINEN)	EMPFEHLUNGEN UND HINWEISE FÜR PERSONEN AUSSERHALB GESICHERTER ZONEN
1 **GERING** FAIBLE, DEBOLE, LOW	Auslösung ist allgemein nur bei grosser Zusatzbelastung (z.B. Gruppe ohne Abstände) an vereinzelten Stellen im extremen Steilgelände möglich. Spontan sind nur Rutsche und kleine Lawinen möglich. Für ca. 1/5 des Winters prognostiziert. Ca. 7 % der Todesopfer auf Touren und Varianten.	**Allgemein günstige Verhältnisse.** Extrem steile Hänge einzeln befahren. Frische Triebschneeansammlungen in den extremsten Hangpartien möglichst meiden. Absturzgefahr beachten. Vorsicht, evtl. ungünstigere Verhältnisse im Hochgebirge.
2 **MÄSSIG** LIMITÉ, MODERATO, MODERATE	Auslösung ist insbesondere bei grosser Zusatzbelastung vor allem an den angegebenen Steilhängen möglich. Grosse spontane Lawinen sind nicht zu erwarten. Für ca. 1/2 des Winters prognostiziert. Ca. 34 % der Todesopfer auf Touren und Varianten.	**Mehrheitlich günstige Verhältnisse.** Vorsichtige Routenwahl, vor allem an Steilhängen der angegeben Exposition und Höhenlage. Alle extrem steilen Hänge der im Bulletin angegeben Expositionen und Höhenlagen sowie frische Triebschneeansammlungen meiden. Sehr steile Hänge vorsichtig und einzeln befahren.
3 **ERHEBLICH** MARQUÉ, MARCATO, CONSIDERABLE	Auslösung ist bereits bei geringer Zusatzbelastung (z.B. Einzelperson) vor allem an den angegebenen Steilhängen möglich. Fallweise sind spontan einige mittlere, vereinzelt aber auch grosse Lawinen möglich. Häufig Alarmzeichen vorhanden (Wumm, spontane Lawinen). Für ca. 1/3 des Winters prognostiziert. Ca. 47 % der Todesopfer auf Touren und Varianten.	**Teilweise ungünstige Verhältnisse. Kritische Situation.** Erfahrung in der Lawinenbeurteilung ist erforderlich; optimale Routenwahl ist nötig. Sehr steile Hänge der angegebenen Exposition und Höhenlage meiden. Gefahr von Fernauslösungen beachten. Vorsicht bei Überschreitungen resp. Abfahrten in unbekanntem Gelände.
4 **GROSS** FORT, FORTE, HIGH	Auslösung ist bereits bei geringer Zusatzbelastung an zahlreichen Steilhängen wahrscheinlich, in allen Expositionen. Fallweise sind spontan viele mittlere, mehrfach auch grosse Lawinen zu erwarten. Für wenige Tage des Winters prognostiziert. Ca. 12 % der Todesopfer auf Touren und Varianten.	**Ungünstige Verhältnisse. Akute Situation,** u.U. auch Verbindungswege gefährdet. Viel Erfahrung in der Lawinenbeurteilung erforderlich. Beschränkung auf mässig steiles Gelände; Lawinenauslaufbereiche beachten. Fernauslösungen auch über grosse Distanzen sind typisch.
5 **SEHR GROSS** TRÈS FORT, MOLTO FORTE VERY HIGH	Spontan sind viele grosse Lawinen, auch in mässig steilem Gelände zu erwarten, Tallawinen. Wird sehr selten, im Mittel ca. einmal pro Winter prognostiziert.	**Sehr ungünstige Verhältnisse. Katastrophensituation:** Ortsteile gefährdet, evtl. Evakuationen. Verzicht auf Skitouren empfohlen.

Hangneigungsklassen: **mässig steil**: Hänge flacher als rund 30° **Steilhänge:** Hänge steiler als rund 30° **sehr steile Hänge:** Hänge steiler als 35° **extrem steile Hänge:** besonders ungünstig bezüglich Neigung (> 40°), Geländeform, Kammnähe

Kritische Neuschneemenge: Folgende Neuschneemengen sind ein sicheres Zeichen für die Gefahrenstufe erheblich, unabhängig vom Lawinenbulletin! Weitere Zeichen dafür sind auch Wumm-Geräusche und spontane Lawinenabgänge.

10–20 cm bei ungünstigen Bedingungen. Intensiver Niederschlag (viel in kurzer Zeit), starker Wind (> 40 km/h, Wind ist hörbar, Wald rauscht), tiefe Temperatur (kälter als -5 °C), glatte und relativ lockere Altschneeoberfläche, wenig befahren.

20–30 cm bei mittleren Bedingungen.

30–50 cm bei günstigen Bedingungen. Schwacher bis mässiger Wind, Temperatur wenig unter 0 °C, kleinräumig stark unregelmässige Altschneeoberfläche, Hang ständig befahren.

Als weiteres zentrales Hilfsmittel zur Beurteilung des Lawinenrisikos einer Tour soll die **Reduktionsmethode** angewandt werden. Sie berücksichtigt Gefahrenstufe, Hangneigung und Exposition. Für ungünstige Expositionen beträgt das Lawinenrisiko:

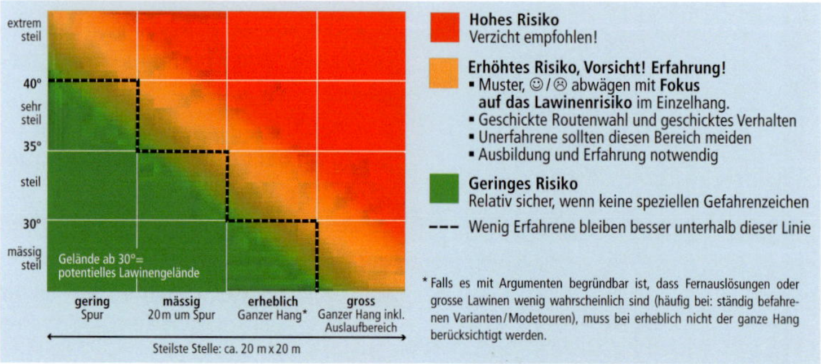

Als ungünstige Expositionen gelten: Schattenhänge, Triebschneehänge, im Lawinenbulletin erwähnte Hang- und Höhenlagen, Hänge, über die wir nichts wissen. Für günstige Hänge (Sonnenhang ohne Triebschnee und nicht im Kernbereich des Lawinenbulletins) dürfen wir die nächst kleinere Gefahrenstufe annehmen.

Typische Lawinenprobleme (Hauptgefahr)

Es ist sinnvoll, vor und während der Tour ständig die Hauptgefahr, die von den momentanen Verhältnissen ausgeht, zu suchen. Eine der folgenden vier Situationen stellt typischerweise diese Hauptgefahr dar:

Neuschnee. Während und 1–3 Tage nach Schneefall. Typischerweise erhebliche Lawinengefahr. Oft kritische Neuschneemenge und Alarmzeichen vorhanden. Die Gefahrenstellen sind flächig verteilt, es bestehen wenige Umgehungsmöglichkeiten. Reduktionsmethode beachten!

Triebschnee. Während und 1–2 Tage nach Schneefall und/oder starken Winden. Immer Windzeichen, öfters Alarmzeichen vorhanden. Die Gefahrenstellen sind unregelmässig verteilt. Meide Schneeansammlungen. Frischer Triebschnee ab 30° heikel, umgehen!

Nassschnee. An Tagen mit starker Erwärmung. Erkennbar an durchweichter Schneedecke. Die Gefahrenstellen liegen häufig an Sonnenhängen und in tieferen Lagen. Vorsicht vor Spontanlawinen, Tour früh beenden!

Altschnee. Bei schwacher Schicht innerhalb der Schneedecke. Typischerweise mässige Lawinengefahr, schwierig erkennbar. Informationen im Bulletin beachten, Reduktionsmethode einhalten!

Merkpunkte zur Geländebeurteilung im Winter

- Steilheit: Zunehmende Steilheit heisst zunehmendes Risiko. Messen mit Hangneigungsmassstab auf der 1:25 000 Karte. Im Gelände mit Stöcken oder andern Hilfsmitteln messen. Schätzen: Spitzkehren-Gelände beginnt bei ca. 30°, Schutthalden unterhalb einer Felswand sind um 35° steil, felsdurchsetztes Steilgelände ist über ca. 40° steil.
- Hanglage: Meide wenn möglich sehr steile und schattige Kammlagen.
- Lichter Wald bringt keinen Schutz vor Lawinen.
- Geländeform: Meide Mulden und gehe auf Rücken.
- Exposition: Schattige Hänge sind oft riskanter als sonnige. Bei starker Erwärmung und bei Nassschneegefahr sind sonnige Hänge heikler.
- Hanggrosse: Bei Hängen, die gross sind oder oberhalb von Gräben liegen, besteht die Gefahr tief verschüttet zu werden.
- Hangauslauf: Hänge, die über felsigem Gelände liegen, bergen Absturzgefahr.

Lawinenniedergang – Rettung

Verhalten der Erfassten. Versuchen, aus dem Lawinenbereich herauszufahren, ansonsten Stöcke loslassen, evtl. Bindung öffnen (selten möglich). In der Lawine Knie gegen die Brust ziehen und Arme vor das Gesicht halten. Kämpfen, kämpfen!

Verhalten der Nichterfassten

- Lawinenniedergang und erfasste Personen (Verschwindepunkt) genau beobachten.
- Übersicht gewinnen – nachdenken – handeln, eigene Sicherheit beurteilen, Folgeunfälle vermeiden.
- Alarmierung: Zeitpunkt bewusst wählen! Opfer muss vor allem atmen können, also primär bergen! Bei mehreren Opfern, Verdacht auf tiefe Verschüttung, genug Helfern, sofort alarmieren.
- Primärsuchbereich festlegen (in Fliessrichtung unterhalb des Verschwindepunktes).

- Nicht benötigte LVS ausschalten. Sofort Suche mit Aug und Ohr und gleichzeitig Suche mit LVS (* Suchstreifenbreite: Bei allen Geräten mit Analogton: mind. 40 m. Bei digitalen Geräten Herstelleranweisungen beachten.)
- Punktsuche mit Sonde (genaue Ortung mit LVS kaum möglich).
- Gezielt schaufeln, grosszügig, V-förmig graben.
- So rasch als möglich Kopf und Brust freilegen, Atemwege freimachen, Kontrolle, ob Atemhöhle vorhanden (Atemwege voll mit Schnee = keine Atemhöhle).
- Beatmen (Mund zu Nase), bei Kreislaufstillstand gleichzeitig Herzmassage.
- Wiederbelebungsmassnahmen ausführen, bis ein Arzt den Patienten übernimmt.
- Schutz vor weiterer Auskühlung, Bewusstlosenlagerung. Intensive Überwachung und Betreuung.
- Schonender Abtransport mit dem Helikopter.

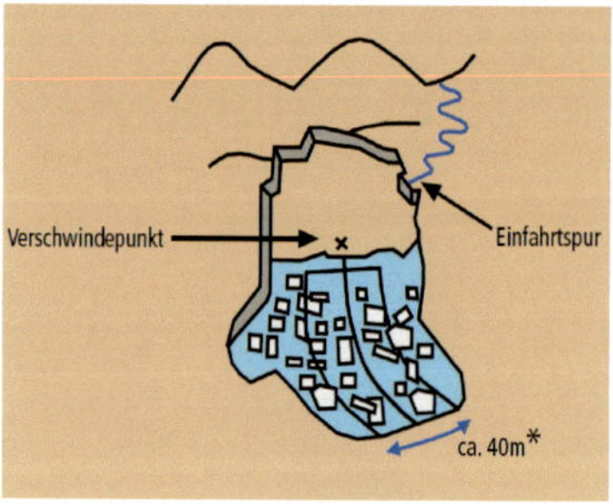

Luftrettung
Annäherung an den Helikopter erst bei stillstehendem Rotor. Ein- und Aussteigen bei laufendem Rotor nur in Begleitung eines Besatzungsmitglieds und immer mit Sichtkontakt zum Piloten.

Gefahren Landeplatz
Keine losen Gegenstände liegen lassen. Vorsicht mit Skiern, Sondierstangen usw.

Sicherer unterwegs im Fels

Egal, wie gut du das Gebiet kennst oder über wie viel Erfahrung du verfügst, halte dich beim Felsklettern an die folgenden Regeln:

- **Partnercheck vor jedem Start.** Kontrolliert euch gegenseitig bezüglich: Gurtverschlüsse, Anseilknoten, Sicherungsgerät, Karabiner-Verschlusssicherung, Knoten im Seilende (s. Abbildung).
- **Aufwärmen vor dem Klettern.** Gymnastik und Warmklettern schützen deine Gelenke, Sehnen und Muskeln vor Verletzungen und steigern deine Leistungsfähigkeit.

- **Richtiges Verhalten beim Sichern.** Sicherungsgerät richtig bedienen, die richtige Position einnehmen, Aufmerksamkeit, kein Schlappseil, kontrolliert ablassen.
- **Richtiges Verhalten beim Klettern.** Zwischensicherung aus stabiler Position und nahe am Anseilpunkt einhängen, Seilführung beachten.
- **Klare Kommunikation.** Eine klare Kommunikation vermeidet Missverständnisse. Informiere die sichernde Person, bevor du dich ins Seil hängst. Sprich Fehler in eurer Seilschaft oder bei andern Kletterern an.
- **Nie Seil auf Seil.** Nur Umlenkungen aus Metall verwenden. Nie zwei Seile in den gleichen Karabiner einhängen.
- **Keine ungesicherte Umlenkung.** Die Umlenkung beim Top Rope soll aus einem Karabiner mit Verschlusssicherung oder zwei Normalkarabinern bestehen.
- **Schütze deinen Kopf.** Trage beim Outdoorklettern immer einen Helm; er schützt dich vor Kopfverletzungen bei Stürzen und vor Steinschlag.
- **Verhalte dich rücksichtsvoll.** Respektiere andere Kletterer und weise sie gegebenenfalls auf Fehler und Gefahren hin; beachte zudem deren Sturzraum. Informiere dich über die «lokalen Regeln». Halte dich an bestehende Kletterverbote.
- **Kinder nicht überfordern.** Gewichtsunterschied, kleine Handkraft und eingeschränkte Konzentrationsfähigkeit beachten.
- **Hakenmaterial kritisch prüfen.** Insbesondere am Standplatz kann ein Hakenausbruch fatale Folgen haben. Bei altem Material ist Vorsicht angebracht. Prüfe das Material kritisch, bei Zweifeln ist womöglich ein Rückzug angebracht. Den Standplatz zusätzlich mit mobilen Sicherungsmitteln verstärken.

Sicherer unterwegs auf Klettersteigen

Egal, wie gut du den Klettersteig kennst oder über wie viel Erfahrung du verfügst, halte dich beim Begehen an die folgenden Regeln.

- **Partnercheck vor jedem Start.** Kontrolliert euch gegenseitig bezüglich Verschlüssen am Anseilgurt und korrekter Befestigung des Klettersteigsets. Darauf achten, dass das Bremsseil ungehindert in die Bremse laufen kann, jedoch nicht die Fortbewegung einschränkt.

- **Klettersteigbremse.** Nur UIAA konforme Bremsen in Y-Form verwenden. Ein selbstgebasteltes Klettersteigset bietet bei einem Sturz keinen Schutz. Der Fangstoss (=Bremskraft) ist für Mensch und Material zu hoch.
- **Schütze deinen Kopf.** Trage beim Outdoorklettern immer einen Helm; er schützt dich vor Kopfverletzungen bei Stürzen und vor Steinschlag.
- **Richtiges Verhalten beim Klettern.** An den Zwischensicherungen wird ein Karabiner nach dem andern umgehängt. Die Karabineröffnungen schauen in unterschiedliche Richtung. Beachte den Sturzraum der vorangehenden Person. Überholmanöver sind meist gefährlich! Sprich dich mit andern Klettersteiggehern ab.
- **Verhalte dich rücksichtsvoll.** Respektiere andere Klettersteiggeher und weise sie gegebenenfalls auf Fehler und Gefahren hin. Kommuniziere fair und klar.
- **Beachte die Witterung.** Ein Klettersteig ist ein grosser Blitzableiter! Bei möglichen Gewittern nie einsteigen! Ein Rückzug aus einem Klettersteig ist schwierig und zeitraubend. Besonders dann, wenn andere Personen nachfolgen!
- **Komplette Ausrüstung.** Neben Helm, Klettersteigset und Anseilgurt benötigst du Handschuhe, gutes Schuhwerk (Abstieg bedenken!), angepasste Kleider und eine kleine Apotheke. Mit einem Seilstück können schwächere Teilnehmer zusätzlich gesichert werden, insbesondere Kinder. Eine zusätzliche Schlinge mit Karabiner am Klettergurt kann zum Ausruhen eingehängt werden.

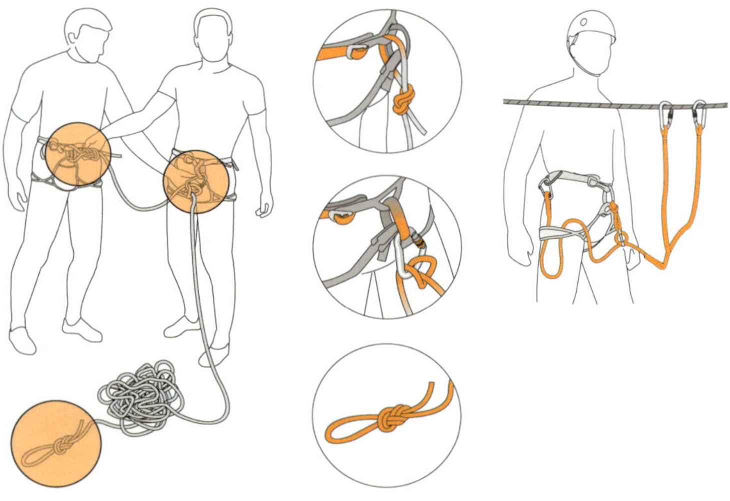

Informationen / Notfall

Wetter

Gesamtübersicht:	www.meteoschweiz.ch, Tel. 162
Wetterübersicht als SMS:	SMS mit Befehl meteod (deutsch), meteof (französisch) oder meteoi (italienisch) an Tel.162
Alternative, insbesondere Niederschlag:	www.meteoblue.ch
Webcams:	www.swisswebcams.ch
Mit internetfähigem Natel:	http://meteonews.mobi
Schweizer Alpenwetterbericht:	Tel. 0900 552 138
Persönliche Wetterauskunft:	Tel. 0900 162 333

Verhältnisse Winter

Schnee- und Lawineninformationen:	www.slf.ch, Tel. 187. Nationales Bulletin erscheint um 17.00 Uhr als Prognose für den nächsten Tag, regionales Bulletin um 8.00 Uhr für den selben Tag.
Lawineninformationen per Natel:	http://wap.slf.ch
Lawinenbulletin als MMS:	SMS an 162 mit dem Befehl Lawchd (deutsch), Lawchf (französisch), Lawchi (italienisch)

Hütten, Routen, Ideen

Hütten, Anreise, Routen:	www.sac cas.ch
Aktuelle Tourenberichte:	www.gipfelbuch.ch, www.camptocamp.org
Touren mit öffentlichem Verkehr:	www.oev-touren.ch
Alpentaxi:	www.alpentaxi.ch

Notfall

Rega:	Tel.1414 (im CH GSM-Netz und mit CH SIM-Karte)
Rega:	Tel.0041 333 333 333 (vom Ausland oder mit ausländischer SIM-Karte in der Schweiz)
Sanitätsnotruf:	Tel. 144 (im Wallis diese Nummer benutzen)
Internationale Notrufnummer:	Tel. 112

Quellen:
Text: Markus Müller (2010)
Abbildungen: Schweizer Alpen Club SAC (www.sac-cas.ch)
Realisation: Markus Müller, Bruno Hasler, Schweizer Alpen Club SAC (2010)

Weiterführende Literatur:

1) Winkler, K., Brehm, H.-P., Haltmeier, J. Bergsport Winter; Technik, Taktik, Sicherheit. SAC-Verlag (2008). ISBN 3-85902-241-5. (Bestellung unter www.sac-verlag.ch)
2) Winkler, K., Brehm, H.-P., Haltmeier, J. Bergsport Sommer; Technik, Taktik, Sicherheit. SAC-Verlag. (2008). ISBN 3-85902-247-4. (Bestellung unter www.sac-verlag.ch)
3) Wassermann, E., Wicky, M. Lawinen und Risikomanagement. Edition Filidor (2006). ISBN 3-906087-22-1. (Bestellung unter www.bergpunkt.ch)
4) Wassermann, E., Wicky, M. Technik und Taktik Plaisir Klettern. Edition Filidor (2007). ISBN 3-906087-29-8. (Bestellung unter www.bergpunkt.ch)
5) Wassermann, E., Wicky, M. Technik und Taktik für leichte Hochtouren. Edition Filidor (2005). ISBN 3-906087-25-5. (Bestellung unter www.bergpunkt.ch)

1. Training

D. Walter

Per aspera ad astra
(Durch das Raue zu den Sternen)
Seneca

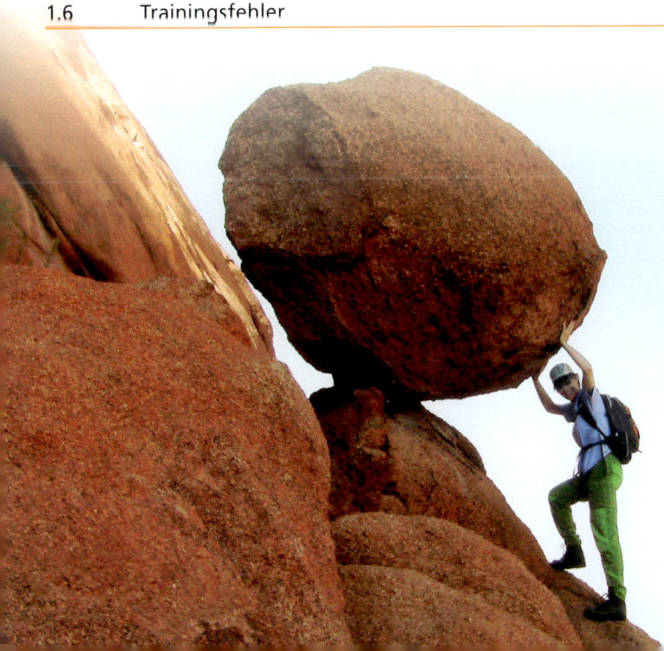

1.1 Theoretische Grundlagen

Training im sportlichen Bereich ist ein zielgerichteter Handlungsprozess zur Verbesserung einer bestimmten Fähigkeit, bzw. Leistung. Durch einen Trainingsreiz werden auf struktureller, zellulärer und molekularer Ebene Anpassungsreaktionen ausgelöst, was bei zeitlich und in der Intensität richtig gewähltem Trainingsimpuls zu einer Leistungsverbesserung führt (Superkompensation) – das System erreicht ein höheres Leistungsniveau. Grundlegende, für den Bergsport, resp. Trekkings oder Expeditionen relevante Überlegungen werden nachfolgend thematisiert. Für weitere, allgemeine oder vertiefende Informationen sei auf die entsprechende Spezialliteratur verwiesen[1) 2) 8)].

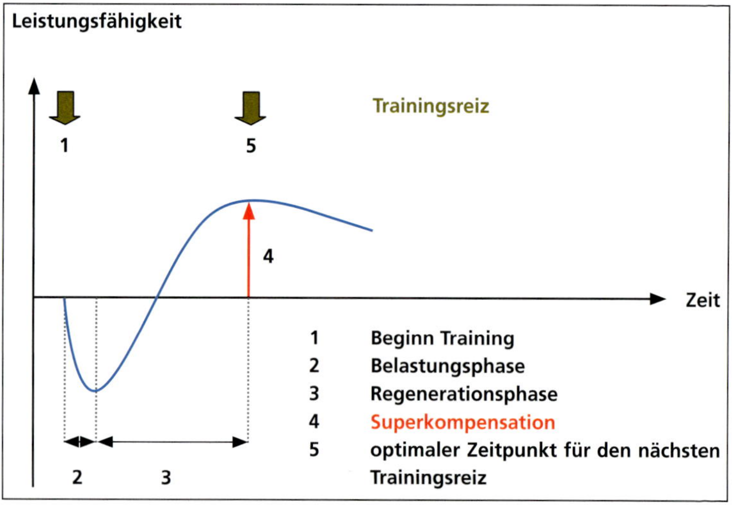

Abbildung 1.1: *Erreichen einer «Superkompensation» durch optimales Timing des nächsten Trainingsreizes.*

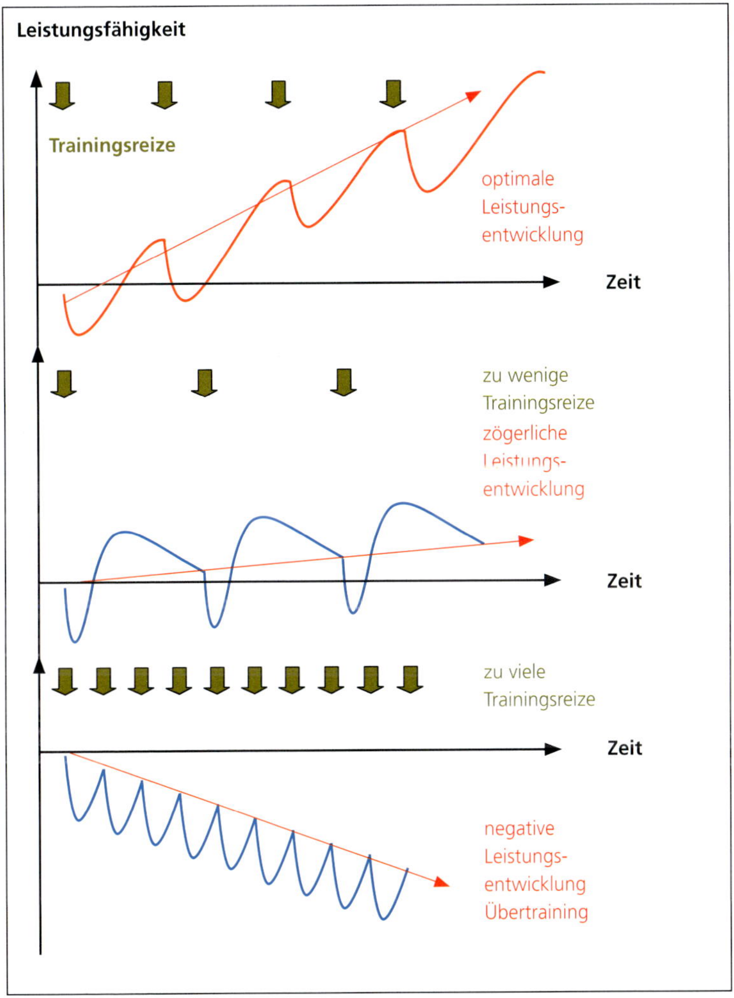

Abbildung 1.2: *Oben: Zeitlich optimale Trainingsabstände führen zu einer Leistungssteigerung. Mitte: Aneinanderreihung von Trainingsreizen mit ungenügender Reizfrequenz hat eine nur langsame Leistungsverbesserung zur Folge. Unten: Zu viele Trainingseinheiten führen zu einem Leistungsabbau, auch Übertraining oder «Overreaching» genannt.*

1.2 Welche Belastung, welches Training

Vielfältige und gut ausgebildete konditionelle Faktoren sind notwendig, um lange andauernde Belastungen, allenfalls mit schwerem Rucksack, bergauf und bergab und in unwegsamem Gelände zu meistern. Ausdauer, Kraft und Propriozeption (Wahrnehmung, Bewegungssinn, Koordination) werden gleichsam benötigt und sind Bestandteil einer grösstmöglichen Sicherheit am Berg, bei Trekkings oder Expeditionen.

Das Grundlagenausdauertraining ist die Basis für jede weiterführende Form eines sportlichen Trainings. Insbesondere die extensive Dauermethode, also die kontinuierliche Beanspruchung des ganzen Organismus (z.B. mit Nordic Walking, Schwimmen, Radfahren, Laufen, Bergwandern etc.) führt über eine Ökonomisierung der Herz-Kreislaufarbeit, einer vermehrten Bildung von Kapillaren (kleinste Gefässe) im Muskel und einer Optimierung des Fettstoffwechsels zu erhöhter Belastungstoleranz. Zudem dient ein solches Training aber auch der Prävention von Bewegungsmangel- und Zivilisationskrankheiten. Die Intensität ist niedrig (gemäss der sog. «Sprechregel»), der Umfang allerdings hoch (mehrere Stunden pro Woche).

Die **«Sprechregel»** besagt, dass man sich in zusammenhängenden Sätzen während beispielsweise eines Dauerlaufes in der Gruppe unterhalten kann. Sobald das Lauftempo höher wird, ist eine fliessende Kommunikation in der Gruppe nicht mehr möglich.

Mit einem allgemeinen Kräftigungstraining können nebst wiederum energetischen Anpassungen (Optimierung des Energiestoffwechsels) v.a. strukturell positive Effekte erzielt werden: Durch eine kräftig ausgebildete Muskulatur können die passiven Strukturen (Knorpel, Knochen, Bänder, Sehnen, Bandscheiben) aktiv geschützt, resp. geführt werden. Denken wir an die immensen Kräfte, die z.B. beim Bergablaufen mit schwerem Rucksack entstehen... Ein Kräftigungstraining kann mit dem eigenen Körpergewicht in- oder outdoor, mit einfachen Zusatzgeräten (z.B. Thera-Band, wassergefüllte Petflaschen) oder im Studio (an Kraftmaschinen) durchgeführt werden. Wenn erstmals ein Kräftigungstraining gemacht wird, soll zuerst ein Angewöhnungstraining durchgeführt werden. Mit qualitativ optimaler Übungsausführung wird dabei der Körper mit niedrigen Gewichten (oder auch ohne Gewichte) und bis zu 20 Wiederholungen auf die neue Belastung vorbereitet. Aufbauend soll ein Muskelquerschnitt-Training betrieben werden: Dabei werden 3 Sätze à 10–12 Wiederholungen gemacht, wobei die letzte Wiederholung gerade muskelerschöpfend sein soll. Erst danach kann allenfalls ein höher intensives Krafttraining zur besseren Ansteuerung/Ökonomisierung der Muskulatur (sog. neuromuskuläre Anpassung zur intra- und

intermuskulären Koordination) in Betracht gezogen werden: Die Wiederholungszahlen werden deutlich reduziert, die Gewichte erhöht, die Bewegungen schneller oder gar in negativer Bewegungsrichtung ausgeführt (sog. plyometrisches Training).
Allgemein ist das Training von ganzen Muskelketten vorzuziehen. Schliesslich sollen auch die abgeschwächten, meist phasischen Muskeln (Rumpfmuskulatur mit gerader und schräger Bauch- sowie die Rücken-, bzw. Zwischenwirbelmuskulatur, auch die Schulterblattmuskulatur) speziell trainiert werden, um muskulären Dysbalancen entgegenzuwirken. Letzteres hat im Hinblick auf die Vermeidung von Überlastungsschäden sowie Fehlhaltungen in den letzten Jahren massiv an Bedeutung gewonnen.
Die Propriozeption, also die Gesamtheit der Systeme, die für das Gleichgewicht verantwortlich sind, ist von grösster Bedeutung für das Gehen im Gelände, speziell auf unebenem Untergrund oder auf Graten. Propriozeptives, auch sensomotorisches Training genannt, kann unschwer in das Kräftigungstraining (z.B. Kniebeugen, Kurz- oder Langhanteltraining auf instabiler Unterlage) oder das Ausdauertraining (bewusst ausgewählte Wanderungen ohne Zuhilfenahme von Stöcken) eingebaut werden. Zudem können Geschicklichkeitsübungen in den Alltag eingebaut werden (z.B. Zähneputzen auf einem Bein, evtl. hüpfend, mit geschlossenen Augen; Balancieren über Steine).

Für ein Kräftigungstraining ist keine aufwändige Infrastruktur notwendig. Physio- oder Sporttherapeuten kennen eine Vielzahl von sinnvollen Kräftigungsübungen, die beispielsweise auch in der freien Natur praktiziert werden können. Hingegen führen unbedacht durchgeführte Übungen, insbesondere mit schweren Zusatzgewichten, manchmal zu Überlastungen oder gar Verletzungen.

1.3 Training und Alter

Die Trainierbarkeit eines komplexen Handlungsprozesses ist auch im Alter vorhanden. Koordinative Fähigkeiten sind im Kindesalter bei sich entwickelndem neuromuskulärem System sicher einfacher zu erwerben. Ein Training – egal welcher Art – zu beginnen, ist allerdings nie falsch. Andererseits gibt es keinen Depoteffekt für eine einmal antrainierte Fähigkeit: Es braucht lebenslanges Training («wer rastet, der rostet»)! Es gibt keine exakte Definition, wann «das Alter» beginnt. Die scheinbar altersbedingten Verluste an Muskelmasse, Kraft, Verletzungstoleranz und Leistungsfähigkeit sind in der Regel vor allem eine Folge von Bewegungs- und Belastungsmangel[1]. Verschiedentlich konnte gezeigt werden, dass ein Kraft-, resp. Kräftigungstraining (hier synonym verwendet)[3][9] wie auch ein Training der *Propriozeption*[4] ausgesprochen positive Effekte auf die Möglichkeiten im Alter ganz allgemein haben. Wenn sportliche Aktivitäten ab etwa dem 35. Lebensjahr oder nach längerer Sportabstinenz neu aufgenommen werden oder neu ein leistungsorientiertes Training in Betracht gezogen wird, so ist eine sportmedizinische Untersuchung und Begleitung sicherlich sinnvoll.

Ärzte mit Fähigkeitsausweis **«Sportmedizin»** können gefunden werden unter «www.sgsm.ch»

1.4 Die Höhe trainieren

Die Höhenverträglichkeit kann nicht grundsätzlich trainiert werden. Im Endeffekt sind immer Aufstiegsgeschwindigkeit und die individuelle Höhenverträglichkeit dafür verantwortlich, ob ein Höhenaufenthalt toleriert wird oder nicht. Eine Vorakklimatisation kann in Betracht gezogen werden, wenn die Höhenankunft nicht später als 10 Tage, besser nicht später als nach einer Woche erreicht wird. Die Höhe kann im Flachland prinzipiell simuliert werden, indem die Sauerstoffkonzentration über Stunden oder intermittierend in der Umgebungsluft abgesenkt wird (sog. normobare Hypoxie), z.B. in einem Zelt mit sauerstoffreduzierter Umgebungsluft. Diese Form von «Höhentraining» darf allerdings wohl durchaus als monoton und teuer bezeichnet werden... Es gibt Hinweise, dass eine solche Vorakklimatisation über 1–5 Wochen während 1–4 Stunden täglich auf einer simulierten Höhe von 4000 m das Vorkommen der akuten Bergkrankheit («acute mountain sickness», AMS, s. Kapitel 17.3 Seite 213) reduzieren kann [10].
Wissenschaftlich nie bewiesen und gleichwohl häufig berichtet von Bergsteigern, die regelmässig in grossen Höhen unterwegs sind, ist die Tatsache, dass es bei wiederholter Höhenexposition einen gewissen «Memory effekt» gibt: Der Höhenaufenthalt wird subjektiv besser toleriert.

Hochtouren mit Übernachtungen in hoch gelegenen Hütten sind eine optimale Vorbereitung auf eine Expedition oder ein Trekking, möglichst bis kurz vor der Abreise, und haben sicher einen Benefit; dies ersetzt eine vernünftige Akklimatisationstaktik am Berg aber keinesfalls!

1.5 Praktische Trainingsgrundsätze

Entsprechend den Feststellungen im vorangegangenen Kapitel soll ein bergsportspezifisches Training möglichst abwechslungsreich, konsequent, aber richtig dosiert praktiziert werden, wobei der Spassfaktor nicht zu kurz kommen soll. Je sportartspezifischer die Vorbereitungen sind, desto mehr werden diejenigen Muskeln, die für das Trekking oder die Expedition gebraucht werden, trainiert. Entsprechend sind lange Bergtouren ein ausgezeichnetes Training. Aber auch im Flachland finden sich viele Möglichkeiten zur individuellen Vorbereitung: So können ausgedehnte Spaziergänge in hügeligem Gelände, evtl. mit schwerem Schuhwerk und mit Rucksack, vielerorts praktiziert werden. In urbanen Gebieten besteht allenfalls die Möglichkeit von Treppenläufen in Hochhäusern oder einem Training auf dem Stepper in einem Fitnesscenter.

Ein Leistungstest (4x1000-m-Lauftest, 12-Minuten-Lauftest nach Cooper, Conconi-Lauftest) kann eine Momentaufnahme des aktuell möglichen Leistungspotenzials aufzeigen, wenngleich die Trainingsempfehlungen vor allem für das Training am Berg mit der Pulsuhr nur bedingt zu gebrauchen sind (relativ zu starker Pulsanstieg). Eine bergspezifischere Testung ist ein Steigleistungstest oder allenfalls ein Stufentest auf dem Laufband mit Neigungswinkel. Mit einem Leistungstest können wertvolle Empfehlungen zur Trainingssteuerung gegeben werden. Die maximale Sauerstoffaufnahmekapazität *(VO_2max)*, so sie denn bestimmt wird, steht in keinem direkten Zusammenhang mit der Höhenleistungsfähigkeit – verschiedene bekannte Höhenpioniere (z.B. Reinhold Messner oder Sir Edmund Hilary) haben eine ausgezeichnete Höhentauglichkeit «bewiesen» trotz nur mässig guter Werte für VO_2max [5) 6)].

Borgskala

6	überhaupt keine Anstrengung
7	extrem locker
8	
9	sehr locker
10	
11	locker
12	
13	ein wenig hart
14	
15	hart
16	
17	sehr hart
18	
19	extrem hart
20	maximale Anstrengung

Abbildung 1.3: *Sog. «Borg-Skala»: Abstufung des subjektiven Belastungsempfindens.*

Das subjektive Belastungsempfinden kann mit der sogenannten **«Borg-Skala»** beschrieben werden. Werden gleiche Borg-Werte beim Training im Flachen und am Berg miteinander verglichen (also bei gleichem Körpergefühl), ist lediglich die Laufgeschwindigkeit verschieden. Entsprechend kann eine Trainingsanweisung beispielsweise lauten: «Trainiere dreimal pro Woche eine Stunde bei einem Borgwert von 13–15 (Gelände egal)».

1.6 Trainingsfehler

Wenn hohe Ziele erreicht werden wollen, kann mit übertriebenen Ambitionen, resp. schlechtem Training, auch Negatives bewirkt werden. Eine zu hohe Reizintensität oder Reizdichte (z.B. zu viele schnelle Lauftrainings) können zu einem Übertraining führen, was sich in Abgeschlagenheit oder erhöhter Infektanfälligkeit bemerkbar machen kann. Einseitiges Training kann zu Überlastungsschäden am Bewegungsapparat führen. Insbesondere für Trekkings und Expeditionen sind nebst den rein physischen Komponenten auch eine «hohe psychologische Motivation, Hartnäckigkeit, Geduld, Fähigkeit zum Teamwork, Erfahrung, technische Fähigkeiten, Selbsteinschätzungsvermögen und Freude an dieser spezifischen Form der körperlichen Aktivität» entscheidend[7)]. Entsprechend sollen auch die Trainingsziele realistisch formuliert werden. Hingegen darf ein Dauerlauf ruhig auch einmal bei Schneetreiben oder Regen und Wind gemacht werden («den inneren Sauhund überwinden!»).
Zusammenfassend soll dem Training der Grundlagenausdauer und der Bewegungsökonomie höchste Prioriät beigemessen werden, gefolgt von einem allgemeinen Kräftigungstraining (möglichst mit Einbezug von sensomotorischen Übungen). Hochintensive oder intervallartige Trainingseinheiten hingegen haben für den Bergsport nur eine untergeordnete Bedeutung, da die Verbesserung von VO_2max in grosser Höhe nicht entscheidend ist. Schliesslich soll nicht vergessen werden, regenerative Phasen zwischen den Trainings bewusst einzubauen.

Möglicher Trainingsaufbau für eine 8000er-Besteigung

(z.B. Gasherbrum II):

- Der Aufbau kann in einen Mikrozyklus (Wochenplan*), einen Makrozyklus (Monatsplan) und einen Mesozyklus (Halbjahres- oder Jahresplan) unterteilt werden. In den unterschiedlichen Phasen wird unterschiedlich intensiv trainiert. Intensive Ausdauertrainingsphasen können aber mit weniger intensiven Kräftigungsphasen kombiniert werden. Ziel ist eine insgesamt auf die Expedition hin aufbauende Leistungsfähigkeit.

- Mit dem Trainingsumfang (Ordinate) ist gleichbedeutend mit der Anzahl Trainingsstunden pro Tag oder Woche. Der optimale individuelle Umfang hängt einerseits von den Voraussetzungen des Trainingszustandes vor dem eigentlichen Trainingsbeginn ab; andererseits müssen die sportlichen Ambitionen vernünftig in das Sozialleben (Familie, Beruf etc.) integrierbar sein. Die Intensität des Trainings ist im Ausdauerbereich z.B. abhängig von der Geschwindigkeit oder Steilheit der Lauf-,

* Manchmal wird als Mikrozyklus auch ein einzelner Tag in der Wochenplanung benannt.

Inline- oder Velostrecke; im Kräftigungsbereich ist der Trainingsreiz abhängig von der Anzahl Wiederholungen, resp. Sätzen und dem bewegten Gewicht (bzw. Eigengewicht).

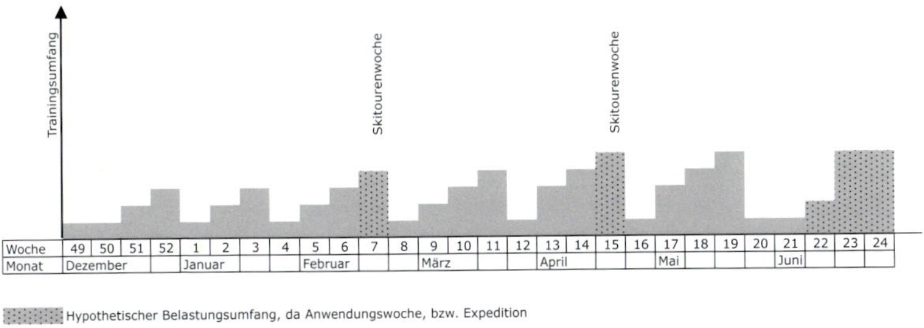

Abbildung 1.4: *Möglicher Trainingsaufbau für eine 8000er-Besteigung (z.B. Gasherbrum II)*

Der Mikrozyklus (Wochenplan) kann nochmals unterteilt werden (Beispiel)	
Montag:	Ruhetag
Dienstag:	Ausdauertraining
Mittwoch:	Kräftigungstraining
Donnerstag:	Ausdauertraining
Freitag:	Kräftigungstraining oder Ruhetag
Samstag:	Anwendungstour
Sonntag:	Anwendungstour

Literatur:

1) Training fundiert erklärt, Handbuch der Trainingslehre, Jost Hegener, Ingold Verlag
2) Theorie und Praxis der Trainingsherapie, Hans Spring et al, Thieme Verlag
3) Katula JA, Rejeski WJ, Marsh AP, Enhancing quality of life in older adults: a comparison of muscular strength and power training, Health Qual Life Outcomes. 2008 Jun 13;6:45.
4) U. Granacher, Neuromuskuläre Leistungsfähigkeit im Alter (>60J): Auswirkung von kraft- und sensomotorischem Training, Dissertation 2004, Albert-Ludwigs-Universität Freiburg i. Br.
5) Clyde Soles, Climbing: Training for Peak Performance, The Mountaineers books
6) http://www.swimmersden.com/TubblyLynn/vo2_max.htm
7) Schoene, Hornbein in RJ Shepard, Ausdauer im Sport, Dt. Ärzteverlag, Kap Bergsteigen).
8) Werner Kandolf, Walter Schenk, Alpine Trainingslehre, Verband alpiner Vereine Österreichs
9) Hazell T, Kenno K, Jakobi J, Functional benefit of power training for older adults, J Aging Phys Act. 2007 Jul;15(3):349-59.
10) Burtscher M, Brandstätter E, Gatterer H., Preacclimatization in simulated altitudes; 1: Sleep Breath. 2008 May;12(2):109-14.

2. Richtiges Gehen mit und ohne Wanderstöcke

U. Wiget

Der menschliche Organismus ist programmiert dafür, in unebenem Gelände sich zu bewegen und zu arbeiten: die flache, geteerte Strasse ist eine relativ neue Errungenschaft...

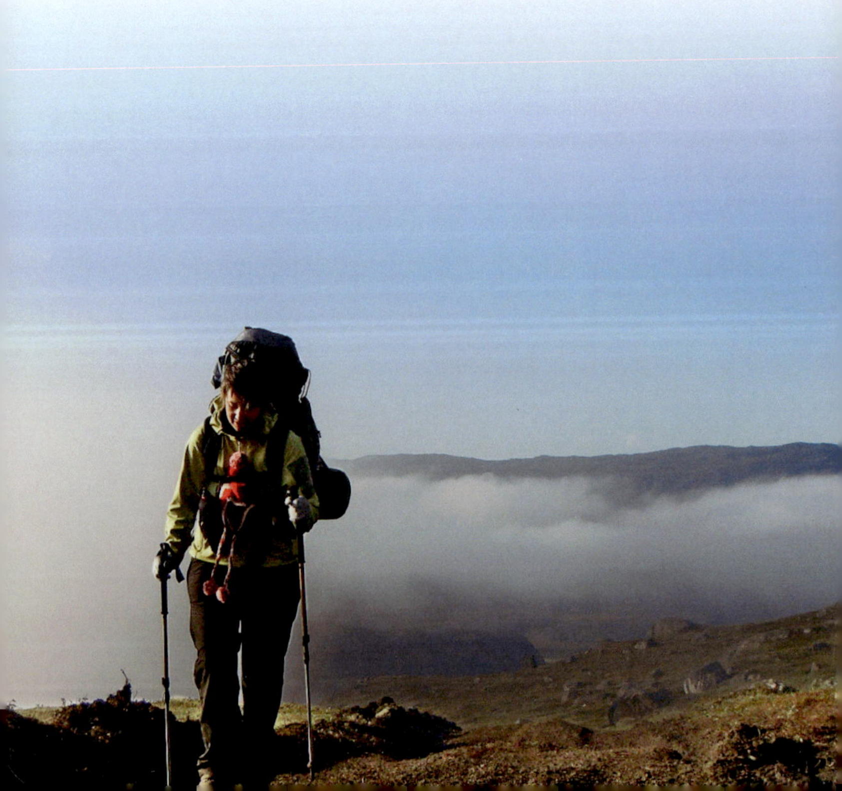

Das Gehen und Laufen ist ein komplexes Zusammenspiel vieler Elemente (Knochen, Muskeln, Knorpel, Nerven) und wird durch ein hoch entwickeltes Steuersystem *(Propriozeption, Sensomotorik)* kontrolliert. Diese ganze Mechanik und ihre Steuerung werden vor allem in der Jugend aufgebaut und gestärkt und von der Qualität ihrer Arbeit hängen die Trittsicherheit und das ermüdungsarme Bergabgehen ab.

⇨ Das ganze neuromuskuläre System braucht ständiges Training gemäss dem entwicklungsphysiologischen Grundsatz «use it or lose it» («brauche es, sonst verlierst du es»).

Viele angehende Trekkingfreunde haben jedoch eine stark untertrainierte Bremsmuskulatur (auf der Vorderseite der Oberschenkel), weil sie sie nie brauchen. Daraus resultiert dann beim längeren, ungewohnten Bergabgehen der «Knieschlotteri».
Die Belastungsspitzen beim Bergabgehen werden durch die Muskulatur aufgefangen und diese Arbeit muss stundenlang perfekt geleistet werden, damit keine Gelenkschäden auftreten und der Organismus nicht zu stark ermüdet. Diese Belastungsspitzen sind jedoch auch absolut notwendig zur Aufrechterhaltung starker Knochen und zum Erhalt des Gelenkknorpels, der nur durch Druck auf die Gelenkflüssigkeit ernährt werden kann.

Seit vielen Jahrtausenden wissen die Menschen, wie man am besten den Berg hinunter geht: Auch heute noch zeigen dies uns Bergbauern und die Träger in den verschiedenen Trekkinggebieten der Welt. In Nepal trifft man häufig 40 kg schwere Männer an, die jahrelang 80 kg Last jeden Tag hinauf und hinunter tragen. Wenn man diesen Menschen zuschaut, sieht man, dass sie beim Abstieg nie das Knie gestreckt halten, sondern jeden Schritt mit leicht gebogenem Knie muskulär abfedern.

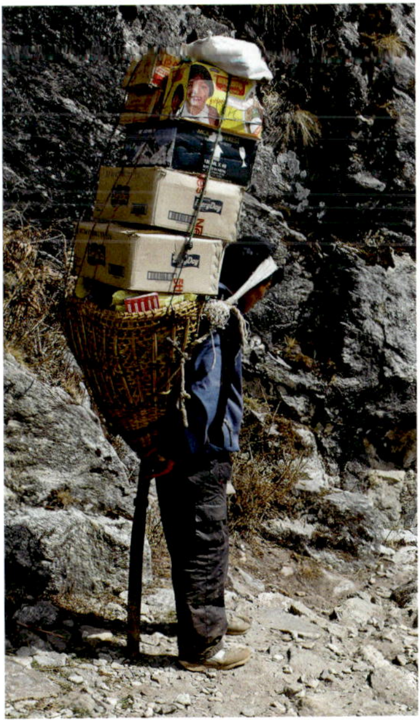

Abbildung 2.1: *Nepalesische Träger benützen oft nur einen kurzen, starken Stock auf dem sie regelmässig ihre Last ab und zu abstellen können (U. Wiget).*

⇨ Beim Aufstieg sollte man die Tritthöhe so klein als möglich halten, damit die Knie nicht stark gebogen werden, was durch eine Hebelwirkung zu einer deutlichen Mehrbelastung des Gelenkes führen würde.

Es ist auch möglich, weitgehend ermüdungsfrei mit fast nicht gebogenen Knien nur durch Abspreizen der Beine und Verlagerung des Körpergewichtes aufwärts zu gehen. Die Ermüdung beim Gehen führt zu unkontrollierten Bewegungsabläufen und damit zu Fehlbelastungen der Gelenke; es müssen deshalb genügend Trink- und Essenspausen eingeschaltet werden.
Die professionellen Träger benützen auch keine Wanderstöcke, sondern meist nur einen kurzen, starken Stock, auf dem sie regelmässig ihre Last für eine kurze Zeit abstellen (s. Abbildung 2.1 Seite 37).

Wir glauben, dass Wanderstöcke für den gesunden Menschen unnötig sind, eine falsche Sicherheit vortäuschen, das notwendige Training des neuromotorischen Steuersystems unterbinden und zum Teil auch die für gesunde Knochen wichtigen Belastungsspitzen abfangen. Dies gilt vor allem, wenn die Wanderstöcke kritiklos immer auf jeder Wanderung oder Bergtour gebraucht werden.

Es ist nichts dagegen einzuwenden, diese Abstiegshilfe beim Abstieg in Schnee und Eis auf Expeditionen mit schwerem Gepäck auf dem Rücken einzusetzen.

Personen, die an **orthopädischen Problemen** der Beine oder Füsse leiden oder stark übergewichtig sind, sollten mit ihrem Arzt die Problematik der Wanderstöcke besprechen und deren Gebrauch auf Trekking individuell anpassen. Das Gleiche gilt auch für ältere Bergsteiger (s. auch Kapitel 6 Seite 69), die sich mit Stöcken sicherer fühlen.

⇨ Der Gebrauch von Wanderstöcken muss geübt werden und die Stöcke müssen entsprechend dem Gelände und der Körpergrösse individuell angepasst werden. So wird, zum Beispiel, beim Auf- und Abstieg nicht die gleiche Stocklänge verwendet.

Die Stöcke sollten auch einfach und rasch verkürzt und auf dem Rucksack verstaut werden können, damit die Hände in entsprechendem Gelände frei werden.

3. Ernährung

U. Hirsiger

Das Gefühl kennen die meisten Bergsteiger. Während und gegen den Schluss einer langen, mehrstündigen Bergtour nagt der Hunger und Durst an den Energiereserven, weil wir selber schon zu lange nichts mehr «genagt» haben. Die Beine und Arme sind schwer wie Blei! Frühzeitig in sich hineinhorchen und eine Zwischenmahlzeit geniessen, kann den souveränen Gipfelerfolg umso schöner in die Erinnerung einbetten.

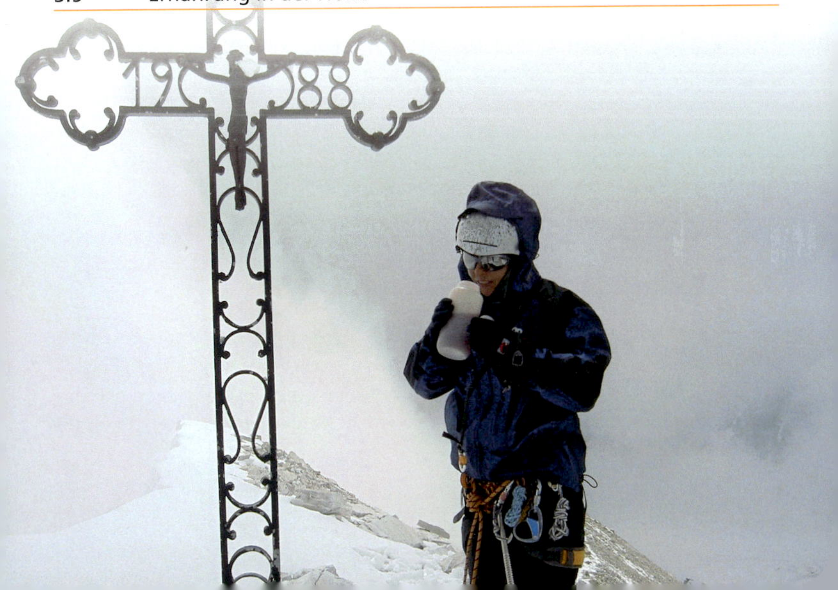

3.1 Grundsätze

Die Ernährung beim Bergsteigen ist wie der Sport selber sehr komplex und breit gefächert. Ist die Tour ein- oder mehrtägig, auf unter 2500 oder über 4000 m? Was für Verhältnisse sind zu erwarten? Wärme, Kälte oder kombiniert mit Wind und Regen? Fragen, die nicht nur die Ausrüstung beeinflussen, sondern auch Einfluss auf die Energie- und Flüssigkeitsversorgung nehmen, denn falsche Versorgung führt zu vorzeitiger Ermüdung. In diesem Ernährungsteil soll die Basis der gesunden Ernährung gemäss der Lebensmittelpyramide **(www.sge-ssn.ch)** Voraussetzung sein und somit wird auf Teilbereiche der spezifischen Ernährung in den Bergen fokussiert.
Oft wird von einer optimalen Versorgung gesprochen. Diese theoretische Möglichkeit entspricht jedoch mehr der Beruhigung des Leistungserbringers oder der Kompetenzvermittlung des Anbieters dieser Theorie. Zudem ist die Verpflegung von Hütte zu Hütte so grundverschieden wie der Standort und lässt selten einen vergleichbaren Schluss zum Verpflegungsstatus für die kommende Tour zu. Was der Mensch in welcher Situation braucht und was nicht, kann nicht mit einer fixen Zahl angegeben werden. Richtwerte addiert mit den eigenen Erfahrungen ergeben das persönliche Resultat.

⇨ Trainingszustand, Stoffwechsel und somit die Ernährungsweise eines **Bergführers** (200 bis 300 Tage im Jahr unterwegs) dient in keinem Fall als Referenz für einen Wochenendberggänger. Defizite die ein Bergsportler an einem Wochenende provoziert, können bei einer kompromisslosen gesunden Alltagsernährung schnell wieder ausgeglichen werden.

So besteht nicht nur ein Unterschied in der Leistung zwischen der Sonntagswanderung und der Hochtour, sondern auch im Verbrauch und somit in der Versorgung. Die Mengen, Menü- oder Komponentenwahl so wie die Qualität soll den individuellen Möglichkeiten und Anforderungen ohne Verbote angepasst werden.

3.2 Kalorien- und Flüssigkeitsbedarf

Der Kalorien- oder auch Energieverbrauch genannt, ist verglichen mit anderen Sportarten hoch. Unter den «Empfehlungen» gebe ich jeweils den anteilmässigen Bereich für Sportler an. Die Versorgung wird nach der Lebensmittelpyramide in drei Nährstoffgruppen unterteilt und auch genannt werden: **Kohlenhydrate (KH), Fette (F) und Proteine / Eiweisse (P).**

Kohlenhydrate (KH)

• **Beispiele:**	Gemüse, Früchte, Stärke, Süssigkeiten, Sportgetränke und -riegel usw.
• **Energie:**	4 kcal (Kilokalorien) oder 17 kJ (Kilojoule)
• **Empfehlung:**	45–60 Energieprozent der zugeführten Nahrungsenergie

Rein auf Grund der Verträglichkeit während Belastungen oder des Gewichtes wegen, kommen Gemüse und Früchte zu selten zum Einsatz in der Verpflegung des Berggängers. Gedörrte Früchte und neuerlich auch etwas Gemüse kommen da und dort als kleiner Anteil in den Rucksack.
Somit bleibt als Haupt-KH-Lieferant die Stärkegruppe oder komplexe KH und Polysaccharide genannt. Energetisch ist dies die wichtigste Gruppe in der Sporternährung, wird aber je nach Bergsport zum Teil mit Fett ersetzt.
Sie wird in die naturbelassenen «Vollkornprodukte» und die raffinierten «Normalprodukte» unterteilt.

• **«Vollkornprodukte»**	Vollkornbrot, Vollkornteigwaren, Vollreis, Boulgour, Kartoffeln
• **«Normalprodukte»**	Ruch- oder Weissbrot, weisse Teigwaren und Reis

Vollkornprodukte, Gemüse und Früchte liefern nebst den Nahrungsfasern (für Sättigung und Darmgesundheit) die bekannten Vitamine, Mineralstoffe und Spurenelemente, aber auch die weniger bekannten sekundären Pflanzeninhaltsstoffe. Nebst diesen unabdingbaren Begleitern bewirken sie einen meist langsameren Blutzuckeranstieg als die Normalprodukte und Süssigkeiten. Je länger eine Tour, Tourenwoche oder Expedition dauert, umso regelmässiger sollten für die persönliche Gesunderhaltung und Leistungsfähigkeit diese natürlichen Gruppen im Speiseplan anzutreffen sein.

⇨ Je stärker der Verdauungstrakt sich dieser Produkte gewöhnt ist, umso mehr werden sie in der Belastung toleriert.

Süssigkeiten oder spezifischen Sporternährungsoptionen mit Mono-, Di- und Polysacchariden sollten im Alltag selten anzutreffen sein, haben in der Sporternährung jedoch ihre Berechtigung und ihren festen Platz. Die einfache Einnahme, hohe Energiedichte und die gute Verträglichkeit machen sie zu idealen Begleitern in den Bergen. Während der Belastung oder in der Regeneration können sie schnell verfügbare

Energie liefern, ohne die Insulinausschüttung zusätzlich zu belasten. Zudem kann KH-haltiges den Abbau der Muskelmasse verringern und die Regenerationszeit verkürzen.

Ein oder zwei dünne Brotscheiben (mit schwarzem Kaffee, 1 Kaffeerahm und 25 g Streichkäsli) am Morgen in der Hütte entsprechen kaum einem ausgewogenen Frühstück für den bevorstehenden sportlichen Tag. Zudem ist die bürgerliche Ernährung eher fettlastig, was wiederum die KH «verdrängt».

Richtwerte für Kohlenhydratzufuhr

Zeitspanne	Belastung	Empfehlung
1–4 Tage	Vor	7–12 g KH pro kg KM* pro Tag
Frühstück 1–4 h	Vor	1–4 g KH pro kg KM*
Am Tag	Während	30–80 g KH pro Stunde
Am Tag	Während	400–700 g KH verteilen
Unmittelbar 15 – 30 min	Nach	1,0–1,2 g KH pro kg KM*
Über Tag	Nach	5–>10 g KH pro kg KM*

Tabelle 3.1: *Adaptiert nach Hot-Topic 06, 12, 13, 14, www.sfsn.ethz.ch; 2008*
**KM = Körpermasse*

200 g Risotto gekocht	55 g	3 EL Müesli	20 g
200 g Teigwaren gekocht	70 g	6 getrocknete Aprikosen	20 g
200 g Weissbrot	100 g	4 getrocknete Datteln	25 g
200 g Fünfkornbrot	85 g	1 Liter Apfelsaft	100 g
200 g Kartoffeln	35 g	1 Liter Süssgetränk	100 g

Tabelle 3.2: *Beispiele von Kohlenhydraten*

Trockenfrüchte in allen Variationen, Fruchtschnitten, Müesli- oder Energieriegel, Brot usw. regelmässig mit Eiweissen und Fetten ergänzen.

Fett (F)

Beispiele: versteckte Fette = Nüsse, Samen, Kernen, Proteine, Süsses, Snacks, sichtbare Fette = Butter, Margarine, Öle

Energie: 9 kcal (Kilokalorien) oder 38 kJ (Kilojoule)

Empfehlung: 30 – 45 Energieprozent der zugeführten Nahrungsenergie

Fette sind z.T. ideale Ergänzungen, um den hohen Energiebedarf in den Bergen überhaupt abdecken zu können und liefern zudem die fettlöslichen Vitamine und lebenswichtigen Fettsäuren. Diese sogenannten essenziellen Fettsäuren (Linol- und Linolensäure) können nicht selbst vom Körper aufgebaut werden und müssen daher zwingend über die Nahrung (z.B. Leinsamen, Rapsöl, Nüsse, Weizenkeim, Fisch) zugeführt werden. Je nach Leistung sollten pro Kilogramm Körpermasse 1 – 1,5 g Fett täglich zugeführt werden.

Nach einer Tourenwoche erkennt man oft, dass die Muskeln besser sichtbar sind. Das, zur Energiegewinnung verfügbare Unterhautfett wurde aufgebraucht und dies erfreut oft vor allem die Berggängerinnen. Fettabbau ist aber auch ein Hinweis, dass während dieser Zeit eine qualitative und quantitative Kalorienunterversorgung stattgefunden hat. Da der gut ausdauertrainierte Bergführer eine höhere Fettoxidation (Fettverbrennung in der Muskelzelle) auch bei hohen Intensitäten aufweist, wird automatisch weniger körpereigener Speicherzucker *(Glykogen)* abgebaut[1]. Somit schont er sein *Glykogen* in der Leber und im Muskel, was mitunter ein Grund ist, warum er sich nach einer Tour noch frischer als seine Kunden fühlt. Die traditionellen Käse, Speck und Wurst können somit, bei Erfahrung mit der langen Magenverweildauer und dem intensiven Verdauungsprozess, eine Ergänzung des mehrtägigen Speiseplans darstellen. Bei intensiveren Belastungen werden sie automatisch reduziert. Doch ist das Fett bei allen längeren Unternehmungen der wichtigste Energielieferant. Bei mehrstündigen Touren wird die Energie zu 50 – 80 % aus dem Fettstoffwechsel bezogen und bei einem Bergführer bis 90 %. So zieht der Hobbybergsteiger einen denkbar grösseren Nutzen aus den optimierten Ernährungsmassnahmen der Sporternährung als der Bergführer mit seinem trainierten Stoffwechsel.

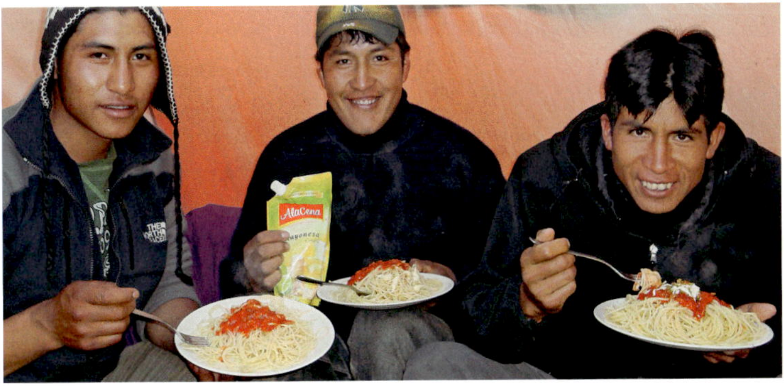

Abbildung 3.1: *Spaghettiplausch auf dem Rundtrekking der Cordillera Huayhuash, Anden Peru (A. Brunello).*

Proteine (P) (Eiweisse)

Beispiele:	Milch und Milchprodukte, Fleisch, Fisch, Eier, Tofu, Nüsse, Samen, Kerne, Getreide und Hülsenfrüchte
Energie:	4 kcal (Kilokalorien) oder 17 kJ (Kilojoule)
Empfehlung:	10 –15 Energieprozent der zugeführten Nahrungsenergie

Synonym für den Begriff Protein ist Eiweiss, dessen Hauptfunktion im Baustoffwechsel (z.B. Muskulatur, Hormonen, Enzymen, Transporteiweisse, Immunabwehr) liegt. Die Proteinspeicher (Muskulatur) werden nur abgebaut, wenn hauptsächlich eine unzureichende Energieversorgung über KH und F oder ein Proteinmangel auftritt. Somit nimmt Protein im Sinne des ausgewogenen Energiestoffwechsels keinen relevanten Einfluss, kann jedoch z.B. die Konzentrationsfähigkeit besser Aufrecht erhalten (wichtig in langen schweren Routen). Hingegen ist eine geschwächte oder abgebaute Muskulatur nicht leistungsfähig und anfälliger für Verletzungen durch z.B. Instabilität. In einer bürgerlichen Ernährung ist die Proteingruppe meist genügend oder übervertreten und somit sind die empfohlenen 1–2 g P pro kg Körpermasse pro Tag im Bergsport oft erreicht, egal ob mehr Ausdauer oder Kraft beim Bergsteigen benötigt wird. Die dynamische Wirkung des Proteinab- und -umbaus, mehr Wärmeproduktion gegenüber KH und F, macht sich bei Kälte angenehm bemerkbar.

⇨ Kleine Zwischenmahlzeiten sollten jeweils eine Kombination sein von z.B. Brot (KH) und Fleisch (P), Frucht und Käse, oder Tuttifrutti (Früchte und Nüsse) usw.

Eine fleischlose Hauptmahlzeit ist hingegen erst ausgewogen, sobald der entfernte Teil durch genügend z.B. Ei, Milchprodukte, Tofu oder Fisch ersetzt ist.

Flüssigkeit

Nebst der Regulation der Körpertemperatur dient die Flüssigkeit als Transporter und fixer Bestandteil der verschiedenen Kompartimente. Doch wie viel sollte ich pro Tag trinken? Schliesslich müssen wir ja jeden Tropfen den Berg raufschleppen und während der Tour ist die Konzentration auf die nächste Sicherung fokussiert. Sie sollten so viel im Rucksack tragen, dass Sie über 24 Stunden verteilt mindestens 1 bis 1,5 l Urin ausscheiden können. Ein dunkler, stark Schnee verfärbender Urin, ist bedenklich. Nebst dieser Urinmenge geht über die Atmung, den Schweiss und den Stuhl zusätzlich Flüssigkeit verloren. Eine trainierte Person schwitzt mehr, die Elektrolytausscheidung ist eher kleiner, jedoch individuell unterschiedlich.

Je nach Leistung und Verhältnisse kann während einer Stunde weit mehr als ein Liter Schweiss verloren gehen.

Brennt der Hals vor Austrocknung, ist dies ein klares Zeichen einer Unterversorgung. Um Gewicht zu sparen, werden am Berg weniger Frischprodukte konsumiert, was die Wasserbilanz weiter nach unten drückt.

Zeichen des Flüssigkeitsmangels: Bei warmer Umgebung und nur schon 1–2% Körperflüssigkeitsverlust (bei 70 kg sind dies bereits ~1,5 l) kommt es zu Leistungsminderung, Schwindel, Kopfschmerzen, bei höheren Verlusten begleitet von Müdigkeit, Erschöpfung, Reizbar- und Übelkeit, Kraft- und Appetitlosigkeit. Muskelkrämpfe entwickeln sich häufig durch Mangel an Wasser, Salz und KH.

Trinken vor dem Durst, weil es die Leistung verbessert!

Leider können pro Stunde jedoch nur um acht bis zehn Deziliter in optimaler Form vom Darm aufgenommen werden. Die gesunde Ernährung empfiehlt 1–2 Liter energiefreie Flüssigkeit für den normalen Alltag. Sollte Ihre Bergtour der Leistung des normalen Alltags entsprechen, können Sie sich an diesen Basisempfehlungen orientieren. Anhand der Sporternährungspyramide **(www.sfsn.ethz.ch)** werden pro Stunde Sport zusätzlich vier bis acht Deziliter Sportgetränke gerechnet. Aus der Errechnung, vielen Erfahrungswerten einzelner ambitionierter Alpinisten und was man noch so trägt, ergeben sich an einem hochalpinen Tourentag mindestens zwei bis drei Liter während und zwei bis mehr Liter Flüssigkeit auf vor und nach der Tour (inbegriffen: Suppe und Milch) verteilt.
Das Bergsportgetränk kann Wasser, Tee mit und ohne Zucker, ein klassisches Sportgetränk oder ein selbst hergestelltes Getränk sein. Wasser und Tee ohne Zucker sollte nur zu den Mahlzeiten eingenommen werden. Dies kann helfen, den Bissen wegen dem fehlenden Speichel doch noch runter zu kriegen. Ob sich eine adaptierte Saftschorle als Getränk auf einer Tour eignet, hängt von der Verträglichkeit (z.B. Magenverstimmung) ab.

Weil grosse Mengen länger im Magen verweilen, sollten regelmässig kleinere Portionen zugeführt werden.

Zutaten	Drink 1	Drink 2	Drink 3	Drink 4	Drink 5	Drink 6
Wasser			1 Liter	1 Liter	1 Liter	
Pfefferminztee*	1 Liter	1 Liter				
Fruchtsaft						7 dl
Himbeersirup		30 g	30 g			
Zucker	30 g			15 g		
Fruchtzucker		30 g		15 g		
Maltodextrin	50 g	50 g	50 g	90 g	50 g	20
Kochsalz	1.5 g	1.5 g	1.5 g	1.5 g	1.5 g	1.5
Total KH g/L	**78**	**78**	**73**	**111**	**78**	**6**

Tabelle 3.3: *Selbst gemachte Sportgetränke[2)] adaptiert nach: Mettler S. ETHZ, HotTopic 17, 2006; *oder sonst ein Tee*

Fehlt jedoch die Zeit oder der Appetit, um zwischendurch etwas zu essen, ist es umso wichtiger, auf eine vernünftige Ausgewogenheit des Getränkes zu achten. Damit das Getränk im Körper gehalten werden kann, sollte es just mit so viel Salz versetzt sein, dass man es gerade noch gerne trinkt. Traubenzucker verbessert zusätzlich die Aufnahme des Salzes im Darm.

Bei kurzfristigen oder langen intensiven Belastungen lohnt es sich, die Energie in flüssiger KH-Form (ohne F und P) zuzuführen und dadurch die KH-Speicher (Glykogen) ständig aufzufüllen und die Flüssigkeitsverluste auszugleichen. Um die Verträglichkeit und die Ausnutzung zu verbessern, sollen unterschiedliche KH zugeführt werden [Glukose (Traubenzucker), Fruktose (Fruchtzucker), Saccharose (Rohr- oder Rübenzucker = Haushaltszucker), Maltose (Malzzucker)]. Glukose zu Fruktose zu Saccharose: 2 zu 1 zu 1.

Sollte das Getränk länger Energie liefern oder nahrhafter sein, kann es mit Maltodextrin (Mehrfachzucker), Protein oder Milchpulver angereichert werden.

Entgegen dem landläufigen Wissen wirkt **Kaffee** nur bei ungewohnten Trinkern harntreibend. Wer ihn regelmässig zuführt, muss nicht mit einer überhöhten Urinausscheidung rechnen. Hingegen wirkt bei den «Ungeübten» das Koffein umso unterstützender auf die Leistung und die Konzentration.

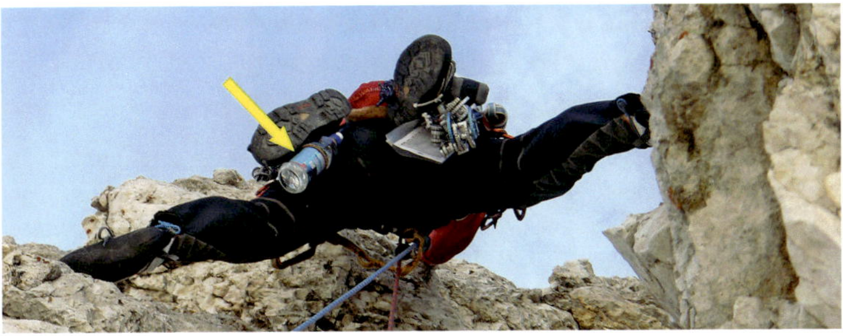

Abbildung 3.2: *Trinken bevor der Durst kommt: Urs Hirsiger in der Gelben Kante, Kleine Zinne, Dolomiten; Italien (I. Weber).*

Selbst gemachte Sportgetränke aus verdünntem Fruchtsaft sollten mit 1,5 g Salz pro Liter oder mehr (testen, was noch verträglich ist) aufgesalzen werden. Bei mehrtägigen Belastungen ergänzen Sportgetränkepulver oder -taps den Hüttentee und mit der Zugabe aus dem Salzstreuer wird optimiert. Die sportspezifischen Ergänzungen enthalten nicht nur wichtige verschiedene Zuckerarten, sondern auch Mineralstoffe und Vitamine.

Für Flüssigkeitsengpässe unterwegs sollte etwas Salz dabei sein. Die Flasche mit Schnee füllen und salzen, unter die Jacke beim Laufen stecken und zehn Minuten später den ersten Schluck geniessen. Wenn vorhanden, mit Sportgetränkepulver, Dörrfrüchten oder Süssigkeiten ergänzen.

Der Camelbag ist eine sehr praktische Trinkflasche, verleitet jedoch zum unkontrollierten Trinken in der Anfangsphase einer Tour, was zu Engpässen gegen den Schluss der Tour führen kann. Getränke ohne Kohlensäure (Sportgetränke, Tee, Wasser) werden besser toleriert.

Alkohol auf der Tour meiden, da er die Konzentration und die Kondition hemmt und die Kälteempfindung verändert. Unmittelbar nach der Tour kann ein alkoholfreies Bier die Wahl sein, da es eine relativ günstige Mineralienzusammensetzung aufweist, jedoch noch lange nicht für deren Ersatz ausreicht.

3.3 Sekundäre Pflanzeninhaltsstoffe, Mineralstoffe, Spurenelemente und Vitamine *(Mikronährstoffe)*

Diese Gruppe sind essenzielle Lebensmittelbestandteile, die durch die Nahrung regelmässig zugeführt werden müssen, da sie der Körper nicht selber aufbauen kann. Ausnahme ist das Vitamin K in bescheidener Menge und bei genügend grosser Hautexposition das Vitamin D. Helfer oder Schutzstoffe wird diese Gruppe auch genannt. Wovor müssen sie schützen? Lang andauernde körperliche Belastungen, der Aufenthalt in grossen Höhen, die intensive Exposition an der Sonne oder des Ozons gegenüber lassen im Körper ***«freie Radikale»*** bilden. Diese radikalen Sauerstoffverbindungen können über den Dominoeffekt z.B. Zellen, Fette usw. durch ***oxidative Prozesse*** zerstören und so unser System schwächen. In diesen Dominoeffekt greifen die Mikronährstoffe ein, indem sie als Antioxidantien die Kettenreaktion unterbrechen und unser gesamtes System vor den Folgen schützen. Somit sind sie mitverantwortlich im Energie- und Knochenstoffwechsel, dem Nerven- und Immunsystem, in sämtlichen Organen so wie bei Heilungsprozessen.
Im Vordergrund dieser Lebensmittel sind die Gemüse, Früchte, Getreidekörner und Nüsse, Samen, Kerne. Obwohl sportspezifische Riegel häufig ähnliche Zucker- und Fettgehalte wie Kekse oder Schokolade enthalten, so enthalten sie meist mehr Mikronährstoffe, was vor allem auf Mehrtagestouren ohne Frischverpflegung günstig ist.

⇨ Die zugesetzten Mikronährstoffe dürfen nicht mit heissem Tee usw. in Berührung kommen, weil dadurch bis über 70 % der Hitzeempfindlichen zerstört werden!

Ein allgemeiner Mangel tritt auf Bergtouren von vier bis acht Stunden (h) selten auf. Kommt jedoch zu einer langen und harten Tour noch eine starke Ausscheidung über den Schweiss oder sogar Verluste über Erbrechen und Durchfall, mindert dies die Verfügbarkeit merklich und schwächt ungemein. Hier wäre dann vor allem Natrium, sowie Kalium und Magnesium zu beachten. Mit Trockenobst oder Traubenzucker nach einer Suppe oder gesalzenem Saft kann schnell wieder etwas ausgeglichen werden. Mit der einfachen Empfehlung der Mindestmenge von Gemüse und Früchten (fünf am Tag), erreicht man die Abdeckung der «Sekundären Pflanzenstoffe».
Im Sport ist nicht nur das **Magnesium** für den Muskelstoffwechsel wichtig, sondern es sind Komplexe, die sich gegenseitig beeinflussen. Im Gegenteil: Magnesium in den vom Sport vorbelasteten Verdauungstrakt kann Magenkrämpfe und Durchfall auslösen. Auf mehrtägigen Touren haben schon viele Berggänger bemerkt, dass der Tee häufig fader schmeckt. Gibt man dem oft aus Schmelzwasser hergestellten Tee ein

mineralhaltiges Pulver vor dem Teebeutel hinzu, schmeckt dieser im Nu viel intensiver. Die wichtigsten Elektrolyte / Ionen sind: Natrium, Kalium, Chlor, Bikarbonat, Sulfat, Magnesium und Kalzium [3].

Bei Dehydrierung empfiehlt die **Welt-Gesundheits-Organisation (WHO/FAO)** als Ersatz eine Lösung aus:

- 1 Liter Wasser
- 3,5 g Kochsalz (Natriumchlorid)
- 2,5 g Backpulver (Natriumbikarbonat kann man in der Höhe weglassen, da es dort vermehrt gebildet wird)
- 1,5 g Sylvin (Kaliumchlorid)
- 20 g Traubenzucker (oder 40 g Haushaltszucker)

Einzeln oder schon gemischt in der Apotheke erhältlich.
Reicht die Versorgung über natürliche Lebensmittel nicht aus, um einen Mangel über Tage zu verhindern, so schafft eine natürliche komplexe Supplementierung (Kapseln, Brausetabletten Pulver usw.) einen Ausgleich oder beeinflusst sogar die Leistung indirekt oder direkt.

Unter **www.sfsn.ethz.ch** können alle wichtigen Details zu Vitaminen und Mineralstoffen unter «Energie & Nährstoffe» genau eingesehen werden.

3.4 Ernährung vor, während und nach der Tour

Ist eine möglichst schnelle Regeneration das Ziel, beginnt dies schon vor und während der Tour. Was bedeutet, dass in allen Phasen von möglichst allen Lebensmittel-Gruppen regelmässig konsumiert werden sollte, mit Beachtung der einzelnen Prioritäten.

⇨ Vor und während einer ernsten Bergtour nichts Neues ausprobieren.

Vor der Tour

Am Tag vor der grossen Leistung soll mehrheitlich der KH-Anteil massiv gesteigert werden (400–700 g pro Tag). In Tabelle 3.2 Seite 42 ein paar Beispiele und deren gerundete KH-Gehälter (sind unter KH). Möglichst gemütlich am Tag vor der «Besteigung» in die Unterkunft wandern, weil dadurch die KH-Speicher *(Glykogen)* nicht entleert und die Defizite unmittelbar nach der Hüttenankunft am schnellsten wieder aufgefüllt werden. Die erste Mahlzeit vor der Tour sollte eine leicht verdauliche Mahlzeit sein, was bedeutet, nur essen und trinken was man kennt. Ein Frühstücksbeispiel vor der grossen Leistung:

- Leichtes Müesli (Getreideflocken, Früchte, Nüsse) mit Joghurt und / oder Milch, Brot mit «viel» Butter und noch mehr Konfitüre oder Honig
- Anständig Käse, ohne dass er schwer aufliegt. Zum Abschluss einen Saft
- «Viel» trinken braucht ~ 1 bis 1,5 Stunden später einen kurzen «Bislistop»

Während der Tour

Indem mehrere kleine Speisen über den Tag verteilt konsumiert werden, können Verträglichkeitsprobleme und Appetitmangel verhindert und der Blutzuckerspiegel entlastet werden.

Da KH die benötigte Energie je nach Quelle bis viermal so schnell liefern wie Fette, ist einleuchtend, warum diese Gruppe immer wieder während den Belastungen empfohlen werden und gegen eine Unterzuckerung wirken. Getränke siehe Flüssigkeit.

Alle zwei Stunden eine Rast mit etwas KH und P wie:

Biskuits (Willisauer Ringli, Basler Leckerli), Gummibärchen, Reiskuchen oder -waffeln, Tuttifrutti, Nussmischung, Getreidestängel, Sportriegel, Appenzeller Biberli, Birnenweggen, Trockenfrüchte (derjenige, der es tragen mag, nimmt frische Früchte mit), Schokolade, Brot, Knäckebrot oder Vollkorncracker mit Käse oder Aufschnitt, Sandwiches, oder «salzige» Proteinhäppchen aus dem Sporternährungssektor.

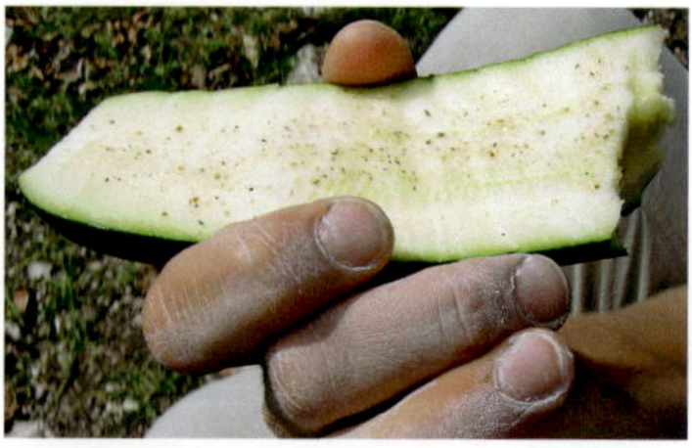

Abbildung 3.3: *«Der andere Snack» (U. Hirsiger).*

Vieles kann in einer Jackentasche mitgetragen werden und unterwegs oder bei einem Stand nebenbei langsam konsumiert werden.

Pulver für Shakes können bei einem Bergbach leicht und schnell in der Flasche angerührt werden und bringen bei Erschöpfungszuständen wieder eine verbesserte Leistungsfähigkeit zurück.

Nach der Tour

Die erste Mahlzeit (KH und P) sollte in den ersten 15–30 Minuten nach der Tour erfolgen.

Geht die strenge Tour am nächsten Tag weiter oder will man möglichst schnell seine Müdigkeit besiegt haben, sind Regenerationsdrinks / -shakes **unmittelbar** nach der Belastung im Zelt zu nutzen. Weil die Muskelzelle in den ersten 1–2 Stunden den Zucker besser aufnimmt, erlangt man ein schnelleres Wohlbefinden. Eine gute Fruchtwähe oder warme Suppe mit einer Saftschorle in der Hütte kann ähnliches bewirken. Fruchtsaft mit Käse und Brot. Fruchtsaft mit Proteinpulver und etwas Salz.
Bergsteiger, die an ihrem Limit waren, brauchen je nach persönlicher Voraussetzung und Art der Belastung mehrere Wochen zur Regeneration. Zeit die benötigt wird, sich bis auf Zellebene wieder zu erholen.

Über die Wirksamkeit von Makro-, Mikronährstoffen und sonstigen möglichen Leistungsunterstützern lesen Sie bitte unter **http://www.dopinginfo.ch/faktenblatter-nach-klassen.html.**

3.5 Ernährung in der Höhe

Der allerwichtigste Punkt in diesem Kapitel ist der Verweis auf die Flüssigkeit. Die regelmässig wie oben beschriebene Flüssigkeitszufuhr aufrecht erhalten, um der Dehydration durch Schwitzen und der beschleunigten Abatmung entgegenzuwirken. Trockene kalte Luft wird von der Lunge erwärmt und in den Bronchien mit Wasserdampf vollständig gesättigt. Zudem darf trotz trockener Haut der Flüssigkeitsverlust beim Schwitzen nicht unterschätz werden, da in kalten Höhen eine schnellere Verdunstung stattfindet.

⇨ In der Höhe kann häufig das Durstgefühl auch bei fortgeschrittenem Flüssigkeitsverlust unerkannt bleiben.

Häufig muss am Abend fleissig nachgetrunken werden und viele verstehen immer noch nicht, warum sie im Laufe des Tages solche Leistungstiefs hatten.
Bei einer Tageswanderung werden für eine 70 kg schwere Person rund 3500 kcal gerechnet. Bei einer Mehrtagestour steigt dies auf ca. 4000 kcal und für Hochalpinisten auf über 4500 kcal. Pro 100 Höhenmeter werden ca. 100–150 kcal gerechnet.

Extreme Umgebungsbedingungen wie grosse Höhe ab 4000 Meter und der damit verbundene körperliche Stress verändern den Stoffwechsel zur Überraschung der Höhenforscher nicht wie erwartet. Obschon der Fettabbau einen höheren Sauerstoffverbrauch als der Kohlenhydratabbau aufweist, greift der Körper auf die Fettreserven zurück. Die Gründe und Erklärungen dafür liegen noch in den dunklen und tiefen Spalten der Vermutungen [4].

Das kalorische Äquivalent (KÄ) oder energetisches Sauerstoffäquivalent bedeutet: Die beim Abbau von Lebensmittel resultierende Energieausbeute pro Liter Sauerstoff [5].

- Kohlenhydratabbau: liefert pro Liter Sauerstoff (O2) KÄ: 5,01 kcal/lO2
- Fettabbau: liefert pro Liter Sauerstoff (O2) KÄ: 4,69 kcal/lO2
- Proteinabbau: liefert pro Liter Sauerstoff (O2) KÄ: 4,48 kcal/lO2

Somit kann der Sauerstoffgewinn aus dem KH-Abbau in der Höhe nicht im bisherig abgeleiteten Sinne genutzt werden. Freuen werden sich alle, die schon in der Vergangenheit auf ihren Käse, Wurst oder ihre Nüsse und Schokolade geschworen haben. In wie weit die KH für die grossen Leistungen neben der neu fettreichen Höhenernährung eine Rolle spielen, werden künftige Forschungen zeigen [6].

Weil ab rund 2000–2500 m schon viele Leute einen Appetitmangel verspüren und dadurch häufig weniger wertvolle Lebensmittel (kaum Frischprodukte) konsumiert werden, kann es für den Energiehaushalt, das Immunsystem usw. von Vorteil sein, wenn bei längeren Belastungen entsprechende Mikro- und Makronährstoffe in Betracht gezogen werden. Das Wohlbefinden und die Leistungsfähigkeit steigen dadurch oft merklich an. Aus dem Höhentraining der Ausdauersportler konnte aufgezeigt werden, dass vermehrt freie Radikale gebildet werden und zu deren Neutralisierung eine Vitamin-E-Substitution empfohlen wurde [7a]. Neuere Erkenntnisse weisen jedoch auf eine breiter abgestützte Ergänzung (nicht nur Vit. E) zum Schutze gegenüber den freien Radikalen hin.

Zumindest zu Beginn sollte eine eisenreiche Ernährung praktiziert werden, um den erhöhten Eisenbedarf für die vermehrte Bildung von roten Blutzellen abzudecken [7b]. Mageres Fleisch kann eine gut verfügbare Eisenquelle *(Hämeisen)* darstellen, wodurch die Höhenadaption schneller vollzogen werden kann. Wichtig ist, bei der Einnahme zu beachten, dass es nicht mit Milchprodukten, Schwarztee oder Kaffee zusammen eingenommen wird. Die thermogene (wärmeinduzierend) Wirkung von Protein könnte zu einem zu hohen Konsum dieser Gruppe verleiten, was wiederum kontraproduktiv in der Höhe wäre. Der «überschüssige» Proteinabbau in der Leber führt z.B. zu einer vermehrten Harnstoffausschwemmung über die Niere, wofür mehr Wasser für die Ausscheidung benötigt wird. Das Wasser benötigt der Körper jedoch dringender in anderen Abläufen, um mit der Höhe besser zurecht zu kommen.

⇨ Im Hochgebirge, auf extremen Trekkingreisen oder auf Expeditionen werden schnell pro Tag 5000 bis im obersten Segment der Leistung 10000 kcal pro Tag verbraucht. Unweigerlich laufen die Extrembergsteiger auch mit fettreicher Ernährung in ein Defizit, das in den Tagen und Wochen danach ausgeglichen wird.

Ist die langsame Akklimatisation nicht möglich, so wird das Abwehrsystem geschwächt und deshalb sind erhöhte Tagesmengen an Mikronährstoffen zur Steigerung der Widerstandskraft gegen Infektionen sinnvoll. Es gibt diesbezüglich immer mehr Kritiker, weil dies Hilfsstoffe (wie Sauerstoff) für die Besteigung sind, die nicht über ein natürliches Produkt (Gemüse usw.) zugeführt wurden. Wer bei Kostumstellung mit Verträglichkeitsproblemen, Bauchschmerzen, Durchfall usw. reagiert, was nichts mit mangelnder Hygiene oder Infektion zu tun haben muss, sollte beachten:

Kochen oder schälen um zu essen oder vergessen!

Abhilfe können z.T. BioflorinaTM-Kapseln bieten, die die eigene Darmflora unterstützen.

Nahrungsunverträglichkeiten und Allergien: Inzwischen gibt es unter den Homepages der Grossverteiler oder der Reformhäuser gute Listen mit den Produkten für die Ernährung bei Zöliakie (Glutenunverträglichkeit), Laktoseintoleranz oder Allergien usw. Trotz den meisten Ernährungsanpassungen steht dem zu Berge gehen nichts im Wege. Z.B. sind viele glutenfreie Lebensmittel eher raffinierte Produkte, was gerade im Leistungssport durch die bessere Verträglichkeit ein Vorteil ist. Sollte sich jemand unsicher fühlen, so ist er oder sie auf der Homepage der diplomierten Ernährungsberater/innen HF/FH **(www.svde-asdd.ch)** herzlich willkommen und kann sich mit einer kompetenten Beratungsstelle aus der ganzen Schweiz in seiner Nähe in Verbindung setzen.

Fazit: Sich nicht über das Gelingen der Tour abhängig von der Ernährung machen, den gegebenen Situationen anpassen, aber das Optimalste raus holen!

Literatur:

1) Knechtle B.; Aktuelle Sportphysiologie, Leistung und Ernährung im Sport; Karger-Verlag, 2002, 60
2) Spahr C., Mannhart Ch.; Müesli und Muskeln, Essen und Trinken im Sport; Ingold-Verlag, 2008, 10
3) Williams Melvin H.; Ernährung, Fitness und Sport; Dt. Ausg. hrsg. von Richard Rost. - Berlin; Wiesbaden: Ullstein Mosby, 1997, 302
4) Huber A., Pichler J., Hefti U., DIE ALPEN März 2011, S. 30–33
5) Suter Paolo M.; Checkliste Ernährung – Stuttgart; New York: Thieme-Verlag, 2002, 9
6) Knechtle B.; Akt. Sportphysiologie, Leistung und Ernährung im Sport; Basel: Karger-Verlag, 2002, 57
7) (ab) Williams Melvin H.; Ernährung, Fitness und Sport; Dt. Ausg. hrsg. von Rost Richard. - Berlin; Wiesbaden: Ullstein Mosby, 1997, 109, 245, 279

4. Kinderbergsteigen

S. Kriemler

Kinderbergsteigen und Trekking mit Kindern kann für die ganze Familie zum einmaligen Erlebnis werden. Um Katastrophen zu verhindern, sollten einige Dinge beachtet werden …

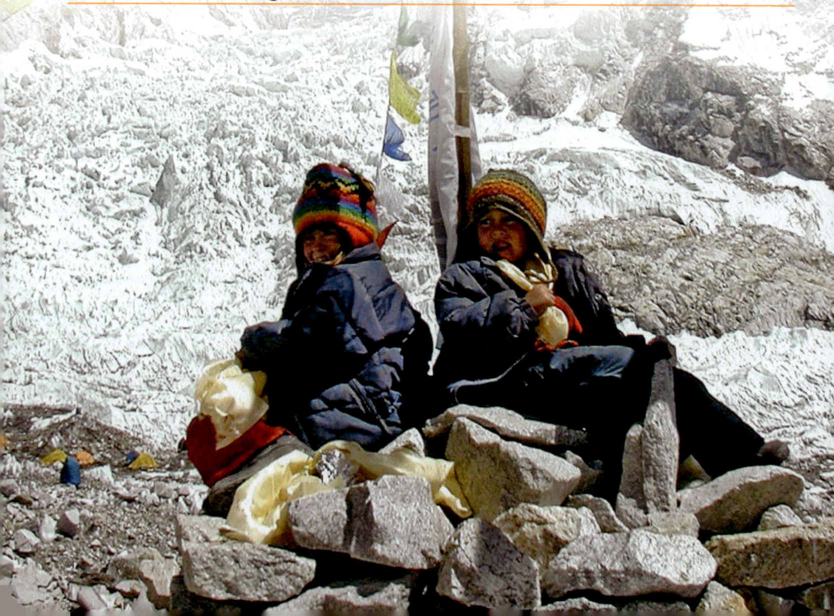

4.1 Allgemeine Aspekte

Kinder unterscheiden sich in vielen physiologischen und psychologischen Merkmalen von Erwachsenen. So besteht zum Beispiel ein Faktor 20 zwischen einem 3.5 kg schweren Baby und einem 70 kg schweren Jugendlichen. Dementsprechend müssen Medikamentendosierungen und Flüssigkeitshaushalt angepasst werden. Wenn Sie als Eltern das Gewicht des Kindes nicht kennen, können Sie in ernsthafte Schwierigkeiten geraten.
Die Thermoregulation ist bei Kindern weniger effizient als bei Erwachsenen, was sie in einer kalten oder heissen Umgebung einem grösseren Risiko aussetzt. Da Kinder mehr Körperoberfläche pro Masse oder Körpergewicht haben, gleichen sie die Temperaturdifferenz zwischen ihrem Körper und der Umgebung rascher aus. Konsequenterweise kühlen sie rascher aus und überwärmen ihren Körper rascher.

⇨ Kinder kühlen und überwärmen ihren Körper rascher!

In der Kälte sind Faktoren wie geringeres Unterhaut-Fettgewebe und fehlende Bewegung insbesondere der Kleinkinder, die von bergbegeisterten Eltern immobil auf dem Rücken getragen werden, weitere Risikofaktoren.

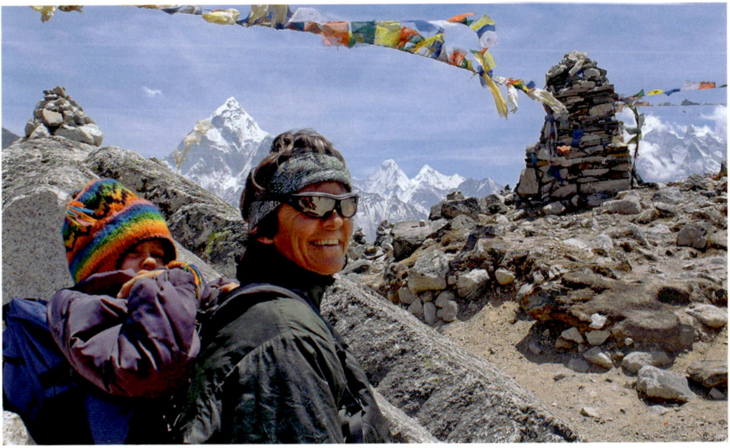

Abbildung 4.1: *Trekking am Ama Dablam, Nepal (U. Wiget).*

In der Wärme führt die noch ungenügend entwickelte Schweissproduktion vor der Pubertät zu einer weiteren Körpererwärmung. In unseren Breitengraden ist vorwiegend die Kälte ein Problem. In diesem Kontext muss das Prinzip des «*wind-chill*» beachtet werden.

Wind Chill: Dies bedeutet nichts anderes als dass der Effekt der Kälte auf die Haut oder den generellen Wärmeverlust des Körpers massgebend von der Windgeschwindigkeit beeinflusst wird. Zum Beispiel führt ein Wind von 40 km/h bei einer Temperatur von 0 °C zu einem gleichen Wärmeverlust wie wenn die Temperatur -16 °C bei Windstille wäre.

Zusätzlich kann der Wärmeverlust über die Haut nochmals um ein Vielfaches steigen wenn die Haut feucht ist, da die Leitfähigkeit von Wasser 20–25 Mal höher ist als jene von Luft. Wie oft passiert dies in den Bergen, wenn das Kind herumtobt und schwitzt oder wenn es regnet? Trockene Ersatzkleider, insbesondere auch für Körperpartien, die nicht primär exponiert sind (feuchte Socken, Unterleibchen), gehören dazu wie der Notvorrat auf einer Expedition.

⇨ 80% der lebenslangen Sonnenbestrahlung erhält man vor dem 20. Lebensjahr und das Risiko, ein malignes Melanom zu entwickeln, ist mindestens doppelt so hoch, wenn ein Kind oder Jugendlicher einen oder mehrere Sonnenbrände erlitten hat (s. Kapitel 19.2 Seite 249).

Kinder machen mehr **Infektionen** durch als Erwachsene und diese verlaufen auch oft schwerer wegen der erstmaligen Exposition und wegen anatomischen Unterschieden. Kinder haben ein engeres Röhrensystem, welches demzufolge rascher durch Schleim und Schwellung verstopft. Jede Art von Fieber kann zu Fieberkrämpfen, Appetitverlust, Übelkeit, Erbrechen, Durchfall mit Austrocknung **(Dehydratation)** und Schwäche führen.

⇨ Dies sind alles Symptome, die eine Höhenkrankheit imitieren können.

Durchfall und Erbrechen sind harte Knacknüsse auf Reisen, insbesondere wenn sie anhaltend über einige Tage auftreten. Kinder dehydrieren sehr viel rascher als Erwachsene; ein fehlender Urin über 6 Stunden ist ein untrügliches Zeichen einer Dehydratation. Es ist wichtig, dass das Kind mehr oder weniger gezwungen wird, Flüssigkeit in kleinen Schlucken, aber über Stunden immer wieder, zu sich zu nehmen, und dies auch, wenn es sich weigert oder weiterhin erbricht. Weise Eltern haben für jede mögliche Erkrankung eine adäquate Therapie mit dabei, um in einer solchen Situation eine Katastrophe abzuwenden. Wenn die Symptome nicht innert weniger Stunden verschwinden, muss Hilfe angefordert und im Falle einer Höhenexposition muss abgestiegen werden.

⇨ Etwas vom Wichtigsten ist wohl, dass man den Kindern die Freude an der Natur und an der Bewegung nicht verdirbt. Dazu gehört ein altersadaptierter Reiseplan, der den physischen und psychischen Begebenheiten der Kinder angepasst ist. Alles soll spielerisch sein.

Kleinere Kinder sind Experten in der Entdeckung der Umgebung. Hilfreich ist das Absuchen der Umgebung auf toxische Pflanzen, die allzu schnell im Mund der Kinder verschwinden, oder das Befestigen einer Klingel am Schuh, sodass die kleinen Entdecker wieder lokalisiert werden können. Grössere Kinder sind begeisterte Schüler, wenn Notfallsituation im Notbiwak, Wärmeschutz, Wegfindung eingeübt werden. Jedes Kind ist stolz, seinen Rucksack selbst zu tragen.

⇨ Der Kinderrucksack sollte 20 % des Körpergewichts nicht übersteigen.

Insbesondere beim Klettern sollten die Kinder nicht überfordert werden. Jede Angstepisode kann später zu einem Rückzug von dieser einmaligen Aktivität führen. Kinder unter 12 Jahren sollten nicht verantwortlich sein, einen Seilpartner ohne Aufsicht zu sichern, da die Eigenverantwortung schlicht in ungenügender Weise vorhanden ist.

In jedem Fall sollte ein Notfallplan erstellt werden. Dieser sollte die lokalen Rettungsmöglichkeiten beinhalten, eine Notfallapotheke und den raschesten Weg des Rückzugs. Nur wenn man sich vorsieht, passiert nichts.

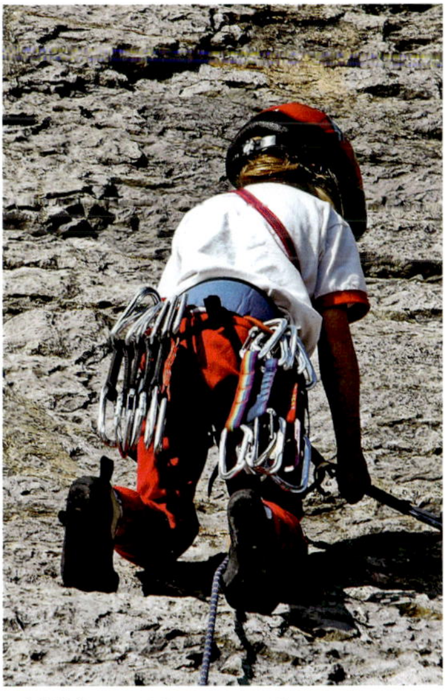

Abbildung 4.2: *Junger Kletterer am Fels (U. Wiget).*

4.2 In der Höhe

Ob man Kinder in die Höhe mitnehmen soll oder nicht, wird immer noch kontrovers diskutiert und die Palette der Empfehlungen geht vom streng erhobenen Drohfinger bis zur ekstatischen Befürwortung solcher Unternehmen, je nachdem, ob man gerade von den abgefrorenen Extremitäten eines Säuglings gelesen oder mit seinem 12-jährigen Sohn auf dem Gipfel des Mönchs gestanden hat. Eine grosse internationale Expertengruppe hat 2001 eine Konsensus[1)]-Empfehlung herausgegeben, die sich an Ärzte richtet. Viele Angaben sind jedoch für alle Eltern und Personen, die sich mit Kindern in die Berge begeben, von Interesse.

Allgemeines

Auch heute noch gibt es nur ganz wenige wissenschaftliche Studien, die sich mit dem vorübergehenden, relativ kurzen Höhenaufenthalt von Kindern befassen. Viele Empfehlungen sind aus der Erwachsenenhöhenforschung abgeleitet und nicht direkt an Kindern untersucht.

Die Höhe kann im menschlichen Körper drei verschiedene akute Störungen oder Krankheiten auslösen, deren klinische Bilder im Kapitel «Die Höhe» ausführlich beschrieben sind:

Die akute Bergkrankheit («acute mountain sickness AMS[2)]»)
Das Höhenlungenödem («high altitude pulmonary edema HAPE»)
Das Höhenhirnödem («high altitude cerebral edema HACE»)

4.3 AMS (akute Bergkrankheit)

Aufgrund bisheriger Untersuchungen mit Kindern ist die Häufigkeit der Höhenkrankheiten bei Kindern und Jugendlichen nicht unterschiedlich von derjenigen bei Erwachsenen. In zwei Untersuchungen auf den Rocky Mountains wurden Kleinkinder zwischen drei Monaten und drei Jahren auf einer Höhe von 2800 m untersucht. Für die Erfassung der Höhenkrankheit wurde ein speziell entwickelter Fragebogen für noch nicht sprachfähige Kinder entwickelt (s. Anhang 22.2 Seite 300). Kinder und ihre Eltern erkrankten gleich häufig, 1 auf 5 waren krank. Zwei unabhängige Untersuchungen auf 3450 m Höhe untersuchten die Häufigkeit AMS bei Schulkindern und Jugendlichen, auch im Vergleich zu Erwachsenen. In beiden Studien wurde AMS bei gesunden, nicht-akklimatisierten Kindern und Jugendlichen im Alter von 8–16 Jahren 6–8, 18–20 und 42 Stunden nach Ankunft auf 3450 m Höhe mittels dem Lake Louise Score erfasst. Ein Drittel der Kinder und Jugendlichen und auch der Erwachsenen erkrankten irgendwann im Verlauf des Höhenaufenthaltes an einem AMS. Die Zahl war am ersten

Tag 6–8 Stunden nach Ankunft am höchsten (25%), und ging stetig zurück am Tag 2 (21%) und Tag 3 (8%). Auch unterschieden sich vorpubertäre Kinder nicht von Jugendlichen.

⇨ Betrachtet man die Verteilung der Höhensymptome, zeigten die vorpubertären Kinder im Vergleich zu Jugendlichen und Erwachsenen mehr Magen-Darm-Beschwerden, dafür weniger Kopfschmerzen und weniger Schlafstörungen.

Schwere Erkrankungen sind generell auf einer Höhe von 3450 m (Jungfraujoch) selten, können aber trotzdem auftreten, insbesondere wenn noch höher gestiegen wird. Zwei Kinder (9- und 11-jährig) mussten dennoch auf dem Jungfraujoch aufgrund eines schweren AMS mit Dexamethason behandelt werden.
Zur Erfassung der Höhenkrankheit dienen spezifische Fragebogen, welche die einzelnen Symptome und Zeichen der Höhenkrankheit erfassen. **Der Lake Louise Score** ist der am häufigsten gebrauchte Fragebogen, der auch bei älteren Kindern ohne Probleme angewendet werden kann. Für Kleinkinder wird die Anwendung des CLLS (Children Lake Louise Score) empfohlen (s. Anhang 22.2 Seite 300), für kleine Schulkinder kann eine adaptierte Version des LLS (Lake Louise Score) für Erwachsene verwendet werden. Letzterer verwendet eine kindgerechte Sprache und integriert Smileys, um den Schweregrad der Symptome für die Kinder einfacher zu beschreiben (s. Anhang 22.2 Seite 301).

4.4 HAPE und HACE (Höhenlungen- und Höhenhirnödem)

Es gibt keine Untersuchungen über die Häufigkeit von HAPE oder HACE bei Kindern. Erfahrene Höhenmedizinspezialisten aus Colorado berichten aber durchaus von Fällen mit HAPE bei gesunden Kindern, die akut höhenexponiert wurden. In den oben beschriebenen Untersuchungen auf dem Jungfraujoch (3450 m) ist kein einziges HAPE aufgetreten, was aufgrund der eher milden Höhenexposition auch nicht wahrscheinlich ist. Dennoch gilt zu beachten, dass dieser Fall durchaus auftreten kann und dass es sich bei beiden Höhenerkrankungen um lebensbedrohliche Zustände handelt.

Risikofaktoren

Was die Risikofaktoren für die Höhenkrankheiten angeht, gelten bei Kindern die gleichen Risikofaktoren wie bei Erwachsenen. Ausschlaggebend sind die Geschwindigkeit des Anstiegs, die erreichte Höhe sowie die persönliche Anfälligkeit. Beachtet man die Richtlinien betreffend Vorbeugung der Höhenkrankheiten[1)], kann von einem minimalen Risiko ausgegangen werden. Dennoch existieren drei Situationen, die mehr oder weniger kinderspezifische Risiken sind:

- Akute oder erst kürzlich erlebte **Erkrankungen der Atemwege** (Erkältung, Bronchitis, Lungenentzündung) scheinen die Gefahr, an einem Höhenlungenödem zu erkranken, zu erhöhen. Das ist natürlich eine häufige Situation, die es – vor allem bei Kindern im Vorschulalter – zu beachten gilt. Man nimmt an, dass durch die Entzündung in den Lungen die Durchlässigkeit der Gefässe vor allem bei Sauerstoffarmut in der Höhe erhöht wird, wie dies bereits im Tiermodell gezeigt werden konnte.

- Kinder, die während des Geburtsverlaufs oder kurz danach eine Regulationsstörung der Lungendurchblutung mit einer **Sauerstoffunterversorgung** durchgemacht haben, haben eine höheres Risiko, in der Höhe ein durch einen erhöhten Druck im Lungenkreislauf hervorgerufenes Lungenödem zu zeigen. Diese Situation ist selten. Im Zweifelsfalle sollten sich die Eltern mit dem Kinderarzt in Verbindung setzen, der ihr Kind während und kurz nach der Geburt betreut hat. Ein spezielles Augenmerk sollte insbesondere auf die Kinder gerichtet werden, die in den ersten Lebenstagen beatmet werden mussten.

- Kinder, die an einer *Trisomie 21 (Down Syndrom, Mongolismus),* an einem **Herzfehler** oder an einer **schweren chronischen Lungenerkrankung** *(Zystische Fibrose)* leiden, scheinen eher ein Höhenlungenödem zu erleiden als gesunde Kinder. Dies hängt mit der ungenügenden Anpassungsfähigkeit von Herz und Lungen an den verminderten Sauerstoffdruck in der Höhe zusammen.

4.5 Anzeichen oder Symptome

Ältere Kinder zeigen die gleichen Anzeichen einer Höhenkrankheit wie die Erwachsenen. Wie bei den Erwachsenen, beginnen die Symptome erst 4 – 48 Stunden nach Höhenanstieg.

⇨ Bei kleineren Kindern kann das Entstehen einer Höhenkrankheit schwierig zu entdecken sein, da Kinder unter ungefähr 8 Jahren nicht «symptomspezifisch» klagen können: Ihre Aussagen stimmen nicht immer mit den wirklich empfundenen Befindlichkeiten des Körpers überein.

Deshalb wurde für kleine Kinder ohne Sprachkenntnisse (bis 3-jährig) ein speziell angepasstes Punktesystem **(«Lake Luise Score for preverbal children»)** entwickelt

(s. Anhang 22.2 Seite 300), das auf Anzeichen wie allgemeine Unruhe, Essensunlust, vermindertem Spielverhalten und Schlafstörungen beruht.
Generell sollte jedes Symptom oder jede Verhaltensänderung, insbesondere bei kleinen Kindern in Höhen über ca. 2500 m als Höhenkrankheit gewertet werden, und es muss abgestiegen werden.
Dennoch können viele andere Ursachen für die sogenannten «Höhensymptome» verantwortlich sein: Reisekrankheit, fehlende Motivation, Überanstrengung, jegliche Art von Infekten, Vergiftung durch Beeren, Pflanzen und Pilzen oder das Einatmen eines kleinen Fremdkörpers, das dann als Höhenlungenödem fehlgedeutet werden kann.

4.6 Vorbeugung

Zur Vorbeugung von Höhenproblemen mit Kindern sind drei Elemente entscheidend: der langsame Anstieg, die Vermeidung körperlicher Überanstrengung und die kindergerechte Organisation der Unternehmung.

- Wie beim Erwachsenen wird empfohlen, ab 2500–3000 m die Schlafhöhe pro Tag nicht um mehr als 300 bis maximal 500 Höhenmeter zu steigern. Alle 1000 Höhenmeter sollte eine zusätzliche Nacht auf der gleichen Höhe zur Akklimatisation verbracht werden. Die Wirkung einer prophylaktischen Gabe von **Azetazolamid** (Diamox®) ist bei Kindern nie geprüft worden und ist deshalb nur in absoluten Einzelfällen und nach Absprache mit dem Hausarzt zu erwägen. Wichtiger erscheint, dass Eltern ihre Kinder genau kennen, dass sie informiert sind über das Bild der Höhenkrankheiten, und dass sie auch wissen, wie die Kinder generell auf Reisen reagieren, um Reisesymptome von Höhensymptomen unterscheiden zu können.

- Jede Überanstrengung erhöht das Risiko einer Höhenkrankheit. Darauf ist vor allem bei kleinen und «hyperaktiven» Kindern zu achten. Das oberste Gebot der Unternehmung in der Höhe sollte sein, dass das Kind «dä Plausch» hat, sich wohl fühlt und nicht dem Rekorddenken der Eltern ausgeliefert ist. Längere, «langweilige» Tagesetappen müssen durch eine Übernachtung unterbrochen werden und der natürliche Spieltrieb der Kinder sollte an jeder Wegecke neu befriedigt werden.

- Zur Vorbeugung gehört die genaue medizinische Vorgeschichte jedes Kindes sowie ein **«Notfallplan»** im Falle eines Unfalls oder einer Krankheit. Dazu gehören die genaue Information der Rettungsmöglichkeiten und eine Apotheke mit kinderspezifischen Medikamenten inklusive körpergewichts- oder altersspezifischer Dosierungsliste. Sind Kinder dabei, ist meiner mütterlichen und ethischen Meinung nach die Möglichkeit eines sofortigen Abstiegs mit dem Kind Bedingung für jede Reise.

4.7 Behandlung

Die Behandlung einer Höhenkrankheit bei Kindern ist die gleiche wie beim Erwachsenen. Das wichtigste Element ist der **Abstieg,** solange der Patient noch selber gehen kann. Ernsthaft kranke Kinder müssen getragen werden, um die körperliche Anstrengung möglichst klein zu halten. Um dem Kind den Abstieg zu erleichtern, können Schmerzmittel (Dafalgan®, Brufen®) oder Medikamente gegen Brechreiz und Übelkeit (Itinerol®) hilfreich sein und können bedenkenlos eingesetzt werden. Sie ersetzen jedoch den Abstieg nicht! Bei schwerer Bergkrankheit kann nach Absprache mit einem Arzt Sauerstoff, Diamox®, (Dexamethason®) oder eine Therapie im Überdrucksack im Falle eines akuten AMS und Sauerstoff, Nifedipin® (bzw. Tadalafil) im Falle eines HAPEs eingesetzt werden. Dies jedoch nur als Überbrückung, oberstes Gebot bleibt der sofortige Abstieg! Der Arzt kann sich im Consensus-Paper genauer über die Dosierungen informieren, die selbstverständlich dem Körpergewicht des Kindes angepasst werden müssen. Die nachfolgende Checkliste enthält die wichtigsten Medikamente, die mit einem Hausarzt zusammengestellt werden können. Generell soll darauf geachtet werden, dass möglichst viele multifunktionelle Medikamente mitgenommen werden. In jede Apotheke gehört eine detaillierte Gebrauchsanweisung für Laien und ein Liste mit Alter und Gewicht aller teilnehmenden Kinder (s. empfohlene Kinder-Apotheke im Anhang 22.1.4 Seite 293).

Literatur:

1) 1. Pollard AJ, Niermeyer S, Barry P, Bartsch P, Berghold F, Bishop RA, et al. Children at high altitude: an international consensus statement by an ad hoc committee of the International Society for Mountain Medicine, March 12, 2001. High Alt Med Biol 2001; 2: 389-403

2) AMS, HAPE und HACE sind jeweils die internationalen Bezeichnungen bzw. Abkürzungen

5. Frauen in den Bergen

S. Kriemler

Eine internationale Expertengruppe hat versucht, wissenschaftlich fundierte Antworten auf Fragen von Frauen zu geben, die einen Aufenthalt in grosser Höhe oder eine längere Reise ausserhalb des Touristenstroms planen. Die Angaben basieren sowohl auf wissenschaftlichen Erkenntnissen als auch auf pragmatischen Erfahrungswerten von Wissenschaftlerinnen und/oder erfahrenen Bergsteigerinnen.

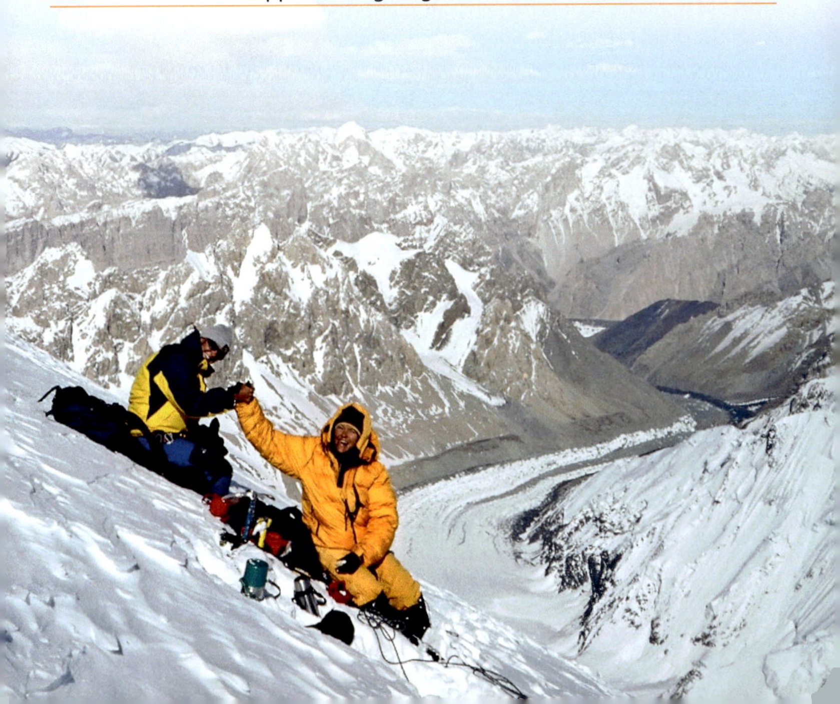

5.1 Unterschiede zwischen Frauen und Männern in extremen Umgebungen

Adaptation an die Höhe und Höhenkrankheiten

Die Angewöhnung (=Akklimatisation) an grosse Höhen kann bei Frauen und Männern als gleich gut bezeichnet werden.

⇨ Da viele Frauen an einem **Eisenmangel** mit oder ohne Blutarmut leiden, welcher die Akklimatisation an die Höhe vermindern kann, sollte dieser durch eine Eiseneinnahme über zirka drei Monate vor einer Expedition ausgeglichen werden.

Die akute Höhenkrankheit kommt bei Frauen und Männern gleich häufig vor. Es treten aber bei Frauen vermehrt **Schwellungen** an Händen, Füssen und im Gesicht auf, was wahrscheinlich mit dem unterschiedlichen Unterhautgewebe zusammenhängt. Der Menstruationszyklus der Frau scheint die Häufigkeit der Höhenkrankheit nicht zu beeinflussen. Das Höhenlungenödem scheint bei Frauen seltener aufzutreten. Es ist nicht klar, ob dies mit der geringeren Exposition der Frauen generell zu tun hat, oder ob physiologische Unterschiede bestehen, welche die Frauen vor einem Höhenlungenödem schützen. Bisher gibt es keine wissenschaftlichen Angaben zur Frage, ob Frauen und Männer für das Höhenhirnödem gleich anfällig sind.

Menstruationszyklus

⇨ Auf Expeditionen verändert sich der Menstruationszyklus der Frau häufig.

Vermutlich spielt die Reise per se mit all ihren Begleiterscheinungen wie veränderte Hygiene, Kälte, Essverhalten, Gewichtsverlust usw. als Paradebeispiel einer körperlichen Stressituation dabei eine entscheidende Rolle, vermutlich mehr als die Höhe selbst. Am häufigsten bleibt die Regelblutung ganz oder teilweise weg, oder der Zyklus wird unregelmässig.

⇨ Die Wirksamkeit der pharmakologischen und mechanischen Verhütungsmittel wird durch die Höhe nicht beeinflusst.

Für diejenigen, welche von dieser vorteilshaften Nebenwirkung der Höhe nicht profitieren, kann die Menstruation zu einem wirklichen Übel werden, bedenkt man fehlendes Wasser, Kälte, die Zeltbehausung und die eingeschränkten Kleiderreserven. Man bedenke, dass das Ausbleiben der Menstruation nicht vor einer Schwangerschaft schützt! Jede Frau sollte sich vor der Abreise überlegen, ob sie bereit ist, die Unannehmlichkeiten der Menstruation zu ertragen oder ob sie eher zu einer üblichen Antikonzeption (Antibabypille, orale Antikonzeption, Östrogenring, Östrogenpatches, Diaphragma, Spirale) greifen will. Im ersten Fall sind genügend Hygieneutensilien (Reinigungstücher, Tampons, Binden) situationsrettend. In diesem Fall ist auch zu überlegen, das Genitalhaar vor der Abreise zu rasieren, um die Reinigung zu erleichtern. Die Wirksamkeit der üblichen Kontrazeptiva wie oben erwähnt ist nach heutigem Wissen nicht verändert in der Höhe. Der Gebrauch von oralen Antikonzeptiva verändert die Anpassungsfähigkeit an die Höhe nicht, kann aber theoretisch zusammen mit einem Wasserverlust (Dehydratation), Kälte und längerem Höhenaufenthalt die Bildung von Blutgerinseln (Thrombosen) und Embolien begünstigen. Es gibt jedoch weder wissenschaftlich fundierte Berichte noch klar dokumentierte Fälle darüber.

Die oralen Antikonzeptiva haben verschiedene Vorteile neben dem Verhindern der Menstruation: sie bilden einen perfekten Schutz vor einer Schwangerschaft und reduzieren die **Menstruationsbeschwerden**. Zusätzlich kann die Pille über mehrere Monate kontinuierlich genommen werden, was die Blutungstage auf ein Minimum oder überhaupt reduziert.

Um das **Thromboserisiko** tief zu halten, sollten orale Kontrazeptiva der zweiten Generation mit 30 µg Oestrogen und nicht solche der ersten (mit 50 µg Oestrogen) oder dritten Generation (mit 20 µg Oestrogen) gebraucht werden. Die unregelmässigen Ess- und Schlafzeiten auf Expeditionen erschweren unter Umständen die regelmässige Einnahme der Pille, was die Sicherheit der Verhütung vermindert. Ausserdem können Antibiotika (vor allem Breitspektrum-Penizilline und Tetrazykline), welche zum Beispiel wegen einer Bronchitis oder Durchfallerkrankung eingenommen werden, die Wirkung der Pille während der Einnahme und bis sieben Tage später abschwächen. Ebenso kann das Medikament Diamox® die Sicherheit der hormonellen Verhütungsmittel beeinträchtigen.

5.2 Reisen/Höhenexposition in der Schwangerschaft

Reisen generell

Wer schwanger auf Reisen geht, muss daran denken, dass es oft schwierig ist, fachspezifischen Rat im Zusammenhang mit der Schwangerschaft zu erhalten.

⇨ Gewisse Infektionskrankheiten wie Malaria, Hepatitis E oder Durchfall können während der Schwangerschaft einen schwereren Verlauf nehmen und auch das ungeborene Kind gefährden.

Viele Medikamente, die zur Vorbeugung von Tropen- und Reisekrankheiten (Antimalariamittel, Antibiotika wie Quinolone oder Sulfonamide) eingenommen werden, dürfen während der Schwangerschaft nicht verwendet werden, da sie das Kind im Mutterleib gefährden können. Sowohl die Schwangerschaft als auch die Höhe stimulieren die Atmung, wodurch dem Körper mehr Wasser entzogen wird. Dies ist gerade in der Höhe enorm wichtig, da dort eine tiefe Luftfeuchtigkeit herrscht und das Durstgefühl oft unterdrückt ist. Deshalb muss auf eine genügende Flüssigkeitsaufnahme speziell geachtet werden.

Höhenkrankheiten

Die Schwangerschaft hat keinen Einfluss auf die Häufigkeit des Auftretens von Höhenkrankheiten. Treten sie jedoch auf, können sie das Kind gefährden. Medikamente zur Vorbeugung und/oder Therapie der Höhenkrankheit wie Azetazolamid (Diamox) und andere Sulfonamide sind während dem ersten Schwangerschaftsdrittel wegen bewiesener Schädigung des ungeborenen Kindes und während dem letzten Schwangerschaftsdrittel wegen einem erhöhten Risiko der Neugeborenenen-Gelbsucht verboten.

Komplikationen für die Mutter und/oder das ungeborene Kind

Die meisten wissenschaftlichen Studien zu diesem Problemkreis wurden an Müttern erhoben, die in der Höhe leben. Über das Verhalten des ungeborenen Kindes und seiner Mutter, die im Tiefland lebt und sich kurzfristig über Tage bis Wochen in grössere Höhen begibt, ist wesentlich weniger bekannt. Deshalb beruhen die Empfehlungen auf inkompletten Daten. Vermutlich besteht ein vermehrtes Risiko eines Frühaborts während dem ersten Schwangerschaftsdrittel. Frauen, die schon einmal ein Kind während der Frühschwangerschaft verloren haben oder ein erhöhtes Risiko eines Frühaborts haben, sollten sich während dieser Zeit nicht in die Höhe begeben. Kurze Aufenthalte ohne grosse körperliche Anstrengung über Stunden bis Tage in Höhen bis 2500 m für Mütter mit bis anhin komplikationslos verlaufener Schwangerschaft und ohne bekannte Risikofaktoren in der zweiten Schwangerschaftshälfte sind unproblematisch. Über einen solchen Aufenthalt auf Höhen über 2500 m gibt es bisher keine Angaben.

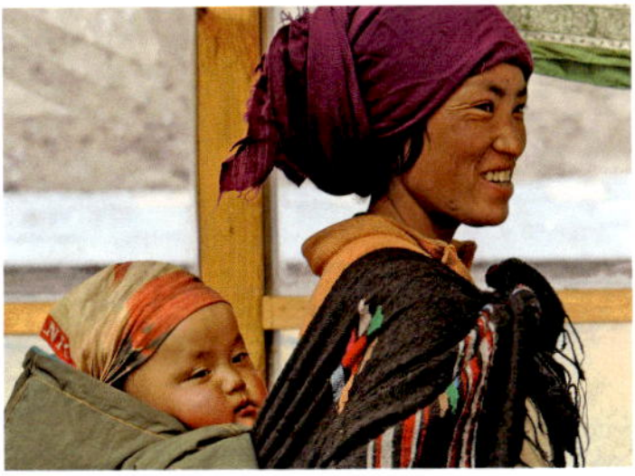

Abbildung 5.1: *In der Höhe lebende Mutter mit Kind, Ama Le Nepal (U. Wiget).*

⇨ Mütter mit Risikofaktoren für **Fehlgeburten**, Wachstumsstörungen des Kindes, Bluthochdruck, Blutarmut, Herz- oder Lungenerkrankungen sowie starke Raucherinnen sollten hingegen auch kurze Höhenaufenthalte über 2500 m meiden.

Man weiss ausserdem, dass bei Müttern, die längere Zeit (Wochen bis Monate) über 2500 m leben, die Anfälligkeit für Schwangerschaftskomplikationen ansteigt. Deshalb lauten die Empfehlungen, dass sich werdende Mütter, wenn ein längerer Höhenaufenthalt nicht vermeidbar ist, häufigen fachspezifischen Untersuchungen unterziehen, um sich anbahnende Komplikationen früh genug zu erfassen und reagieren zu können. Weil körperliche Anstrengungen in der Höhe theoretisch zu einer vorzeitigen Wehentätigkeit und zu Sauerstoffmangel beim Kind durch den Eigengebrauch der Mutter führen können, wird Schwangeren empfohlen, sich in Höhen über 2500 m während zwei bis drei Tagen nicht anzustrengen und für intensivere **körperliche Aktivitäten** die vollständige Akklimatisation von zwei Wochen abzuwarten. Generell abzuraten ist von sehr anstrengenden Aktivitäten auf extremer Höhe, da dort der starke Sauerstoffmangel im mütterlichen und kindlichen Organismus schädlich sein kann.

Klettern und Skifahren

Es gibt keine spezifischen Studien zu diesen Fragen. Generell kann angenommen werden, dass diese Tätigkeiten während dem ersten Schwangerschaftsdrittel unproblematisch sind. Der Klettergurt darf zu keinem Zeitpunkt auf den Bauch drücken. Später muss beachtet werden, dass die Gewichtszunahme, die grössere Überdehnbarkeit der Gelenkbänder und die Verlagerung des Körperschwerpunkts mit Zunahme des Bauchumfangs zu Unfällen und Stürzen mit potenzieller Gefährdung des ungeborenen Kindes führen können.

5.3. Praktische Tipps für bergsteigende Frauen

Kleider und Klettergurte sollten ein einfach zu bedienendes Öffnungssystem haben, um auch in grosser Kälte und Wind rasch die Notdurft verrichten zu können. Verschliessbare Plastikbeutel (Zip bags) und Flaschen mit grosser Öffnung erleichtern und ermöglichen das Urinieren im Zelt. Nicht zu verachten sind im Fachhandel beziehbare Plastiksysteme, die mittels Hilfe eines Trichters mit angehängtem Sack oder Schlauch das Wasserlösen in stehender Position ermöglichen. Einige erfahrene Bergsteigerinnen empfehlen das Rasieren der Schamhaare aus hygienischen Gründen. Auf längeren Expeditionen sollte sich jede Frau darauf vorbereiten, eine Blasenentzündung, Scheidenentzündung und/oder eine Urininkontinenz selbst behandeln zu können. Und zu guter Letzt ist es immer noch so, dass das Kondom der beste Schutz vor Geschlechtskrankheiten ist.

6. Der ältere Bergsteiger

U. Wiget

Wir sind so jung, wie wir uns fühlen,
und so alt, wie uns andere sehen.
(Reinhard Ernst)

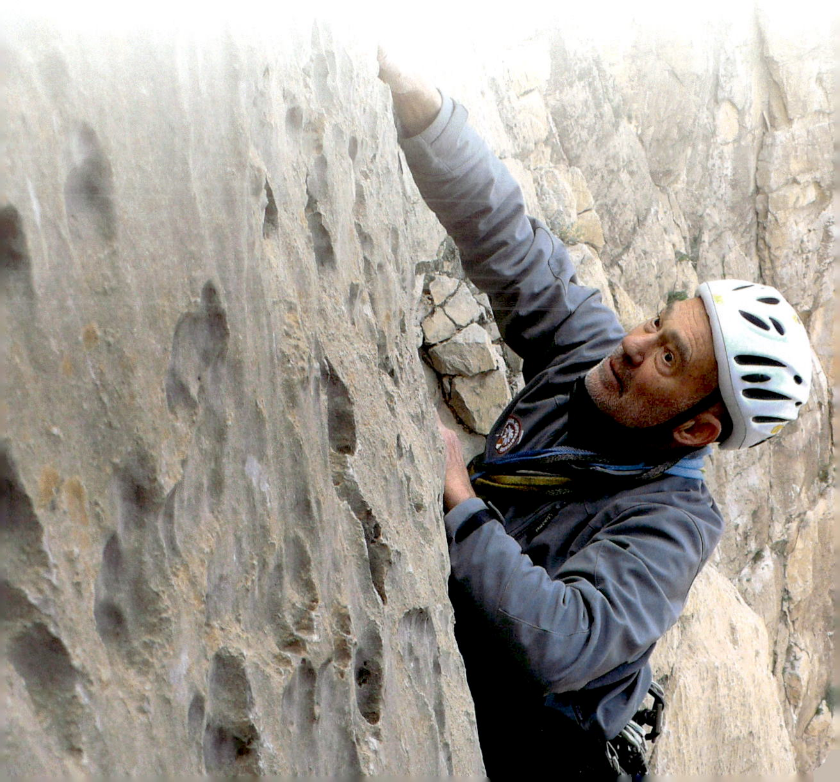

6.1 Grundsätzliches

Dem Altern können wir nicht ausweichen, die Alterungsprozesse laufen jedoch individuell sehr verschieden ab.
Das Alter ist keine Krankheit und die Bewegung ist der Grundstein für einen leistungsfähigen Körper bis ins sehr hohe Alter hinein. Einige Elemente des Alterungsprozesses beginnen schon im jungen Erwachsenenalter (Arteriosklerose, Verlust roher Muskelkraft), andere werden erst so ab dem 40. Altersjahr bemerkbar (Verminderung des Dämmerungssehens und der Sehschärfe, Abnahme der Reaktionsgeschwindigkeit des koordinativen Systems). Um das 60. Lebensjahr herum werden wohl die meisten, im Prinzip gesunden Menschen dazu auch Einschränkungen ihres Bewegungsapparates (Gelenke, Muskeln) feststellen. Wenn dann der Bergsteiger im Rentenalter mit jungen Freunden in den Bergen unterwegs ist, wird er unweigerlich ein wenig mehr Zeit für den Hüttenanstieg brauchen – beim Klettern im Fels jedoch nicht unbedingt «hinten nach hinken». Die Natur stellt sich also von selber auf den veränderten Organismus ein, man muss nur auf sie hören…
Das Alter bringt jedoch vielen Menschen eine ganze Reihe von Vorteilen, die ihr Leben ganz generell mächtig verschönern:

- Die Freude und die Lust am Bergsteigen steigt
- Pensionierte Bergsteiger haben meist mehr Zeit und Geld
- Viele «alte» Aktive haben mehr Erfahrung in den Bergen, klettern ökonomischer, «spüren» die Gefahren eher

6.2 Empfehlungen

Sportklettern

Das Sportklettern ist eine der idealsten Bewegungsformen für den älteren Menschen.

Es bringt meistens keine langen Abstiege mit schweren Rucksäcken mit sich, bewegt den ganzen Körper, erhält und steigert die koordinativen Fähigkeiten, ist praktisch verletzungsfrei – und macht einfach gewaltig Spass! Dazu kommt ein Element, das mir immer Freude macht: Ich habe es noch nie erlebt, dass «Junge» den «Alten» in der Halle oder im Klettergarten abschätzig beurteilen oder gar belachen, ganz im Gegenteil: meist entwickelt sich rasch eine kameradschaftliche Kommunikation über alle Altersstufen hinweg.

Das Sportklettern hat auch das Sicherheitsdenken der älteren Generation gefördert: Wo oft «früher» locker 40 Meter ohne jegliche Zwischensicherung vorgestiegen wurde, wird heute meist überlegt, wie man sich besser absichern kann, ohne damit viel Zeit zu verlieren.
Für das Sportklettern braucht es keine spezifischen Empfehlungen, weil sich die Natur von selber rächt, wenn man im «jugendlichen» Übereifer zu lange an zu kleinen Griffen hängt…

Hochalpine Touren, Trekkings und Expeditionen

Trekkings sind eine geradezu ideale Ergänzung eines Bergsteigerlebens, wenn man älter wird. Man kann sich etwas mehr Zeit nehmen und damit das Wandern in der Höhe und in einem andern kulturellen Raum richtig geniessen.
Ältere Bergsteiger, die an vorbestehenden Krankheiten leiden, müssen ihre Trekkingpläne mit einem erfahrenen Arzt besprechen (s. auch Kapitel 7 und 16, Seiten 74 und 195). Auch muss die Trekkingleitung wissen, wie sich ältere Trekker verhalten und welche Massnahmen im Notfall zu ergreifen sind.
Das Wichtigste wurde schon gesagt: Jeder muss auf seinen Körper hören – und auch das kann man als älterer Mensch meist besser als der «Junge»…
Ein ganzjähriges, regelmässiges **Ausdauertraining** ist unabdingbar. Man weiss, dass der ältere Sportler einfach weniger schnell, dafür umso länger unterwegs sein soll als der Zwanzigjährige. Dabei sind gelenkschonende Sportarten wie Radfahren, Schwimmen, Skilanglauf als Abwechslung zum Bergsport ideal.

Ein gut geführtes **Krafttraining,** regelmässig bis ins hohe Alter hinein durchgeführt, kann den unvermeidlichen Muskel- Um- und Abbau im Alter (so von 60 weg) deutlich bremsen und ist, zusammen mit dem koordinativen («senso-motorischen») Training die beste Vorbeugung gegen Stürze und Verletzungen im Alter.

Als Zusatzbemerkung zur «Gehtaktik» (s. auch Kapitel 2 Seite 36), noch speziell für den älteren Bergsteiger: Es ist von Vorteil, beim Start und nach jeder Pause während den ersten Minuten ganz bewusst sehr langsam zu gehen und das Tempo progressiv auf das Normale zu steigern; man muss verhindern, dass man in eine Sauerstoffschuld hineinläuft, die nachher «bezahlt» werden muss, wenn man vielleicht schon etwas müde ist. Auch sollen Steigungen zu Beginn sehr verhalten angegangen werden.

Bei der Ausrüstung muss der ältere Trekker wissen, wie er schläft: Eine kleine aufblasbare Liegematte kann hervorragende Dienste leisten – ebenso wie Sitzhilfen (z.B. *Kelty Camp Chair®* oder *Crazy Creek® Chair)* die das Auf-dem-Boden-sitzen so viel angenehmer machen.

Ernährung im Alter

Bei der Ernährung im Alter ist vor allem darauf zu achten, dass ältere Menschen nicht mehr so viel Energie in Form von Kalorien benötigen (bis 30% weniger) und daher die Energiezufuhr im Alter verringert werden muss. Der Grundumsatz, also das Stoffwechselgeschehen, verlangsamt sich bei älteren Menschen.
Um einen gesunden Appetit zu bewahren, empfiehlt sich neben täglichen körperlichen Aktivitäten (laufen, wandern, klettern) eine abwechslungsreiche, besonders vitamin-, mineralstoff- und eiweissreiche Ernährung. Der Eiweissbedarf ist im Alter ähnlich wie bei jüngeren Menschen (s. auch Kapitel 3 Seite 39). Bei älteren Menschen sinkt der Fett- und Kohlehydratbedarf parallel zum Energiebedarf. Insbesondere der Cholesteringehalt sollte bei älteren Menschen beobachtet werden.
Das Altern beeinflusst die Adsorption, Verwertung und Elimination von Nährstoffen, eine Implementierung von Vitaminen und Mineralien kann empfohlen werden.

Viele ältere Menschen vergessen häufig einfach zu **trinken**. Mit dem Alter nimmt das Durstgefühl ab. Ein ausgetrockneter Körper führt schnell zu einer Verschlechterung des Allgemeinzustandes bis hin zur geistigen Verwirrtheit *(Dehydratation)* (s. auch Kapitel 3 Seite 45). Der ältere Bergsteiger insbesonders muss ganz bewusst auf eine genügende Trinkmenge achten.

⇨ Mehrere tägliche klare Urinportionen weisen auf eine ausreichende Hydration hin.

Was muss der «Junge» speziell beachten, wenn er mit dem «Alten» in den Bergen unterwegs ist?

- Wenn die Gruppe vor Tagesanbruch aus der Hütte stürmt, muss der «Junge» daran denken, dass der «Alte» ein schlechteres **Dämmerungssehen** hat als er: Ohne Stirnlampe wird der ältere Bergsteiger laufend über Steine stolpern und schneller ermüden, nur weil er die Hindernisse im Zwielicht weniger gut sieht...

- Das **Herz-Kreislauf-System** des «Jungen» spricht viel schneller auf die Belastung an als dasjenige des Älteren – er braucht wesentlich mehr Minuten, bis sein Körper warmgelaufen und belastbar ist. Wenn die «Jungen» zu schnell starten, kann es passieren, dass ein an sich hervorragend trainierter älterer Bergsteiger konditionell einbricht und die Tour abbrechen muss.
- Viele Ältere steigen nicht mehr gern ab – es ist deshalb von Vorteil, den älteren Partner schon mal absteigen zu lassen, wenn das aus geländetechnischen Gründen geht, um ihm nachher als «Junger» fröhlich hinterher zu rennen.

7. Vorbestehende Krankheiten

Ch. Marti, A. Kottmann, Th. Szeless, A.G. Brunello

Es gibt 1000 Krankheiten, aber nur eine Gesundheit.
Arthur Schopenhauer

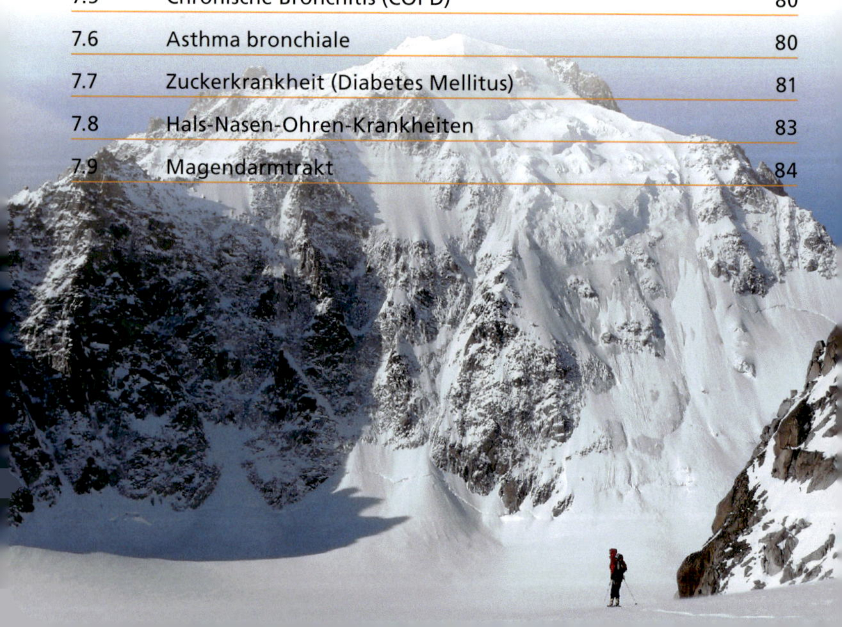

7.1 Bluthochdruck (Arterielle Hypertonie)

Der arterielle Druck wird in den Schlagadern gemessen. Er besteht aus zwei Werten: der sogenannte systolische Druck wird während der Herzmuskelkontraktion (Herzschlag, Entleerung des Herzen) gemessen und stellt den höchsten Wert dar und der diastolische Druck, während der Herzmuskelentspannung (Relaxation, Füllung des Herzens) gemessen, stellt der tiefere Wert dar. Der arterielle Blutdruck wird bestimmt durch das zirkulierende Blutvolumen, die Herzkraft (ausgeworfene Blutmenge pro Schlag), und den Widerstand des Gefässbaumes. Man spricht von Bluthochdruck bei systolischen Werte über 140 Millimeter Hg (mmHg) und diastolischen Werten über 90 mmHg.

Zeichen: Die Zeichen des Bluthochdruckes bleiben typischerweise lange stumm. Der Bluthochdruck ist mit einem erhöhten kardiovaskulären Risiko, zum Beispiel für Herzinfarkte, Schlaganfall und Niereninsuffizienz assoziiert. Werden Spitzenwerte erreicht, kann der Bluthochdruck symptomatisch werden in Form von Kopfweh oder von ernsthaften Komplikationen: Angina Pectoris, Herzschwäche, Hirn- oder Netzhautblutungen.

Bergsteigen und Bluthochdruck[1]: Die Senkung des Sauerstoffpartialdruckes in der Höhe und körperliche Aktivität verursachen die Aktivierung des sympathischen Nervensystems. Dies führt zu einer Erhöhung der Herzfrequenz, des Gefässwiderstandes und des arteriellen Druckes auch beim Gesunden. Diese Folgen hängen nicht nur von der Höhe selber, sondern auch von der Aufstiegsgeschwindigkeit ab.

Empfehlungen: Menschen, die an arterieller Hypertonie leiden, aber unter medikamentöser Behandlung normale Werte haben, muss nicht davon abgeraten werden, Bergsport zu praktizieren. Eine regelmässige körperliche Aktivität wird Patienten mit erhöhtem kardiovaskulären Risikoprofil sogar empfohlen. Vorsicht ist allenfalls empfohlen bei labilen oder schlecht kontrollierten Blutdruckwerten. Hierbei ist ein fachmedizinischer Rat vor einer Bergtour auf ungewöhnliche Höhe empfohlen (z.B. via SGGM).

7.2 Koronare Herzkrankheit

Auch ischämische Kardiopathie genannt, ist die Koronare Herzkrankheit die erste Todesursache in den westlichen Ländern. Sie entsteht durch eine Verengung der Kranzgefässe (Koronarien) mit atheromatösen Plaque, begünstigt bei Nikotinkonsum, Zuckerkrankheit, arterieller Hypertonie und einem zu hohen Cholesterinwert. Verengungen der Kranzgefässe haben eine ungenügende Durchblutung des Herzmuskels zur Folge, was die typischen belastungsabhängigen Brustschmerzen, die sogenannte **Angina Pectoris,** verursachen. Plaques können ebenfalls reissen und die Bildung eines Blutgerinnsels begünstigen (Thrombus), der die Kranzarterie vollständig verschliesst. Die von diesem Gefäss versorgte Herzmuskelregion stirbt ab: es entsteht ein **Myocardinfarkt** (Myocard = Herzmuskel). Ohne unmittelbare Behandlung können Herzrhythmusstörungen zum Tod des Patienten führen.

Zeichen: Angina Pectoris ist üblicherweise ein belastungsabhängiger Schmerz, lokalisert hinter dem Brustkorb. Typischerweise werden die Schmerzen als «Enge- und Druckgefühl» beschrieben. Sie sind nicht atemabhängig und lassen sich nicht durch Drücken auf den Brustkorb reproduzieren. Sie können in den Unterkiefer und in den linken Arm ausstrahlen. Herzinfarktschmerzen können sehr stark sein und Todesangst auslösen. Oft halten sie in Ruhe an.

Bergsport und Koronare Herzkrankheit

Höhe bedeutet Reduktion des Sauerstoffpartialdruckes und eine Erhöhung der Herzarbeit verbunden mit gesteigerter Herzfrequenz und Gefässwiderstand. Infolgedessen kann Bergsteigern ein Ungleichgewicht zwischen Sauerstoffangebot und -gebrauch im Herzmuskel und somit Angina Pectoris-Beschwerden verursachen.

Empfehlungen: Bergsport ist bei instabiler Angina Pectoris (Beschwerden auch in Ruhe oder zunehmende Schmerzdauer oder Schmerzintensität) oder bekannter Herzschwäche kontraindiziert.
Wenn die Koronare Herzkrankheit stabil ist (keine Beschwerden und unter Behandlung) darf mit Vorsicht Bergsteigern praktiziert werden. Eine optimale langsame Höhe-Akklimatisierung ist jedoch besonders wichtig. Vor dem (Wieder)-Beginn der körperlichen Aktivität wird empfohlen, einen fachärztlichen Rat zu holen. In bestimmten Fällen kann eine Herzuntersuchung unter Belastung (Fahrradergometrie) vor einer geplanten Bergtour indiziert sein.

⇨ Angina Pectoris-artige Beschwerden auf einer Bergtour sind ein medizinischer Notfall! Sofortige Alarmierung und körperliche Schonung sind angezeigt.

Bei langen Rettungszeiten können, falls vorhanden, gefässerweiternde Medikamente wie Nitroglycerin (zwei Hübe sublingual) schmerzlindernd sein. (Pulskontrolle!) Ebenfalls Sauerstoff und Hemmer der Plättchen-Aggregation (Aspirin) sind sinnvoll.

⇨ Eine gute Belastungstoleranz bedeutet nicht unbedingt eine gute Toleranz der Höhe und ihrer Folgen (Höhenkrankheit, Hirn- und Lungenödem).

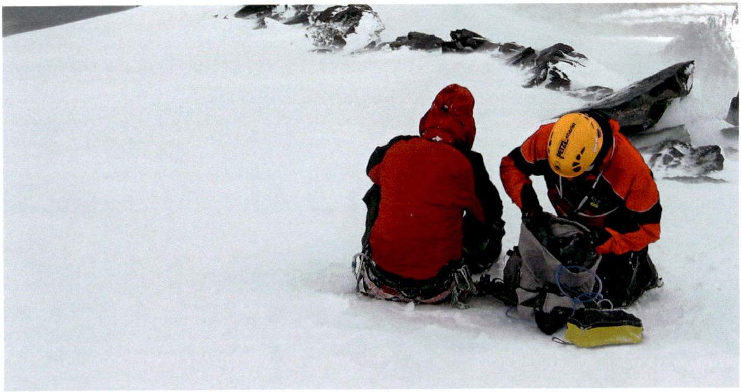

Abbildung 7.1: *Herznotfall auf dem Ostpfeiler des Piz Palü (Bernina Gruppe), ca. 3700 m (D. Hunziker).*

7.3 Krampfleiden (Epilepsie)

Definition: Ein epileptischer Anfall ist eine plötzliche, periodisch wiederkehrende Störung der Hirnaktivität, verursacht durch eine unkontrollierte und krankhafte elektrochemische Tätigkeit der Nervenzellen. Es gibt viele Arten von Epilepsie. Eine grobe Einteilung besteht aus partiellen Anfällen (nur ein Teil des Körpers ist betroffen) mit oder ohne Bewusstseinsverlust und generalisierten Anfällen mit Bewusstseinsverlust. Anfälle sind typischerweise durch zuckendes Krampfen (des ganzen Körpers oder nur eines Teils), Fallneigung, schaumiger Schleim, unkontrollierter Stuhl-/Urinabgang, Zungenbiss begleitet. Bei den Betroffenen können vor einen Anfall Unwohlsein (Bauchschmerzen), Störungen der Wahrnehmung und des Verhaltens (Angstgefühle, unangenehmer Geruch, Schreianfall) auftreten. Die meisten Anfälle dauern weniger als vier Minuten. Dauert ein Anfall länger als 30 Minuten oder wird das Bewusstsein zwischen zwei Anfällen nicht wieder erlangt, spricht man von einem epileptischen Zustand (Status Epilepticus).

Ursachen: Oft kommen Krampfleiden in Zusammenhang mit Hirnerkrankungen vor, bei den meisten Fällen ist jedoch keine klare Ursache zu finden. Es gibt aber viele Faktoren, die einen epileptischen Anfall begünstigen können. Stress, Schlafentzug, extreme Erschöpfung, Dehydratation, Fieber, Elektrolytenstörungen, Unterzuckerung, Entzug von Alkohol und Drogen, Menstruationszyklus zählen dazu.

Behandlung: Die akute Behandlung richtet sich nach den ABC-Regeln (s. Kapitel 9.2 Seite 97). Es muss beachtet werden, dass Zungenbisse stark bluten können und dadurch die Atemwege verlegen. Die betroffene Person muss von potenziellen Verletzungen geschützt (Sturz) und bei Gefahr festgehalten werden.

⇨ Ein epileptischer Anfall ist immer ein lebensbedrohlicher Notfall! Sofortige ärztliche Hilfe muss angefordert werden.

Empfehlungen[2)]: Patienten, die keine Fahrzeuge lenken dürfen (z.B. während einer Behandlungsumstellung) sollten auch bei Bergsportarten sehr vorsichtig sein.

⇨ Ein Anfall kann je nach Ort, wo er auftritt, zu einem Unfall führen.

Eine gut eingestellte Epilepsie ist dagegen keine Kontraindikation für den Bergsport. Anfälle sind unter körperlicher Aktivität sehr selten und Sport kann sogar das Anfallsrisiko reduzieren. Grösse Höhe an sich gilt im Allgemeinen nicht als Auslöser eines Anfalls per se. Allerdings können bei körperlicher Aktivität in grosser Höhe typische Trigger gehäuft auftreten (Stress, Erschöpfung, Dehydratation).

⇨ Höhenassoziierte Zustände und Erkrankungen (z.B. Hirnödem) können einen epileptischen Anfall provozieren.

Besonders auf mehrtägigen Touren oder Trekkings, ist die sorgfältige Einnahme der Medikamente zu vorgegebenen Zeiten schwierig. Die Einnahme zusätzlicher Medikamente muss immer mit einem Arzt abgesprochen werden, da gewisse Medikamente zu relevanten Wechselwirkungen mit einer Epilepsiemedikation führen (Abschwächung der Wirkung).

7.4 Hirnschlag (Hirninfarkt) und Hirnblutungen

Der Hirninfarkt gehört in den industrialisierten Ländern zu den führenden Invaliditäts- und Todesursachen. Der Hirninfarkt entsteht aufgrund einer plötzlichen Minderdurchblutung einer Hirnregion oder seltener durch eine Hirnblutung, die zu einem Absterben von Hirnzellen führen. Ursache für Durchblutungsstörungen sind Gerinnsel oder Einengungen der Gefässwand.
Falls eine Minderdurchblutung nur vorübergehend besteht und die entsprechende neurologische Störung typischerweise kürzer als eine Stunde nachweisbar ist, spricht

man von einer «TIA» (Transitorische Ischämische Attacke «Schlägli»), falls länger als 1 Tag, von einem ischämischen Schlaganfall. Die Erholung nach einer TIA erfolgt rasch und hinterlässt keine Schäden. Eine TIA ist aber ein Warnsymptom und manchmal folgt ein Hirnschlag! Risikofaktoren für die Entstehung eines Hirnschlages oder einer -blutung sind: Bluthochdruck, Herzrhythmusstörungen, die Zuckerkrankheit und das Rauchen.

Zeichen: Die einzelnen Hirnregionen erfüllen die verschiedensten Funktionen, sodass sich ein Hirninfarkt mit plötzlichen und vielseitigen Störungen präsentieren kann:

- Verminderte Kräfte und/oder Gefühl in einer Körperhälfte, Gesichtsmuskulatur, Arm oder Bein
- Vermindertes Sehvermögen, Störungen der Kopf- und Blickwendung
- Sprach- und/oder Sprechstörungen (Klössige Sprache)
- Gleichgewichtsstörungen und gestörte Bewegungsabläufe
- Krampfanfälle
- Gedächtnis- und Bewusstseinsstörung bis hin zur Bewusstlosigkeit

Kopfschmerzen können auftreten, sind aber kein typisches Zeichen eines Hirninfarktes.

Behandlung: TIA und Hirninfarkte sind medizinische Notfälle und bedürfen einer sofortigen Evakuierung. Die Therapie hat nur in einem engen zeitlichen Fenster Aussicht auf Erfolg und wird in spezialisierten Abteilungen (Stroke Unite) durchgeführt.

Als **Hirnblutung** im engeren Sinn bezeichnet man eine intrazerebrale Blutung im Gehirn selbst. Diese entsteht plötzlich, insbesondere bei Menschen mit hohem Blutdruck, und äussert sich wie ein Schlaganfall. Eine weitere Form der Hirnblutung entsteht beim Platzen von kleinen Gefässaussackungen (Aneurysmata) und zeichnet sich typischerweise mit auffällig starken Nackenschmerzen («so stark wie noch nie»). Es handelt sich dabei um lebensbedrohliche Erkrankungen, die mit einer hohen Sterblichkeit einhergehen.

⇨ Jeder neu aufgetretene neurologische Ausfall ist ein bedrohlicher Zustand, der umgehend medizinisch abgeklärt werden muss!

7.5 Chronische Bronchitis (COPD)

Die chronische obstruktive Lungenerkrankung (COPD) ist eine chronische Entzündung der Atemwege. Auffällig ist ein ständiges Husten, zu Beginn zudem eine anfallsartige Atemnot, im Spätstadium dann Atemnot in Ruhe. Die Krankheit wird fast immer durch Rauchen verursacht.

Zeichen: Da gesunde Lungen viele Reserven haben, zeigen sich die Symptome erst in einem fortgeschrittenen Stadium oder erhöhtem Alter, wenn die physiologischen Reserven nachlassen. Zeichen sind körperliche Belastungsunverträglichkeit, chronisches, produktives Husten und gehäufte Infektionen der Atemwege.

Behandlung: Die einzige Massnahme, die die Lebenserwartung verbessert, ist der Rauchstopp. Bei Atemnotanfall s. Behandlung bei Asthma.

COPD und Bergsteigen: Falls COPD-Patienten (wie auch andere Lungenerkrankten) schon im Flachland an Atemnot leiden, bereits ab einer mittleren Höhe (2000 m), aufgrund des verminderten Sauerstoffpartialdruckes und trockener, kalter Luft, kann es rascher zu ernsthaften respiratorischen Problemen kommen, insbesondere unter Belastung. Deshalb sollten diese Patienten die Höhenexposition vermeiden oder, wenn unvermeidlich, mit Sauerstoff. Insbesondere werden sie aufgrund des chronischen Lungenbluthochdrucks ein erhöhtes Risiko für die Entwicklung des HAPE haben (s. Kapitel 17.3 Seite 213). Wenn Patienten im Flachland beschwerdefrei sind, empfiehlt sich wie auch für Flugreisen eine fachärztliche Abklärung. Höhen von 2000–2500 m sollten für Patienten mit mässiggradigem COPD nicht problematisch sein. Die verminderte Luftdichte kann sogar einen Vorteil bedeuten. Eine besonders langsame Akklimatisierung ist auf jeden Fall sinnvoll!

7.6 Asthma bronchiale

Es handelt sich dabei um eine vorübergehende Obstruktion der Luftwege in einem überempfindlichen Atemsystem, die die Ausatmung erschwert. Auslösende Faktoren können Allergene sein (s. Kapitel 21.4 Seite 286) oder unspezifische Reize wie Kälte und Anstrengung.

Zeichen: Atemnot mit verlängerter Ausatmung, pfeifende Atemgeräusche, Husten, Engegefühl in der Brust, bläuliche Verfärbung der Lippen, Unruhe und Angst. Schwerer Sauerstoffmangel kann zu einem Kreislaufstillstand führen.

⇨ Bei jedem Atemproblem in der Höhe muss auch an ein Höhenlungenödem gedacht werden!

Behandlung: Frische Luft, Kleider öffnen, Betroffenen sitzen lassen, mit nach vorne gebeugtem Oberkörper (bevorzugte Lage). Patienten, die an Asthma leiden, haben immer Medikamente bei sich. Es handelt sich dabei um sogenannte Bronchodilatatoren (z.B. Ventolin®), die die verengten Atemwege durch direkte Inhalation wieder öffnen. In schweren Fällen sind Steroide indiziert.

Asthma und Bergsteigen: Sport ist ein wichtiger Teil der Rehabilitation bei Asthmatikern. Alpinsportarten gegenüber, die in Bezug auf Asthmaanfälle und entsprechende medizinische Versorgung jeder Zeit abgebrochen werden können (Wandern, Bergsteigen, Skisport) bestehen keine Einschränkungen.
In der Höhe ist die Luft schadstoffarmer und enthält weniger Allergene, deshalb profitieren die meisten Patienten von Aufenthalten auf ca. 1500–2500 m. Auf der anderen Seite kann eine belastungsbedingte Erhöhung der Atemgeschwindigkeit in der kalten Luft einen Anfall triggern. Das zeigt auch der hohe Anteil von Asthmatikern unter Skileistungssportlern. Falls die Erkrankung unter Therapie gut kontrolliert ist, birgt selbst eine Exposition in grosser Höhe keine zusätzliche Gefahr. Eine zusätzliche Notfallmedikation muss mitgenommen werden. Ist das Asthma in einem fortgeschrittenen Stadium, sollten stark ab- und hochgelegene Reiseziele gemieden werden oder, wenn unvermeidlich, nur nach einer intensiven Vorbeugungsbehandlung (Steroide) angestrebt werden. Eine fachärztliche Beratung ist empfohlen.

⇨ Genügend Medikamente mitnehmen und einnehmen auch bei Symptombesserung, langsame Akklimatisierung.

7.7 Zuckerkrankheit (Diabetes Mellitus)

Der «honigsüsse Durchfluss» genannt, ist eine Störung des Stoffwechsels, dessen Leitbefund eine Überzuckerung des Blutes ist (Hyperglykämie). Ursache ist entweder ein Insulinmangel (Typ I), eine Insulinunempflindlichkeit oder beides (Typ II). Diabetes Typ I entsteht meistens in der Jugend, während der Typ II ältere, oft übergewichtige Patienten betrifft: Der Diabetes gehört mit dem Bluthochdruck, Übergewicht und Nikotinkonsum zu den Risikofaktoren für kardiovaskulare Krankheiten.
Ein normaler und konstanter Blutzuckerspiegel wird durch ein feines Zusammenspiel zwischen Zuckersenkung (nach Mahlzeiten) und Zuckererhöhung (bei Nüchternheit) ermöglicht. Insulin ist zuständig für die Speicherung der Glukose (Abbaustein der

Kohlehydrate) in der Leber, den Muskeln und dem Fettgewebe und somit für die Senkung des Zuckerspiegels. Diabeteskranke Menschen müssen Insulin je nach Bedarf einnehmen, um den Zuckerspiegel konstant zu halten, oder Medikamente, die die Verwertung von eigenem Insulin verbessern.
Über Jahre hinaus entstehen bei Diabetikern unheilbare Gefäss- und Nervenerkrankungen, die unter anderem zu einer erhöhten Anfälligkeit für Erfrierungen, Seh- und Gefühlsstörungen und zu einer schlechten Wundheilung führen.

Unter-/Überzuckerung: Unterzuckerung (Hypoglykämie) entsteht in der Regeln bei insulinabhängigen Patienten, die zu wenig Zucker zu sich nehmen oder zu viel Zucker verbrauchen (körperlicher Stress).

⇨ Ist ein Diabetiker in einer Bergsteigergruppe (fragen!!), müssen die Zeichen einer Unterzuckerung bekannt sein: Unruhe, Leistungsabfall, Bleiche, Palpitationen, schneller Puls, Übelkeit.

Insbesondere das Gehirn ist einem Zuckermangel gegenüber sehr empfindlich: Wesensänderungen, auffälliges Verhalten, Doppelbilder, Gedächtnisstörungen, Krampfanfälle und Bewusstlosigkeit sind potenzielle Folgen. Der Zuckermangel sollte vor Eintreten von neurologischen Symptomen erkannt und behandelt werden.

⇨ Fühlt sich ein Patient nach Zuckereinnahme und einer genügend langen Pause wieder gut, kann die geübte Tätigkeit weitergeführt werden. Sind Krampfanfälle und/oder Bewusstlosigkeit aufgetreten, muss der Betroffene evakuiert und ärztlich behandelt werden.

Insulinmangel und anhaltende Höhe der Blutzuckerwerte können bei Typ-I-Diabetikern zu einer Übersäuerung **(diabetische Ketoazidose)** führen: Starker Durst und häufiges Wasserlösen, Bauchkrämpfe bis hin zu Krampfanfällen und Bewusstlosigkeit gehören zu den Krankheitszeichen. Eine Überzuckerung (Hyperglykämie) bei Patienten mit Diabetes Typ II ist schwieriger zu erkennen als eine Hypoglykämie und kann die erste Manifestation einer Zuckerkrankheit sein. Ausgeprägtes Durstgefühl, häufiges Wasserlösen, Bauchschmerzen und Sehstörung sind wegweisesende Symptome. Eine Hyperglykämie muss und kann nur im Spital behandelt werden.

Diabetes und Bergsport: Im Altersdiabetes ist eine regelmässige körperliche Betätigung (z.B. Wandern) eine ausgezeichnete Form der Bewegung, um in Form zu bleiben und Gewicht zu verlieren. Der junge und normalgewichtige Diabetiker Typ I ist für anstrengende Alpinsportarten bis hin zu Expeditionen genau so geeignet wie ein gesunder Mensch. Unter körperlicher Belastung sind allerdings der Energieverbrauch und der Bedarf an Zucker und Insulin verändert. Eine genauere Anpassung der Glucosezufuhr und -senkung ist notwendig. Folgende Aspekte sind bei sportlichen Diabetikern zu beachten:

- Der Zucker muss noch engmaschiger auch nachts kontrolliert werden. Nächtliche Unterzuckerungen sind nach einer langen, anstrengen Tour keine Rarität.
- Schnell resorbierbare Kohlehydrate und Getränke müssen immer griffbereit sein (s. Kapitel 3 Seite 39).
- Bei Wind, Kälte, langen Touren muss die Kalorienzufuhr erhöht werden: Kältezittern verbraucht viele Kalorien!
- Insulin ist bei Kälte wirkungslos und muss am Körper getragen werden.
- Die Messgeräte sind in der Regel nur bis Höhen von ca. 4000 m validiert. Höhe, Kälte, UV-Strahlung können zu Fehlwerten führen.
- Genügend Pausen einlegen, passenden Trainingszustand und gute Selbsteinschätzung mitnehmen!

Vor Höhenaufenthalten ist bei Diabetikern eine augenärztliche Untersuchung wegen Veränderung des **Augenhintergrundes** obligat: Fortgeschrittene Schäden neigen in der Höhe zu Blutungen (s. Kapitel 17 Seite 224).

7.8 Hals-Nasen-Ohren-Krankheiten

Erkältung: jeder kennt die typischen Zeichen einer Grippe. Eine Behinderung der Nasenatmung kann bei sportlicher Tätigkeit sehr lästig sein: abschwellende Sprays oder Gel kommen vorübergehend zu Hilfe. Erkältet man sich auf dem Trekking oder der Expedition, ist körperliche Schonung schwierig einzuhalten. Eine Behandlung der Symptome und die Einnahme von Antibiotika (z.B. bei Fieber) sollte schneller als zu Hause erwogen werden. Fühlt man sich nicht 100% fit, sollte man nicht höher gehen. Zudem gelten grippale Infekte als Risikofaktoren für das Höhenlungenödem (s. Kapitel 17 Seite 220).

⇨ Fühlt man sich in der Höhe nicht gut, ist man bis zum Beweis des Gegenteils höhenkrank.

Nasennebenhöhlenentzündung (Sinusitis): Die Nasennebenhöhlen sind mit Luft-gefüllte Schleimhautaussackungen, die sich zwischen den beiden Deckplatten einiger Schädelknochen befinden. Sie sind verbunden mit der Nasenhöhle und gehören zu dem Atmungsapparat. Entzündungen sind meistens durch Viren verursacht. Die Behandlung besteht aus abschwellenden Sprays oder Gel und Spülung mit Meersalz. Alarmzeichen für bakterielle Entzündungen sind ein Verlauf von über einer Woche trotz abschwellender Behandlung oder mit bluttingiertem Schleim: Eine antibiotische Behandlung ist dann indiziert (z.B. Augmentin®).

Nasenbluten (Epistaxis): Die häufigsten Ursachen sind heftiges Schnäuzen, Nasenbohren oder nach Sturz oder Schlag. Die höhebedingte, sehr trockene Luft kann die Nasenschleimhaut austrocknen und das Nasenbluten begünstigen. Nasenbluten kann mit einer nach vorne gebeugten Stellung, kalten Umschlägen auf Nase und/oder Nacken und eine mindestens 5 Minuten lange Kompression der Nasenflügel unterbrochen werden oder, falls nicht genügend, mit Tamponierung (blutstillende Watte) beider Nasenlöcher. Die Nase dann 2 Stunden nicht mehr berühren.

⇨ Selten lässt sich ein Nasenbluten mit der obigen Behandlung nicht kontrollieren: Es muss dann ein Arzt konsultiert werden.

Vorbeugung: Nasensalbe (z.B. Bepanthen®)

7.9 Magendarmtrakt

Der Reisedurchfall und seine Behandlung wurden im Kapitel Trekking beschrieben (s. Kapitel 16 Seite 195).
Bei längeren Fernaufenthalten können bei Patienten mit Geschwüren im Magen oder Zwölffingerdarm Komplikationen auftreten (Blutungen). Bei solchen Problemen in der Vorgeschichte ist vor der Abreise eine Kontrollmagenspiegelung mit entsprechender Behandlung sinnvoll. Über die direkten Effekte des höhenbedingten Sauerstoffmangels auf solche Erkrankungen und auf den gesamten Magendarmtrakt ist noch sehr wenig bekannt.
Eine Abnahme des Appetits wird bei Aufenthalten ab 5000 m auch bei gesunden Personen beobachtet. Dieses Symptom gehört zum sogenannten «**Maladaptationssyndrom**»: eine Verschlechterung des allgemeinen Zustandes und das Ausbleiben einer weiteren Akklimatisation nach längeren Aufenthalten in extremen Höhen. Es kommen dazu eine fortschreitende Gewichtsabnahme, Schlafschwierigkeit und zunehmende Teilnahmslosigkeit (Lethargie). Die Sauerstoffmangel in der Höhe kann ein Maladaptationssyndrom hervorrufen. Die zugrundeliegenden Mechanismen sind nicht bekannt.

Literatur und Quellen:

1) People with pre-existing conditions going to the mountains Medical Commission of UIAA Official Guidelines Vol.13 2008Cardiovascular adjustments for life at high altitude Respiratory Physiology and Neurobiology 158 (2007) 204-11
2) P. W. Berry, A J Pollard: Altitude Illness. BMJ 2003, 326:915-9
3) Moderne Berg- und Höhenmedizin Th. Küpper, K Ebel, U Gieseler, 1. Auflage Gentner Verlag, 2010 Bergmedizin Höhenbedingte Erkrankungen und Gesundheitsgefahren bei Bergsteigern A.J. Pollard, D.R Murdoch 1. Auflage 2007 Huber Verlag

8. Bergsteigen nach Operationen

U. Hefti

Auch nach Operationen und speziell mit einem künstlichen Gelenk kann weiter im Mass Bergsport betrieben werden. Der Prothesenträger muss jedoch eine grosse Selbstverantwortung übernehmen und sich der Risiken bewusst sein. Die Lebensqualität und die Gesundheit kann aber dank einer massvollen sportlichen Aktivität gestärkt werden.

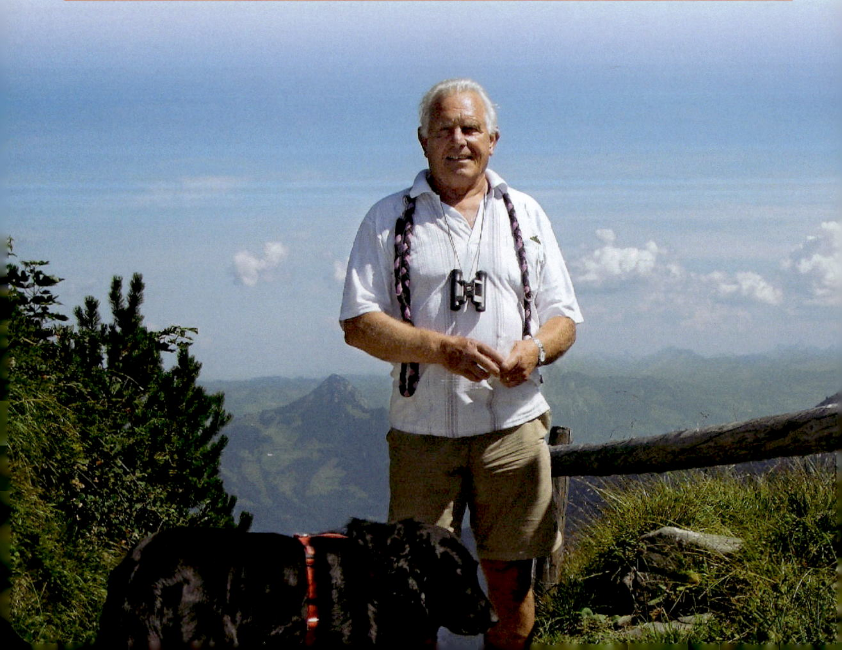

8.1 Bergsteigen mit Gelenksprothesen (Hüft, Knie, Schulter)

In der Schweiz leben tausende von Personen mit «künstlichen Gelenken» (sog. Endoprothesen) der Schulter, der Hüfte, des Knies oder des Sprunggelenks. Der künstliche Gelenkersatz ist eine der eindrucksvollsten Errungenschaften in der modernen Medizin. Das primäre Ziel der Operation war und ist die Patienten von jahrelangen, teils invalidisierenden Schmerzen zu befreien. Bis vor einigen Jahren waren die Patienten meist sehr alt, und selten noch sportlich aktiv. Es zeigt sich aber, dass immer häufiger auch jüngere Patienten, also die 40- bis 60-Jährigen, einen Gelenkersatz erhalten. Diese oft noch sportlich aktive Patientengruppe erwartet nicht nur Schmerzfreiheit, sondern auch eine möglichst normale Funktionsfähigkeit des betroffenen Gelenkes, sprich ein Weiterführen der sportlichen Aktivität. Da die Lebensdauer z.B. einer Hüftprothese 15–20 Jahre beträgt, muss davon ausgegangen werden, das beim jungen Patienten mindestens noch einmal, eher zwei- bis dreimal, die Prothese gewechselt werden muss. Da bei vermehrter Belastung das Material einem höheren Verschleiss ausgesetzt ist, wurde bis vor Kurzem vor sportlicher Aktivität beim Prothesenträger grundsätzlich abgeraten.
Heute beurteilt man die Situation differenzierter, ob jemand mit einem künstlichen Gelenk Sport treiben soll, insbesondere da neben möglichen gewichtigen Nachteilen die Vorteile doch überwiegen.

Vorteile sportlicher Aktivität mit Gelenkprothesen
- Verbessertes Wohlbefinden durch den Sport steigert die Lebensqualität
- Verbesserte Lebensqualität führt zu mehr Gesundheit
- Sportliche Aktivität kräftigt und konditioniert die Muskulatur und kann die stossdämpfende Funktion auf die Gelenke besser erfüllen
- Sportliche Aktivität hat positive Effekte auf das Herz-Kreislaufsystem, Stoffwechselaktivität, Knochendichte (reduziert eine Inaktivitätsosteoporose), Gesundheit im Allgemeinen

Nachteile
- Vermehrte Beanspruchung des Prothesenmaterials
- Materialermüdung und Prothesenbrüche (extrem selten mit neuen Implantaten)
- Erhöhte Luxationsgefahr (Verrenkung des künstlichen Gelenkes)

Sportliche Aktivität ist ein wichtiger Teil des Lebensverständnisses von vielen Prothesenträgern. Mit diesem Wissen macht es keinen Sinn, diesen aktiven Menschen den Sport zu verbieten.

Empfehlen muss man aber den Prothesenträgern einige Anpassungen in der Lebensführung:

Empfehlungen

- Langsame **Rehabilitation** nach der Operation zusammen mit sportbegeisterten Physiotherapeuten und Ärzten
- Regelmässige und kontinuierliche Belastungen und gute muskuläre Stabilität
- Vermeiden von Extrembelastungen (Sprünge aus grosser Höhe, Training bei Schmerzen, Ultrabelastungen, extreme Dreh-/Scherbelastungen, etc.)
- Sportarten ausüben, welche eher geeignet sind für Prothesenträger (Radfahren, Wandern, Bergsteigen)
- Sportarten ausüben, welche schon vor der Operation ausgeübt wurden
- Keine neuen Sportarten erlernen, welche koordinativ komplex sind (wie z.B. Ballsportarten, Snowboarden, Skifahren)
- Konsequente **Gewichtskontrolle**

⇨ Grundsätzlich liegt der Entscheid, wer mit welcher Prothese wie sportlich aktiv sein soll, in der Selbstverantwortung des Prothesenträgers.

Sportärzte oder Orthopäden können primär aufklären und Wege aufzeigen, wie ein sinnvoller Umgang im sportlichen Alltag eines Prothesenträgers aussehen kann, und müssen gelegentlich die motivierten Sportler etwas bremsen. Die Vernunft muss aber vor dem individuellen Glück stehen!

8.2 Sport nach Operationen

Die Frage nach einer Wiederaufnahme der sportlichen Aktivität nach einer Operation wird leider kaum vor einer Operation gestellt oder oft auch nicht konkret beantwortet. Es muss im Interesse des Patienten, aber auch des behandelnden Arztes sein, dass diese Frage vor oder nach einer Operation diskutiert wird.

Grundsätzlich kann man bei den meisten Operationen nach **sechs Wochen** die sportlichen Aktivitäten im gewohnten Umfang wieder aufnehmen.

Einfachere Übungen, wenig belastende Tätigkeiten wie z.B. Krafttraining oder Ausdauertraining (z.B. auf einem Fahrradhometrainer) sind aber meistens schon sehr bald nach der Wundheilung ab **zwei Wochen** nach der Operation möglich.

Der genaue Rehabilitationsplan und die Wiederaufnahme der sportlichen Aktivität sind aber individuell und werden vorgegeben durch die durchgeführte Operation. Die behandelnden Ärzte, Physiotherapeuten und der Patient selbst müssen sportlich interessiert sein und ein grosses Interesse haben, entsprechend zu informieren und einen Trainingsplan aufzustellen. Ist der Arzt nicht an Sportlern interessiert, wird er wohl auch keine sinnvollen Empfehlungen abgeben.

Vor der Operation oder in der Rehabilitation Kontakt aufnehmen mit Sportärzten, Sportphysiotherapeuten und selber überlegen, wie die Rehabilitation aktiv mitgestaltet werden kann.

9. Unfälle im Gebirge

Div. Autoren

Die folgenden Kapitel erläutern die wichtigsten Aspekte der Ersten Hilfe im Gelände, von der Alarmierung bis hin zur Erkennung und Behandlung von Verletzungen, Erkrankungen und Abtransport des Patienten.

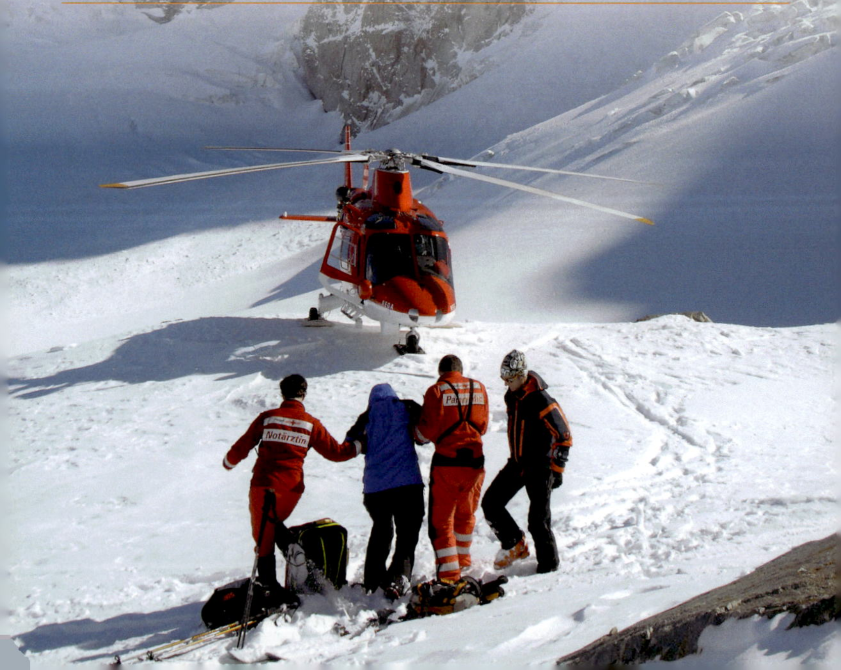

9.1 Grundsätzliches in der Unfallsituation

Bei Unfällen herrscht oft ein Zustand des Schreckens, der Panik und des Durcheinanders. Zusammen mit dem lähmenden Gefühl des Kontrollverlustes kann es zu einer ausgeprägten Stresssituation kommen: hektische, unkoordinierte und teilweise sogar sinnlose bis kontraproduktive Aktivitäten können dann beobachtet werden. Zusätzlich kommen Faktoren wie eigene Erschöpfung, Gruppendynamik oder Umweltfaktoren erschwerend dazu.

Sofortmassnahmen

Um in derartigen Stresssituationen denn noch richtig und der Situation entsprechend reagieren zu können, sind Algorhytmen und Merksätze oft hilfreich – solche Hilfen werden auch von professionellen Rettern angewendet, beispielsweise das ABC bei Kreislaufstillstand oder im Schockraum.
Der **erste Grundsatz** in einer Unfallsituation heisst deshalb:

SICHERHEIT – SCHAUEN – DENKEN – HANDELN

Sicherheit: Wie ist meine eigene Situation oder die meiner Begleiter. Besteht unmittelbar weitere Gefahr. Eigene Sicherheitsvorkehrungen treffen (sicherer Stand, sichern der Begleiter, Material sichern, Warnung weiterer Personen).

Schauen: Das heisst, versuchen sich einen Überblick zu verschaffen! Was genau ist passiert, bestehen objektive Gefahren (Absturzgefahr, Steinschlag, Eisabbrüche, Lawinen) für die Verletzten und auch die Unverletzten, wie viele Verletzte gibt es überhaupt, wie schwer sind die Verletzungen, wer kann was machen und welche Ressourcen hat man?

Denken: Es lohnt sich, Zeit zu investieren, um sich einen Überblick zu verschaffen und sich anschliessend eine Handlungsstrategie zurechtzulegen. (Stehe still und sammle dich.) Die Planung des Vorgehens ist abhängig von den objektiven Gefahren, vom Ausmass der eingetretenen Schäden/Verletzungen, und den vorhandenen personellen und materiellen Ressourcen. Falls mehrere aktionsfähige Personen am Unfallplatz vorhanden sind, ist die schnelle Auswahl der kompetentesten Führungsperson der Faktor, der am meisten zum Erfolg und einer gezielten und koordinierten Lösung des Problems beiträgt. Durch die Verteilung von Aufgaben innerhalb einer Gruppe können Fähigkeiten und Ausbildung ausgenutzt werden, die Effizienz und das zielgerichtete Vorgehen werden verbessert und die einzelne Person wird entlastet. Es kann früh eine Aufgabenteilung vorgenommen werden und Sofortmassnahmen können schon ergriffen werden, während sich der «Teamleader» noch Gedanken über die Alarmierung oder eine allfällige Protokollführung macht. Selbstverständlich kann die Gruppendynamik auch negative Auswirkungen auf die Aktionsfähigkeit einer Gruppe haben.

⇨ In einer Ausnahmesituation muss einer/eine in die Führungsfunktion treten.

Handeln: Erst nachdem ein Übersichts- und Planungsprozess stattgefunden hat, sollte mit einer möglichst zielgerichteten Handlungsweise das Problem angegangen werden. Es ist sehr wichtig, dass man nicht durch überstürztes Vorgehen sich selber oder noch aktionsfähige Gruppenmitglieder gefährdet.

Deshalb ist der **zweite Grundsatz** in einer Unfallsituation:

ALARMIEREN – SICHERN – BERGEN – ERSTE HILFE

Alarmieren: Die Alarmierung ist in den Alpen, wo meist in relativ kurzer Zeit professionelle Hilfe von aussen angefordert werden kann, einer der wichtigsten Faktoren. Falls nur ein Retter vorhanden ist, macht es Sinn, eine Alarmierung sehr früh, eventuell sogar mit sehr wenigen Angaben abzusetzen, da die Ressourcen mit Sicherheit limitiert sind und das Risiko besteht, durch eine verzögerte oder sogar vergessene Alarmierung wertvolle Zeit zu verlieren. Selbstverständlich braucht nicht jede Bagatellverletzung Hilfe von aussen – die Frage muss aber bei jedem Unfallereignis gestellt werden. Bei einfachen Verletzungen wie verstauchtem Sprunggelenk kann natürlich eine Alarmierung auch erst dann durchgeführt werden, wenn definitiv klar ist, dass der Patient nicht mehr gehfähig ist.
In einer Gruppe kann diese Aufgabe delegiert werden, der Ausführende kann sich die benötigten Informationen zuerst beschaffen (auf ein paar Minuten kommt es nämlich meist nicht an) und dann eine korrekte und vollständige Meldung durchgeben.
In entlegenen Gebieten im Ausland kann die Alarmierung einen völlig anderen Stellenwert haben. Möglicherweise ist man sogar vollständig auf sich alleine gestellt und mit Glück kann Hilfe von aussen für einen Abtransport organisiert werden. Die Kenntnis der regionalen Gegebenheiten, der Alarmierungsmöglichkeiten und der Rettungsorganisationen (häufig im Ausland nur durch die Armee) sollte auf jeden Fall schon vor einem Unfall vorhanden sein!

Sichern: Eine Gefährdung der Retter muss nach Möglichkeit vermieden werden. Heroische Aktionen, die den möglicherweise einzigen Retter gefährden, sind sinnlos und gefährden die schon Verletzten genauso wie den Retter. Aus diesem Grund muss in erster Linie der Schutz vor Absturz, Stein-, Eisschlag und Lawinen für die Retter gewährleistet sein. Erst anschliessend werden der oder die Verletzten geschützt.

Bergen: Um Verletzte vor objektiven Gefahren zu schützen, ist oft eine Bergung notwendig. Das Ziel ist, die Verletzten aus einer unmittelbaren Gefahrenzone wegzubringen. Selbstverständlich muss darauf geachtet werden, dass bei diesem Schritt keine zusätzlichen Schäden verursacht werden (beispielsweise bei Wirbelsäulenverletzungen). Bei unmittelbaren Bedrohungen müssen aber je nach Situation Kompromisse eingegangen werden.

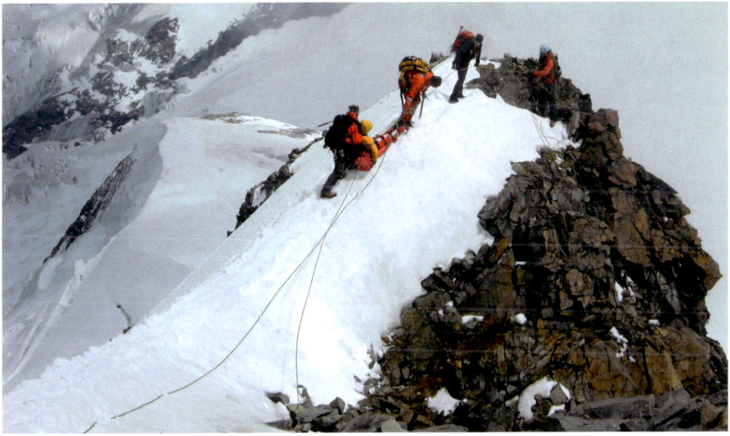

Abbildung 9.1.1: *Rettungseinsatz im Nebel auf dem Piz Bianco, Bernina-Gebiet. Anspruchsvolle Bergung im hochalpinen Gelände (D. Hunziker).*

Erste Hilfe: Erst wenn die objektive Sicherheit des Retters und des Verletzten gewährleistet sind, kann mit der Ersten Hilfe begonnen werden.

Der Ablauf der Ersten Hilfe richtet sich nach den erlittenen Verletzungen und dem Zustand des Patienten. Bei einer einfachen Verstauchung ist das nicht schwierig und es gibt viele Möglichkeiten zu reagieren – die Fehlerquellen sind gering. Bei komplizierteren Verletzungen oder Mehrfachverletzungen *(Polytraumas)* empfiehlt sich folgende Vorgehensweise:

- ABC und lebensrettende Sofortmassnahmen
- Body Check
- Erweiterte Erste-Hilfe-Massnahmen
- Transportvorbereitungen und Lagerungen
- Überwachung

Notfallmeldung, Alarmierung, Notsignale

Der Vollständigkeit halber sollen an dieser Stelle die wichtigsten Punkte der Alarmierung erläutert und in Form einer Zusammenfassung aufgeführt werden. Beachten Sie, dass in allen alpinen Lehrbüchern* wie auch in den SAC-Tourenführern dieses Kapitel ausführlich behandelt wird.

Die Notfallmeldung

Egal, ob eine Meldung für einen Unfall, eine Erkrankung oder einen sonstigen Notfall erfolgt, soll sie einen systematischen und strukturierten Aufbau haben. Es existieren Meldungsprotokolle,** die im Ernstfall eine wertvolle Hilfe sein können und grundsätzlich zu einer Notfallausrüstung gehören. Meist werden folgende «W»-Fragen gestellt:

Wer alarmiert?
Was ist geschehen?
Wann?
Wo? Ortsbezeichnung/Koordinaten
Wie viele verletzte Patienten/Personen?
Weiteres? z.B. Sichtverhältnisse, Wind, Heli-Landeplatz

Falls über eine professionelle Notrufzentrale in der Schweiz (Tel. Nr. 144, 1414, 1415, oder 112, 117, 118) alarmiert wird, werden diese Informationen gezielt abgefragt und auf Vollständigkeit überprüft. Dabei wird auch direkt die Koordination verschiedener Dienste übernommen, falls beispielsweise eine Helikopterrettung wetterbedingt nicht infrage kommt oder zusätzlich Spezialisten oder weitere Einsatzkräfte benötigt werden.

* Bergsport Sommer und Winter Winkler et al. SAC-Verlag
** z.B. Notfallblatt des Bundesamts für Sport (BASPO) 2532 Magglingen

⇨ Im Ausland sind die Notrufnummern sehr unterschiedlich und eine vorgängige Abklärung ist immer sinnvoll. Über die Rega-Ausland-Alarmnummer **+41 333 333 333** kann jederzeit Hilfe angefordert werden.

Alarmierungsmittel

Mobile Telefone: Heutzutage ist im Alpenraum die Alarmierung über das Mobiltelefon meist das Mittel der Wahl. Es gibt zwar auch in der Schweiz noch einige Netz-Deckungslücken, diese können jedoch häufig durch einen Positionswechsel umgangen werden. Im Normalfall kann auch mit PIN-gesicherten Handys oder bei entfernter SIM-Karte ein Notruf auf die gängigen Notrufnummern abgesetzt werden.
Seit 2002 gibt es eine europaweite Notfall-Rufnummer (112), die auch in der Schweiz verwendet werden kann (hier wird der Anruf auf die regionalen 117-Notrufzentralen der Polizei umgeleitet).

Für Unfälle in den Bergen empfiehlt sich eine direkte Alarmierung einer Luftrettungsorganisation: 1414 und 144 (im Kanton Wallis). Diese koordinieren ohne Zeitverzögerung die Mittel und können die gezielt auf die Bedürfnisse der alpinen Rettung benötigten Informationen abfragen. Aus den Rettungshelikoptern (z.B. Rega) kann eine direkte Verbindung mit dem Alarmierenden hergestellt werden. Dies verkürzt das Auffinden der Unfallstelle im Gebirge – was je nach Situation sehr nützlich sein kann.

Funkgeräte: Grundsätzlich ist der Betrieb von Funkgeräten in der Schweiz konzessionspflichtig. Es gibt im Handel Notfunkgeräte, mit welchen dank eines Emergency-Kanals, über einen definierten Selektivruf, eine Verbindung zur Rega-Notrufzentrale hergestellt werden kann und die gebührenfrei sind. Dies jedoch nur, sofern keine anderen Funkkanäle programmiert sind und das Gerät den Vorschriften des Bundesamtes für Kommunikation BAKOM entspricht. Diese Geräte können in Gebieten mit fehlender Natel-Netzabdeckung von Vorteil sein, aber auch hier gibt es die sogenannten Funklöcher. Ein Vorteil ist sicher die Möglichkeit des direkten Sprechfunkverkehrs mit dem Helikopter über den **Emergency-Kanal,** oder wenn vorhanden über den **K-Kanal** oder Heli-Kanal.
In ausländischen Gebirgen müssen die gängigen Alarmierungsfrequenzen und Anrufstellen vorgängig in Erfahrung gebracht und die technischen Mittel beschafft werden. (Frequenzen werden in den meisten Fällen als vertrauliche Daten behandelt.)

Alternative Alarmierungsmittel: Der Einsatz von Signalraketen und Lichtsignalen ist stark von Witterung und geographischen Verhältnissen abhängig, akustische Signale (Trillerpfeife usw.) zusätzlich von der Distanz. Aus diesen Gründen sind diese Mittel nur beschränkt einsetzbar und unter Umständen stark limitiert.

Notrufe international

International bekannt und verbindlich anerkannte Notrufe sind aus der Seefahrt übernommen worden und gelangen auch heute trotz modernster Technologien in Ausnahmefällen zur Anwendung. Aufgrund der grossen Handy und Funkdichte haben sie jedoch im Bergsport etwas an Bedeutung verloren, obwohl sie bei fehlenden technischen Möglichkeiten die einzige Möglichkeit bieten, eine Notsituation auf Distanz kund zu tun und Hilfe anzufordern.

Die international bekannten und verbindlichen **Notsignale** können akustisch oder visuell abgesetzt werden und sind aus der Morsesprache der damaligen Schiffsfunker entstanden.

So war es den Schiffsfunkern nicht erlaubt, Funk- und sogar Notrufe von Schiffen mit anderen System anzunehmen. Um diesen Zustand zu beenden, wurde auf der Internationalen Funkkonferenz in Berlin am 3. Oktober 1906 **SOS** (drei kurz, drei lang, drei kurz: · · · – – – · · ·, gesprochen: dididididahdahdahdididit) als internationales Notrufzeichen festgelegt und nach der Bestätigung durch alle seefahrenden Nationen ab dem 1. Juli 1908 offiziell eingeführt. SOS war einprägsam und auch für ungeübte Funker leicht aus anderen Signalen herauszuhören. Das Notrufzeichen besteht nicht aus drei Einzelbuchstaben, wie meist angenommen wird; vielmehr wird der SOS-Code in einem gesendet, d.h. es werden keine Zeichenpausen zwischen den Buchstaben gemacht: ···–––··· (SOS). Angebliche Bedeutungen von SOS als Abkürzung für Save our Souls oder Save Our Ship («Rettet unsere Seelen» oder «Rettet unser Schiff») wurden erst später in das Signal hineininterpretiert.

Alarmierung: • • • — — — • • • (SOS)
Bestätigung: • • •

Aus der ausschliesslichen Funkanwendung der Schifffahrt hat sich die akustische und visuelle Verwendung mittels Licht oder Tonquellen bis hin zur menschlichen Stimme entwickelt und ist heute international und sprachunabhängig als Notsignal anerkannt.

9.2 Erste Hilfe

Gesundheitliche Notfälle im Gebirge und unwegsamen Gelände stellen eine besondere Herausforderung dar. Meistens sind nur wenige Helfer anwesend, welche in der Regel keine medizinische Ausbildung besitzen. Die Rucksackapotheke, falls sie denn vorhanden ist, reicht möglicherweise für kleinere Verletzungen. Weiterhin besteht bei den Beteiligten oftmals eine grosse psychische Anspannung und allgemeine Überforderung, da die Erkrankten ihnen meist nahe stehen, insbesondere wenn es sich um verletzte Kinder handelt. Häufig befindet man sich in einem Gebiet, wo eine rasche Rettung nur mit dem Helikopter oder, bei ungünstigen Witterungsverhältnissen, nur mit der bodengebundenen Rettung möglich ist, welche oft noch mehr Zeit beansprucht und für alle Beteiligten eine grosse Belastung darstellt.
Im folgenden Kapitel werden die lebensrettenden Sofortmassnahmen und die Situationen, die dazu führen, dargestellt.

Es gibt vielfältige Ursachen für schwerwiegende gesundheitliche Probleme im «Outdoor-Gelände». Man kann diese Ursachen in äussere Einflüsse und innere Erkrankungen unterteilen (s. Tabelle 9.2.1). Zu den äusseren Ursachen gehören neben Unfällen unter anderem widrige Witterungsbedingungen (Kälte, Hitze, Sauerstoffmangel), Tierbisse und Infektionen. Innere Erkrankungen sind nicht selten vorbestehend und können sich allmählich oder plötzlich verschlechtern. Am bedeutsamsten sind hier die Herz-Kreislauf-Erkrankungen.
Trotz aller genannten Widrigkeiten gibt es einige Möglichkeiten, schwer erkrankten Personen zu helfen und unter Umständen sogar das Überleben zu sichern. Dieses Kapitel soll als Anleitung für medizinische Laien in solchen Extremsituationen dienen. Die international gültigen Algorithmen des «Basic life support» (BLS) wurden hierfür in verständlicher Weise dargestellt.

Äussere Einflüsse			
Ursachen		**Auswirkungen**	**wichtige klinische Zeichen**
Trauma	Sturz/Absturz, Lawine, Steinschlag	Knochenbrüche Wirbelbrüche Verletzung des Gehirns Verletzung des Rückenmarks Verletzung des Atemweges Verletzung innerer Organe hoher Blutverlust Auskühlung	Schmerzen, Extremitätenfehlstellungen, Lähmungen, Verwirrtheit, Bewusstlosigkeit
Thermische Einflüsse und Strahlung	Kälte	Unterkühlung	Zittern, Verwirrtheit, Bewusstlosigkeit
		Frostschäden	weisse, blaue Körperenden, evtl. Blasen
	Hitze	Austrocknung, Überwärmung	Kreislaufzusammenbruch, Bewusstlosigkeit
	Strahlung	Sonnenbrand	Rötungen, evtl. Blasen
		Sonnenstich	Kopfschmerzen, Verwirrtheit, Bewusstlosigkeit
Tiere	Biss, Stich	Infektionen	Rötung, Schwellung, Überwärmung, Schmerz, Funktionsverlust
		Vergiftungen (z.B. Schlangen, Skorpione, best. Quallen, Fische)	Kreislaufzusammenbruch, Lähmungen, Gewebezerfall, Blutzerfall, Bewusstlosigkeit
		spezifische Infektionen (wichtige Beispiele)	Tollwut Wundstarrkrampf (Tetanus) Schlafkrankheit Malaria fieberhafte Erkrankungen
		Blutverlust	Verwirrtheit, Bewusstlosigkeit
Allgemeine Infektionen		Fieber, Kreislaufzusammenbruch, spezielle Organerkrankungen	
Sauerstoffmangel	grosse Höhe	siehe Abschnitt Höhenkrankheiten	
	Kochen im Zelt	Kohlenmonoxidvergiftung	Bewusstlosigkeit
Wichtige innere Erkrankungen			
Herz-Kreislauf		Angina pectoris Herzinfarkt Herzrhythmusstörungen Bluthochdruckkrisen	Brustschmerz, Atemnot, Angst, Schweissausbruch
Blutgefässerkrankungen		Hirnblutung Hirnschlag	Kopfschmerzen, Lähmungen, Bewusstlosigkeit
		Beinthrombose	Beinschmerzen, Beinschwellung
		Lungenembolie	Brustschmerz, Atemnot, Angst, Schweissausbruch
		Durchblutungsstörungen im Bein	Beinschmerzen, weisses, kaltes Bein, Lähmung
Andere	Krampfleiden Migräne Zuckerkrankheit Stoffwechsel	Unterzuckerung Elektrolytstörungen	Bewusstlosigkeit, psychische Veränderungen, Kopfschmerzen, Herzrhythmusstörungen

Tabelle 9.2.1

Kritische Vitalfunktionen und deren Überwachung

Bewusstsein: Im engeren medizinischen Sinne ist ein klares Bewusstsein der Wachzustand von Lebewesen, welcher sich unter anderem vom Schlafzustand oder von der Bewusstlosigkeit abgrenzt. Weiter oben wurde einige Male die Bewusstlosigkeit erwähnt. Von einem wachen unbeeinträchtigten Menschen bis zu einem tief komatösen Patienten gibt es aber verschiedene Bewusstseinsabstufungen, die man mit unterschiedlichen Tests prüfen kann. Einen groben Anhaltspunkt gibt das AVPU-Schema:

A	Alert:	wacher Patient
V	Voice:	reagiert noch auf Ansprache
P	Pain:	reagiert nur auf Schmerzen*
U	Unresponsive:	reagiert nicht

⇨ Ein beeinträchtigtes Bewusstsein weist auf eine schwere gesundheitliche Schädigung hin.

Die Ursache hierfür kann dabei beim Gehirn liegen, wie das z.B. bei einem Unfall mit Schädelbeteiligung oder bei einer Hirnblutung/einem Hirnschlag der Fall wäre. Bei manchen Erkrankungen liegt die Ursache aber woanders, z.B. bei Unterzuckerungen, schweren Entgleisungen des Elektrolythaushaltes im Blut, einem Kreislaufkollaps, einer Unterkühlung oder Vergiftung. Die Bewusstseintrübung ist dann das sekundäre Resultat einer solchen Erkrankung.

* Schmerzreize zufügen: Kneifen der Oberarminnenseite oder der Schulter-Halsmuskulatur. Keine Ohrfeigen!

Atmung: Ein gesunder Erwachsener atmet etwa 10- bis 20-mal in der Minute. Dabei kommt es zu deutlich sichtbaren Bewegungen des Brustkorbes und des Bauches. Eine beeinträchtigte Atmung kann sich in der Atemfrequenz, dem Atemmuster oder der Atemtiefe widerspiegeln (s. Tabelle 9.2.2), ausserdem können die Atemwege Geräusche verursachen, die auf ein Hindernis hinweisen.

Atemfrequenz	zu schnell	Stress, Angst Atemnot Blutverlust Sauerstoffmangel Fieber Lungenkrankheiten körperliche Belastung
	zu langsam	Vergiftungen Beeinträchtigung des Atemzentrums
Atemmuster	unregelmässig	erhöhter Hirndruck Schlaganfall Vergiftungen
Atemtiefe	stark vertieft	Stoffwechselstörung körperliche Belastung
	abgeflacht	Einklemmung der Person Vergiftungen
Geräusche	Gurgeln	Flüssigkeit/Fremdkörper im Rachen/Luftröhre
	Pfeifen bei Einatmen	Verengung Kehlkopf/Luftröhre
	Pfeifen bei Ausatmen	Asthma
	Heiserkeit	Schwellung im Kehlkopf
Brustkorbform	Einziehungen beim Atmen	Rippenbrüche
	Einseitiges Atmen	Luft im Brustkorb

Tabelle 9.2.2

⇨ Eine Beeinträchtigung der Atmung löst bei wachen Patienten massiven Stress und Angst aus, was den Sauerstoffbedarf des Körpers noch verstärkt. Ist der Gasaustausch in der Lunge gestört, wird sich die Haut des Patienten bläulich verfärben ***(Zyanose)***. Jeder Atemzug bereitet grösste körperliche Anstrengung und alle Atemhilfsmuskeln werden gebraucht (Bauchmuskeln, Halsmuskel sowie alle Brustkorbmuskeln).

Herz-Kreislauf: Ein gesunder Erwachsener hat in Ruhe einen regelmässigen Puls von 60 bis 100 Schlägen pro Minute. Dieser Puls ist an der Innenseite der Handgelenke gut zu tasten. Bei einer Beeinträchtigung des Herzkreislaufs kommt es zur Beeinträchtigung aller von Blut durchflossenen Körperpartien und damit des ganzen Organismus. Der Pulsschlag kann sich dabei in der Frequenz, der Stärke und dem Rhythmus verändern und ist ggf. nicht mehr in der Peripherie spürbar (z.B. an der daumenseitigen Handgelenksader). Aus diesem Grund muss die Halsschlagader gesucht werden (zentraler Puls, s. Abbildung 9.2.1).

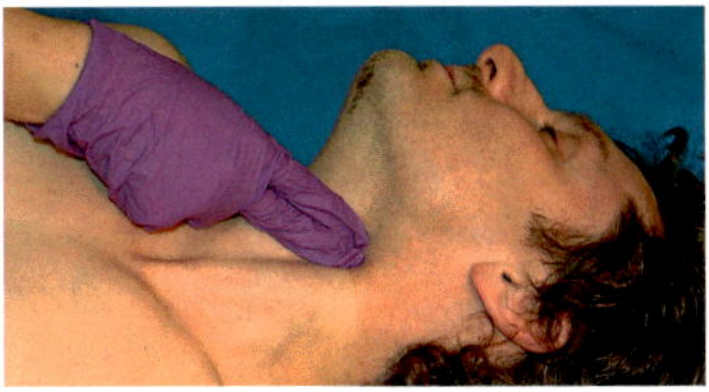

Abbildung 9.2.1: *Die Halsschlagader wird in der Halsmitte zwischen Kehlkopf und Halswendemuskel gesucht. Dieses Blutgefäss liegt nur etwa 2–3 cm unter der Hautoberfläche und hat normalerweise einen kräftigen Pulsschlag. Wichtig ist, dass man mit den Fingerspitzen zwei bis vier tastet und nicht mit dem Daumen, da man hierbei den eigenen Puls spüren könnte.*

Bei Säuglingen und Kleinkindern wird der Puls normalerweise an der Innenseite des Oberarmes getastet. Zeigt ein Patient keine Atmung und keine weiteren Lebenszeichen, müssen die Wiederbelebungsmassnahmen unmittelbar begonnen werden. Keine Zeit mit der Pulssuche vergeuden! Anders ist es bei Patienten, die am Leben sind. Hier steht genug Zeit zur Verfügung.

Ein unregelmässiger Puls weist auf eine Herzerkrankung, eine Stoffwechselentgleisung oder eine Vergiftung hin, ein flacher schneller Puls kommt unter anderem bei starken Blut- oder Flüssigkeitsverlusten vor. Wenn der Herzkreislauf stark gestört ist, wird die Haut des Patienten eine blasse bis weisse Farbe annehmen. Der Patient ist zumindest unruhig, verwirrt, wenn nicht gar bewusstlos.

Ursachen für eine Kreislaufbeeinträchtigung

Grosser Blutverlust: Hierunter fallen nicht nur sichtbare äussere Blutungen, sondern auch Blutungen, die sich im Inneren des Patienten abspielen, wie zum Beispiel ein blutendes Magengeschwür oder eine gerissene Hauptschlagader.

Herzrhythmusstörungen oder Herzschwäche: Das Herz schlägt entweder zu schnell, zu langsam oder unregelmässig und ist dadurch nicht mehr in der Lage, einen adäquaten Blutfluss aufrechtzuerhalten.

Austrocknung: übermässiger Flüssigkeitsverlust bei Erbrechen, Durchfall oder auch bei längerem Schwitzen. Hinzu kommt, dass es dabei auch zu Verschiebungen im Ionen-Gleichgewicht des Körpers kommt, was wiederum zu Herzrhythmusstörungen führen kann.

Tiefer Blutdruck aufgrund anderer Ursache: Hierunter fallen z.B. Vergiftungen und schwere Zustände einer Infektion (Blutvergiftung) oder eine rasch aufgetretene Querschnittsymptomatik. Bei diesen Patienten ist die Haut jedoch eher warm.

Ursachen für Bewusstseinsstörung und Kreislaufstillstand

Es gibt vielfältige Ursachen, die zur Gefährdung der Vitalparameter* führen können. Wie bereits in der Einleitung geschrieben, können diese in innere Erkrankungen und Störungen, die durch externe Einflüsse hervorgerufen werden, unterteilt werden. (s. Tabelle 9.2.1 Seite 98).

Die wichtigsten Ursachen, welche zur raschen Verschlechterung des Erkrankten führen und die daher schnell behoben werden sollten, sind:

- behinderte Atmung
- behinderter Gasaustausch in der Lunge
- unzureichender Herzkreislauf
- massive Blut- und Flüssigkeitsverluste
- Unterkühlung

Wiederbelebung (Kardiopulmonale Reanimation = CPR)

Ein plötzlicher Herzkreislaufstillstand gehört zu den Haupttodesursachen in Europa. Über 25% dieser Patienten weisen bei der ersten Aufzeichnung der Herzstromkurve (EKG) durch das Rettungspersonal ein Kammerflimmern (KF) auf (= lebensbedrohliche pulslose Herzrhythmusstörung). Ein KF kann in den meisten Fällen mit einem Defibrillator (Gerät zum Abgeben von Elektroschocks auf das Herz) wieder in einen suffizienten Herzrhythmus umgewandelt werden. In der Rettungstechnik und auch bei der Laienreanimation auf öffentlichen Plätzen und Gebäuden finden heutzutage zunehmend **automatisierte externe Defibrillatoren (AED)** Verwendung (Abbildung 9.2.7 a und b). Diese Geräte geben laienverständliche Sprachanweisungen, nachdem sie den Herzrhythmus eines Patienten analysiert haben. Im gegebenen Fall wird der Helfer vom AED aufgefordert, einen Elektroschock abzugeben.

* Vitalparameter: Atmung, Blutdruck, Kreislauf, Bewusstsein

Unmittelbar bei Eintreten eines Kreislaufkollapses haben deutlich mehr Patienten ein KF als es die o.g. Erstdokumentation vermuten lässt. Würde das EKG zu diesem frühen Zeitpunkt bereits aufgezeichnet, könnte man bei bis zu 65% der Patienten ein KF verzeichnen. Bis zum Eintreffen des Rettungsdienstes (i.d.R. nach 10 Minuten) verschlechtert sich die Symptomatik jedoch dahingehend, dass die Defibrillierbarkeit des Herzens und damit auch die Überlebenswahrscheinlichkeit abnehmen. Sofern in der Zeit bis zum Eintreffen eines AED durch eine **Herzdruckmassage (HDM)** ein minimaler Blutstrom aufrechterhalten wird, kann das Herz auch weiterhin gut defibrillierbar sein. Die grosse Überlebenschance für den Patienten liegt daher bei den Laienhelfern und / oder Notfallzeugen, sofern diese sofort mit solchen Wiederbelebungsmassnahmen beginnen.
Ist die Ursache für einen Kreislaufstillstand nicht das Herz selber, müssen eine Atemfunktionsstörung oder auch Ersticken in Betracht gezogen werden (Brustkorbtrauma, Ertrinken, Lawinen). In diesen Fällen ist das Öffnen der Atemwege und / oder die Beatmung der Patienten ebenso wichtig wie eine HDM.

Konzept der Laienreanimation

- Ein **Kreislaufstillstand muss so zeitig wie möglich erkannt** werden (s.u.). Da sich kardiale (durch das Herz bedingte) Zwischenfälle häufig durch Beklemmungsgefühle oder Brustschmerzen ankündigen, sollte der Notruf im besten Fall bereits abgesetzt werden, bevor das Opfer zusammenbricht. Eine Stunde nach Beginn der durch einen Herzinfarkt bedingten Schmerzen haben etwa ein Drittel der Betroffenen einen Kreislaufstillstand!
- Die **Rettungskette** muss daher so schnell wie möglich in Gang gesetzt werden.
- Bei einem angenommenen Kreislaufstillstand müssen sofort **Wiederbelebungsmassnahmen** begonnen werden. Die Überlebenswahrscheinlichkeit kann dadurch verdreifacht werden. Hierbei gilt, dass auch eine HDM ohne zusätzliche Beatmung (s.u.) besser ist, als gar keine Reanimation durchzuführen.
- HDM ist immer dann besonders wichtig, wenn in der ersten Minute nach Kollaps nicht defibrilliert werden kann.

Die **Defibrillation** mit einem AED sollte so schnell wie möglich stattfinden. Eine sofortige mechanische Wiederbelebung plus Defibrillation innerhalb der ersten 5 Minuten bei KF erhöht die Überlebenswahrscheinlichkeit auf 75%, während jede Minute ohne Reanimation die Wahrscheinlichkeit eines Überlebens um 10% verringert. Sofern man allein ist, muss das Absetzen des Notrufes daher noch vor Beginn der HDM erfolgen.

- Die Zeit bis zum Eintreffen des Rettungsdienstes liegt in urbanen Gegenden bei 8–11 Minuten, in ländlichen und unwegsamen Gebieten ist diese Zeit deutlich länger.

Das Überleben eines Patienten mit Kreislaufstillstand hängt während dieser Zeit von den Laienhelfern ab.

Standardablauf für Laien bei der Wiederbelebung von Erwachsenen und Kindern über einen Monat

- Auf eigene und die Sicherheit anderer achten. Dies gilt insbesondere dann, wenn es sich um absturzgefährdetes Gelände handelt, bei Steinschlag- oder Lawinengefahr und bei Ertrinkungsunfällen, wenn sich das Opfer noch im Wasser befindet.
- Lautes Ansprechen und / oder Schmerzreiz zum Prüfen, ob die Person reagiert. Die Schmerzreize werden durch heftiges Kneifen an den Oberarmen durchgeführt. Keinesfalls sollte die wehrlose Person geohrfeigt werden!
- Wenn die Person nicht reagiert, muss man um Hilfe rufen.
- Die Person muss jetzt auf den Rücken gedreht, der Hals überstreckt (Abbildung 9.2.3) und ggf. die Atemwege frei gemacht werden (Schnee, Erbrochenes).
- Die Atmung muss beobachtet werden: Atemgeräusche und Brustkorbbewegungen. Scheint die Atmung normal zu sein, wird die Person in die stabile Seitenlage (s. Abbildung 9.4.1 Seite 127) gebracht und Hilfe organisiert (144 oder örtliche Notrufnummer s. Seite 94).
- Besteht auch nur der geringste Zweifel an der Normalität der Atmung, muss weiter gehandelt werden, als hätte die Person einen Herzkreislaufstillstand:
- Rettungsdienst alarmieren (144 oder örtliche Notrufnummer) und AED holen lassen.
- **HDM (Herz-Druck-Massage)** durchführen: mind. 100/Minute, nicht mehr als 120/Minute (Abb. 9.2.6): auf Mitte des Brustbeins, mindestens 5 cm weit eindrücken (bei Kindern ⅓ des Brustkorbdurchmessers).
  - **HDM mit Beatmung:** nach 30 HDM-Stössen zwei kurze Atemstösse wie in Abb. 9.2.5 beschrieben, dafür nicht länger als 5 Sekunden verwenden, sofort weiter HDM durchführen.
  - **HDM ohne Beatmung:** Falls keine Möglichkeit für eine Beatmung besteht (Fähigkeit, Hygiene), andauernde HDM 100/Minuten, nicht mehr als 120/Minuten. Diese Variante ist nach einem Kreislaufstillstand, der nicht durch Ersticken hervorgerufen wurde, genauso wirkungsvoll!
- Sobald der **AED** eingetroffen ist, Klebeelektroden auf dem nackten Brustkorb der leblosen Person aufbringen und den Anweisungen des Gerätes folgen.
  - AED: **«Schock empfohlen»:** eine Defibrillation abgeben und danach sofort weiter HDM mit oder ohne Beatmung (s.o.) durchführen.
  - **Kein Schock empfohlen:** sofort weiter HDM mit oder ohne Beatmung (s.o.) durchführen.
- **Möglichst keine Unterbrechung** der Wiederbelebungsmassnahmen (Gründe, die CPR zu beenden s. Seite 113)

BLS + AED Erwachsene, Kinder und Säuglinge (ab 1 Monat)

Reanimations-Richtlinien 2010 Swiss Resuscitation Council (SRC)
nach ILCOR Empfehlungen

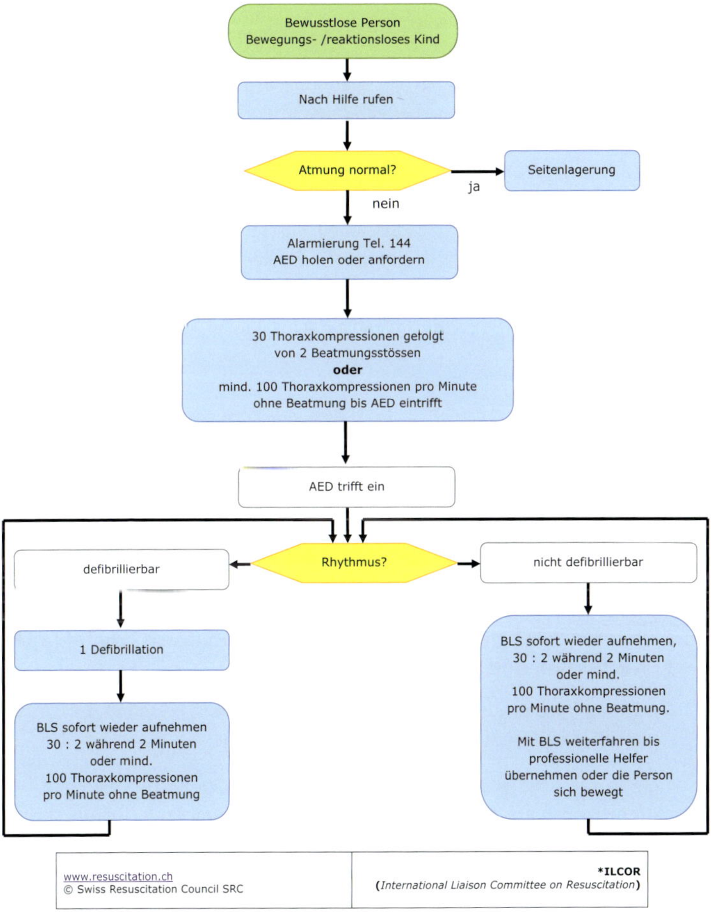

Schema 9.2.1: *Algorithmus der Reanimationsrichtlinie 2010 (Swiss Resuscitation Council).*

Wiederbelebungsmassnahmen ohne Beatmung

Viele Ersthelfer scheuen sich aus Ekel oder Angst vor übertragbaren Krankheiten eine Mund-zu-Mund- oder Mund-zu-Nase-Beatmung durchzuführen, insbesondere dann, wenn ihnen die betroffene Person fremd ist. Zur Beruhigung kann gesagt werden, dass nur sehr wenige Fälle beschrieben wurden, bei denen eine Übertragung von Krankheiten mit der Durchführung von Wiederbelebungsmassnahmen in Verbindung gebracht werden konnte. Insbesondere konnte nie eine Übertragung von Hepatitis B, Hepatitis C, HIV oder Zytomegalie durch die o.g. Beatmungstechniken nachgewiesen werden.
Tierstudien haben gezeigt, dass bei einem nicht durch Ersticken hervorgerufenen Kreislaufstillstand eine alleinige HDM in den ersten Minuten genauso effektiv ist wie eine HDM kombiniert mit Atemstössen. Bei Erwachsenen ist die Überlebenswahrscheinlichkeit durch alleinige HDM signifikant höher als ohne jegliche Wiederbelebungsmassnahme. Allerdings sind HDM ohne jegliche Beatmung wahrscheinlich nur in den ersten Minuten und nur bei einem nicht durch Ersticken hervorgerufenen Kreislaufstillstand ausreichend. Die HDM ohne Beatmung reicht in diesen Fällen in den mitteleuropäischen Regionen i.d.R., um die Zeit bis zum Eintreffen des Rettungspersonals zu überbrücken.

⇨ Ist der Atemweg durch einen **Fremdkörper** komplett verlegt (z.B. Schnee bei Lawinenopfern), dann ist der dadurch eingetretene Herzkreislaufstillstand meist durch die Sauerstoffarmut im Blut bedingt. Diesen Personen muss neben der HDM auch mit Beatmung geholfen werden.

Hier gilt folgender Algorithmus:

Vorgehen für Laien bei der Atemwegsverlegung durch Fremdkörper bei Erwachsenen und Kindern

⇨ Achtung: kein blindes Herumwischen mit den Fingern im Mund der Person. Nur sichtbare Fremdkörper sollten entfernt werden.

- Ist die Person noch ansprechbar, können Rückenschläge sowie Oberbauch- und Brustkorbkompressionen **(Heimlich Manöver)** den Fremdkörper herausschleudern.
- Wird die erstickende Person bewusstlos, wird mit HDM wie oben beschrieben begonnen, unter anderem um durch den dadurch entstehenden hohen Brustkorbdruck den Fremdkörper herauszuschleudern.
- Bei einem **Kreislaufstillstand infolge Erstickens** (z.B. bei ausgegrabenen Lawinenopfern) ist die **Kombination von HDM und Beatmungen** ebenfalls wichtig (nach dem Schema 30:2).

⇨ Bei **Kindern** wird als Abweichung mit 5 Atemstössen und nachfolgender HDM begonnen.

- Vor jeder Beatmung wiederum sichtbar gewordene Fremdkörper aus der Mundhöhle entfernen.

Es ist für Laien oft nicht zu erkennen, ob die Leblosigkeit einer Person durch einen plötzlichen Herzkreislaufstillstand, ein Ersticken oder eine andere Ursache hervorgerufen wurde. Bei dem geringsten Zweifel wird der Standardablauf zur Wiederbelebung bei Erwachsenen und Kindern angewendet.

Atemwege befreien:

⇨ Ein komplett verschlossener Atemweg führt innerhalb von 1–2 Minuten zur Bewusstlosigkeit.

Zu den Atemwegen zählen Nase, Mundhöhle, Rachen, der Kehlkopf sowie die Luftröhre.

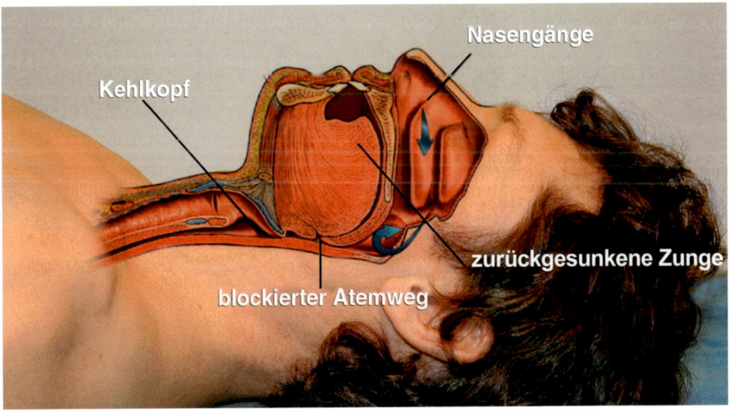

Abbildung 9.2.2: *Darstellung der oberen Atemwege, hier durch die zurückgesunkene Zunge blockiert.*

Eine erkrankte Person, die ruhig reden kann, hat in der Regel keine Probleme mit dem Atemweg, da die Stimme über diesen an die Umwelt gelangt.

Bei Patienten, die Schwierigkeiten beim Sprechen und Atmen haben, oder bei denen man sogar gurgelnde Geräusche bei jedem Atemzug hört, muss der Mund geöffnet werden. Werden dabei Blut, Erbrochenes oder Fremdkörper in der Mundhöhle sichtbar, müssen diese mit einem Tuch heraus gewischt werden. Fest sitzende Zahnprothesen können belassen werden.

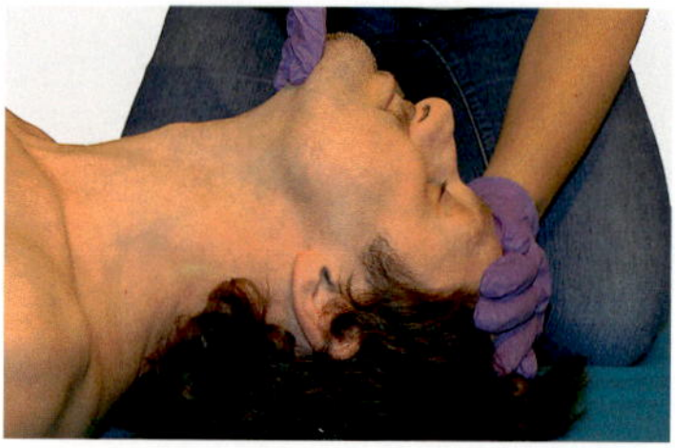

Abbildung 9.2.3:
Eröffnen der Atemwege durch «Head-Tilt-Chin-Lift». Eine Hand auf der Stirn, die Finger der anderen Hand heben das Kinn an. Dadurch wird die Zunge von der Rachenhinterwand abgehoben und der Atemweg eröffnet.

⇨ Keine Zeit verlieren mit Versuchen, schlecht erreichbare Gegenstände zu entfernen.

Wenn die Atemwege auf diese Weise nicht befreit werden können, muss der Kopf nach hinten gebeugt und das Kinn angehoben werden.

⇨ In den meisten Fällen sind die Atemwege von Bewusstlosen durch die nach hinten gefallene Zunge verlegt.

Atemwege und Halswirbelsäule: Bei allen bewusstlosen Patienten, bei denen eine Gewalteinwirkung (Schlag, Sturz, Kollision, Lawine) stattgefunden hat, muss man davon ausgehen, dass die Halswirbelsäule (HWS) verletzt sein kann. Bewusstlose Unfallpatienten haben in 10 % der Fälle eine begleitende HWS-Verletzung. Bewegungen einer verletzten HWS erhöhen die Gefahr einer Rückenmarksschädigung um das 7- bis 10-fache.
Für Rettungspersonal gilt, dass die HWS von Verunfallten mit einem harten **Halskragen** stabilisiert wird. In der Laienrettung soll bei vorhandener Erfahrung (Ausbildung), Ressourcen (Helfer) und Material (z.B. SAM® splints), die HWS so früh wie möglich mit behelfsmässigem Material stabilisiert werden, sofern Verdacht auf eine HWS-Verletzung vorliegt (s. Kapitel 9.4 Seite 140).

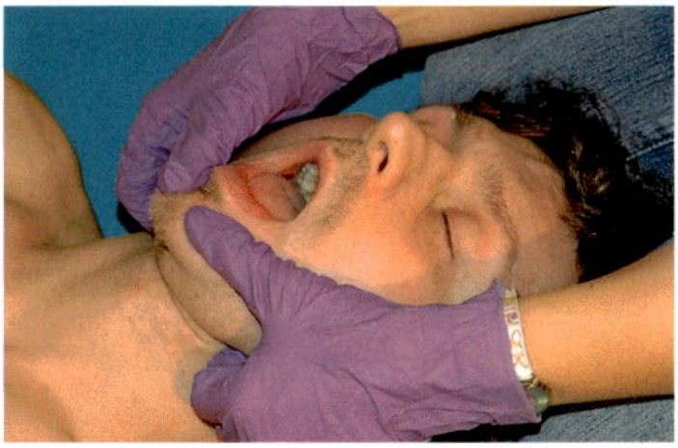

Abbildung 9.2.4: *Eröffnen der Atemwege durch den «Esmarch-Griff».*

Wird eine HWS-Verletzung vermutet, empfiehlt sich der Esmarch-Handgriff, bei welchem der Unterkiefer nach vorn geschoben wird, ohne den Kopf auf der HWS zu drehen.

Beatmung:
Die Atemmechanik ist bei freiem Oberkörper gut an den Auf-und-Ab-Bewegungen des Brustkorbes zu sehen. Da bewusstlose, verunfallte oder kranke Patienten in der Wildnis selten unbekleidet sind, sollte zur Kontrolle der Atmung zumindest die Jacke geöffnet werden, um den Brustkorb besser zu sehen. Die Atmungskontrolle erfolgt dann mit dem Ohr am Gesicht des Patienten und dem Blick gegen Brust und Bauch des Patienten während zwei eigener Atemzüge: Hören, Sehen, Fühlen

⇨ Schnappatmung, andere vereinzelte atemähnliche Geräusche oder ein inkonstantes Schaukeln des Brustkorbes sind nicht mit normaler Atmung zu verwechseln. Im Zweifelsfall und/oder bei Unsicherheiten wird gehandelt, als ob keine Atmung vorhanden wäre.

Wenn sich eine Atmungsstörung durch die o.g. Massnahmen (Kopfüberstreckung, Esmarch-Griff) nicht beheben lässt und sich ein Laienhelfer im Rahmen des BLS-Algorithmus für die fakultative Atemspende entscheidet, gibt es verschiedene Möglichkeiten, den eigenen Atem ohne Hilfsmittel in einen Patienten zu bringen.
Die bekannteste Alternative ist die Mund-zu-Mund-Beatmung (s. Abbildung 9.2.5).

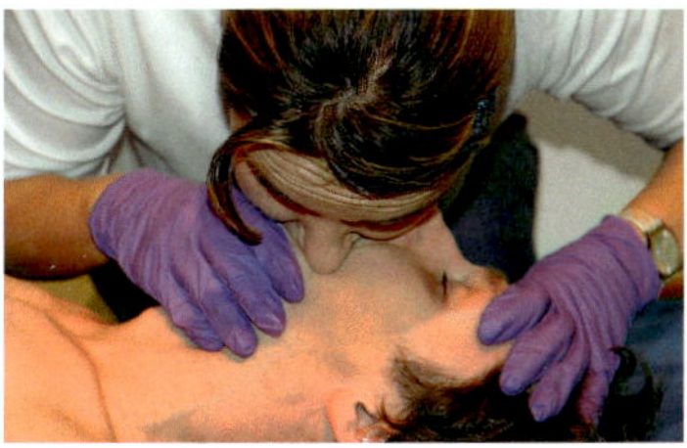

Abbildung 9.2.5: *Mund-zu-Mund-Beatmung.*

Hierbei kniet der Helfer an der Kopfseite des Patienten und öffnet dessen Mund, indem er mit einer Hand das Kinn nach unten drückt. Mit der anderen Hand, die auf der Stirn liegt, dreht er den Kopf nach hinten. Die Nase des Patienten wird mit der Wange des Helfers verschlossen, wenn die Luft hineingepresst wird, sodass der Atemzug nicht durch die Nase entweichen kann. Eine weitere

Möglichkeit ist die Mund-zu-Nase-Beatmung, die vor allem bei Kindern zur Anwendung kommt. Ausserdem können Hilfsmittel (z.B. eine Pocket Mask) die Beatmung vereinfachen und hygienischere Bedingungen ermöglichen.

⇨ Beatmung nur bei Kenntnissen durchführen! Keine Beatmung bei Blut oder Erbrochenem im Mund! Auf eigene Sicherheit achten! Helfer, die nicht fähig oder nicht gewillt sind, eine Mund-zu-Mund-Beatmung durchzuführen, sollen eine Wiederbelebung nur mit Brustkorbkompressionen durchführen.

Blutkreislauf:

Bei komplettem Kreislaufstillstand wird der Betroffene im Gesicht schnell tiefblau bis lila und ist nicht mehr ansprechbar.

Sind keine sicheren Lebenszeichen nachweisbar, wird die Notrufzentrale alarmiert und danach sofort die HDM gestartet (s. Schema 9.2.1 Seiten 105).

Die Beatmung bleibt trotzdem bei bestimmten Erkrankungen von eminenter Bedeutung (Säuglinge, Kinder, Drogen-Überdosierungen). Ausserdem wird die Beatmung nach einigen Minuten Herz-Kreislauf-Stillstand jeder Ursache bedeutsam.

Bei allen Reanimationen erwachsener Patienten und Kindern über einem Monat gelten die folgenden **Regeln für die Herzdruckmassage:**

- Patient liegt auf dem Rücken, harte Unterlage
- Druckpunkt in der Mitte des knöchernen Brustkorbes, beide Handballen übereinander, Arme gestreckt, Schultern des Helfers senkrecht über den Händen (s. Abbildung 9.2.6).
- 5 cm Eindrücken des Brustkorbs bei Erwachsenen, ⅓ des Brustkorbs bei Kindern, dann volle Entlastung
- 100 Brustkorb-Kompressionen pro Minute, maximal 120/Minute
- mind. 100 Brustkorbkompressionen/Minute ohne Beatmung oder
- Verhältnis: 30 Kompressionen / 2 Beatmungen, bis ein definitiver Atemweg existiert (z.B. Beatmungsschlauch durch einen Notarzt)
- Laut mitzählen: 1-und-2-und-3-und-4-und… 30

⇨ Jegliche Unterbrechung der Herzdruckmassage muss vermieden werden (keine Massage = kein Kreislauf): rasche Wiederaufnahme der Herzdruckmassage nach 2 Beatmungen!

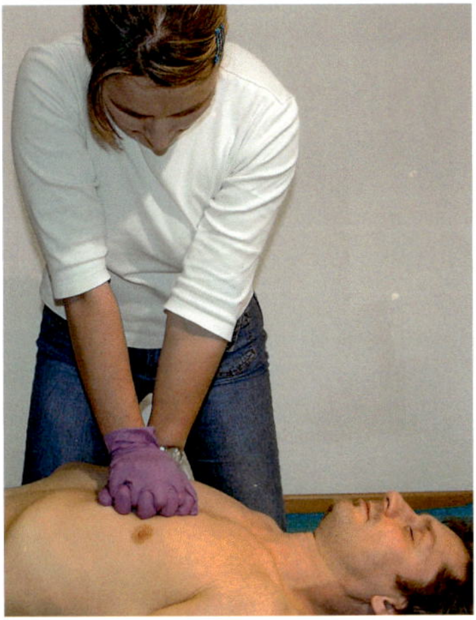

Abbildung 9.2.6: *Herzdruckmassage*

Wenn mehrere Helfer anwesend sind, sollte man sich alle zwei Minuten bei der Herzdruckmassage abwechseln, selbst wenn sich der Helfer noch nicht erschöpft fühlt.

Grosse Blutungen können Ursache für das Kreislaufproblem («C-Problem») sein und müssen so schnell wie möglich gestoppt werden, da sie durch den Blutverlust einen stark erniedrigten Blutdruck verursachen können (s. auch Kapitel 9.4 Seite 130). Die Blutstillung geschieht parallel zu der Herzdruckmassage und darf diese nicht verzögern oder behindern.

AED – Automatisierter Externer Defibrillator

Es wird äusserst selten vorkommen, dass man in der Wildnis oder im Gebirge einen Defibrillator bei sich hat. Die Geräte sind schon durch die Batterie recht schwer. Es ist aber denkbar, dass z.B. in einer öffentlichen Berghütte und grossen Skigebieten AED vorhanden sind. Daher wird an dieser Stelle darauf hingewiesen.

Automatisierte externe Defibrillatoren (AED) sind Geräte, die über Klebelektroden mit dem unbekleideten Brustkorb eines Patienten verbunden werden.
Der Herzrhythmus wird dann automatisch bestimmt und je nach Resultat eine Empfehlung für eine Defibrillation (Energieentladung/Schock) gegeben. Die Defibrillation entspricht einer plötzlichen Entladung eines Kondensators, wobei der Strom über das Herzgewebe des Patienten fliesst. Dabei wird eine vordefinierte Energie appliziert, die in Joule (J) angegeben wird und die dazu führt, dass sich alle Herzzellen im gleichen elektrischen Zustand befinden, was die Wiederaufnahme eines normalen Herzrhythmus erleichtert. Die Defibrillation bewirkt eine Rhythmisierung bei *Herzkammerflimmern,* einer lebensbedrohlichen Herzrhythmusstörung. Die Schockabgabe wird vom Gerät nur frei geschaltet, wenn der AED den Herzrhythmus als defibrillierbar erkennt.

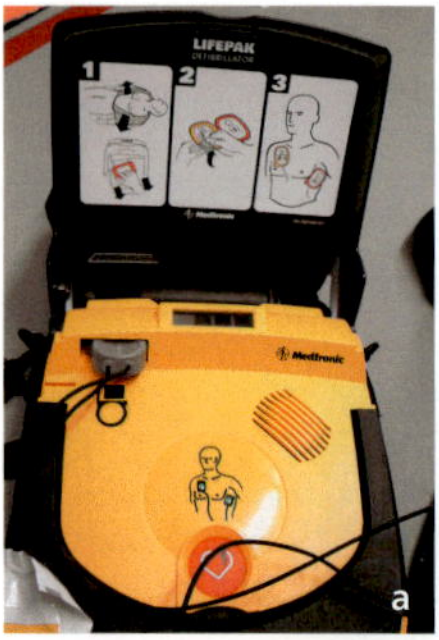

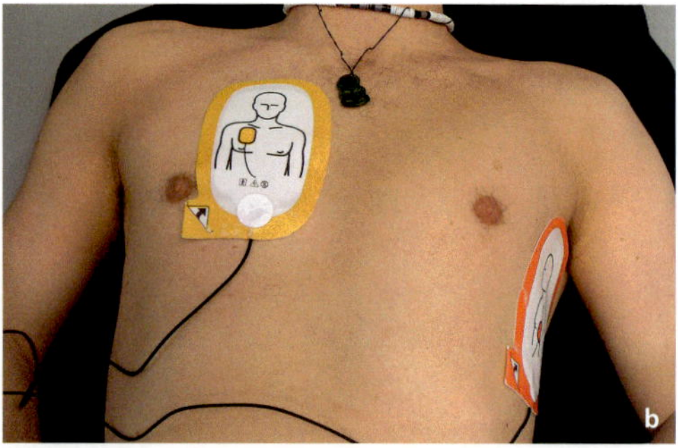

Abbildung 9.2.7 a: *Das AED mit Symbol: Die Bedienung ist einfach die Anweisungen klar.*
Abbildung 9.2.7 b: *Die Elektroden werden gemäss Zeichnung an den Patient angeschlossen.*

⇨ Ist ein AED verfügbar, muss dieser entsprechend Algorithmus angewendet werden.

Ein Kammerflimmern hat die besten Chancen, in einen normalen Herzrhythmus umgewandelt zu werden, wenn die Defibrillation innerhalb der ersten 5 Minuten nach Eintreten des Notfalls erfolgt. Ca. 85 % der Patienten können während dieser Zeitspanne mit dem ersten Schock gerettet werden. Da jedoch auch bei bestens funktionierenden Rettungsdiensten solche kurzen Zeiten schwer einzuhalten sind, werden AED zunehmend im öffentlichen Raum (Stadien, Bahnhöfe usw.) zur Verfügung gestellt. Überdies sind sie durch ihre einfache Handhabung besonders für Laienhelfer geeignet. Die Standorte der Geräte sind mit einem internationalen Symbol gekennzeichnet (s. Abbildung 9.2.7 a).

Die HDM muss nach Abgabe eines Schocks für 2 min wieder aufgenommen werden, unabhängig davon, welcher Herzrhythmus im Monitor des AED angezeigt wird. Der Grund hierfür ist die Herzschwäche nach Kammerflimmern und Schockabgabe, was wiederum ohne CPR zu einer schlechteren Durchblutung aller Organe führen würde (s. auch Schema 9.2.1 Seiten 104–105). Wichtig ist, dass auch hierbei die primäre ABC-Regel bestehen bleibt.

⇨ Das AED ergänzt die kardiopulmonale Reanimation, ersetzt sie aber nicht!

Häufige Fehler bei den Wiederbelebungsmassnahmen:

- Der grösste Fehler ist, gar nichts zu tun!
- Zu viel Zeit geht bis zum Beginn der Herzdruckmassage verloren; zu lange Pausen zwischen Beatmung und Herzdruckmassage.
- Späte oder gar keine Alarmierung

Gründe, die CPR zu beenden oder nicht zu beginnen

- Die eigene Sicherheit ist nicht oder nicht mehr gewährleistet
- Eigene Erschöpfung
- Übergabe des Patienten an professionelle Rettungskräfte
- Der Patient kommt wieder zu sich –> Überwachen!
- Es sind Verletzungen vorhanden, die nicht mit Leben vereinbar sind
- Sichere Todeszeichen (Totenstarre, Totenflecken, Fäulnis)

⇨ Die Todesfeststellung bzw. -bestätigung ist eine ärztliche Aufgabe!

9.3 Ganzkörperuntersuchung (Body Check)

Grundsätzliches zum Body Check

Nachdem die Vitalfunktionen ABC untersucht und mittels Sofortmassnahmen behandelt und stabilisiert wurden (wie im Kapitel 9.2 beschrieben), beinhaltet die Patientenbehandlung und Betreuung der sogenannte Body Check. Wie schon der Name sagt, geht es hier um eine Ganzkörperuntersuchung, die systematisch von Kopf bis Fuss erfolgen soll.

⇨ Ziel des Body Check ist, keine therapiebedürftigen Verletzungen zu verpassen.

Bei früher Alarmierung und kurzer Anflugzeit wird der Body Check meist nicht allzu grosse Sorgen bereiten, da die Profis den Patienten oft schon übernehmen, bevor das ABC fertig ist. Bei längeren Wartezeiten oder falls sogar eine terrestrische Rettung durchgeführt werden muss, oder wenn die Betroffenen in abgelegenen Gebieten im Ausland auf sich alleine gestellt sind, sieht es anders aus. Es ist auch klar, dass Laien mit limitierter Ausrüstung bei den Therapiemöglichkeiten stark eingeschränkt sind – es gibt aber einige Verletzungsformen, die lebensbedrohlich sein können, die wir aber auch mit einfachen, improvisierten Mitteln behandeln können. Bei Schwer-

und Mehrfachverletzten sowie bei Bewusstlosen ist der Body Check deshalb eine absolute Notwendigkeit. Es empfiehlt sich auch, vermeintlich Leichtverletzte von Kopf bis Fuss anzuschauen.

⇨ Bei schmerzhaften Einfachverletzungen kann eine relevante Verletzung (z.B. der Wirbesäule oder der inneren Organe) überdeckt und so verpasst werden.

Systematischer Body Check von Kopf bis Fuss

Um eine möglichst vollständige Untersuchung zu gewährleisten, empfiehlt es sich, systematisch vorzugehen. Selbstverständlich ist eine derartige Untersuchung am zuverlässigsten und aussagekräftigsten am ausgezogenen Patienten durchzuführen. Im Gelände muss aber situationsgerecht gehandelt werden und eine Auskühlung des Patienten ist nach Möglichkeit zu vermeiden. Häufig müssen wir uns auf die Tastuntersuchung durch die Kleidung beschränken oder zumindest nur die Körperteile exponieren, bei denen eine Untersuchung in bekleidetem Zustand unmöglich oder nicht aussagekräftig ist. Bei ansprechbarem Patienten kann bei jeder Station vor der Untersuchung nach Schmerzen oder speziellen Empfindungen gefragt werden.
Im Normalfall erfolgt zuerst eine Inspektion (Untersuchung mit den Augen), bei der unter Umständen schon äussere Blutungen, Schwellungen oder abnormale Beweglichkeiten festgestellt werden können. Anschliessend erfolgt eine anfänglich oberflächliche Palpation (Tastuntersuchung) der entsprechenden Region, bei der ebenfalls Blutungen (Rückseite des Körpers), Schwellungen, Verhärtungen, Fehlstellungen (Gelenke) und schmerzhafte Stellen erkannt werden können. Die tiefe Palpation kann bei wachem Patienten schmerzhaft sein und soll deshalb mit entprechender Vorsicht durchgeführt werden. Sie gibt Auskunft über tiefere Verletzungen wie Knochenbrüche, Beckenverletzungen oder innere Verletzungen. Das Durchbewegen der Gelenke zum Abschluss der Extremitätenuntersuchung kann uns Aufschluss über Gelenksbrüche oder bis anhin noch nicht erkannte Gelenksverletzungen geben.
Zu guter Letzt kann der Patient, falls genügend Hilfspersonal zur Verfügung steht, mit entsprechender Vorsicht und korrekter Technik auf die Seite gedreht werden (s. Abbildung 9.3.1 Seite 115), damit die gesamte Rückseite des Patienten untersucht werden kann. Diese Massnahme ist gerechtfertigt, falls wir aufgrund des Unfallmechanismus offene Verletzungen oder Blutungsquellen ausschliessen müssen. Nicht erkannte Blutungen können in diesen Situationen zu schweren Blutverlusten und nachfolgenden Schockzuständen führen.

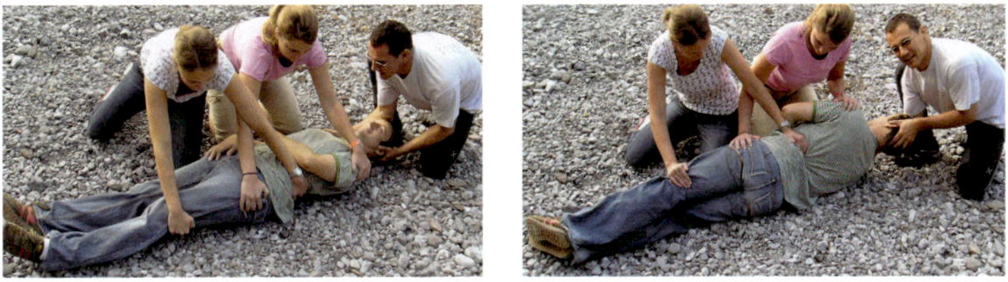

Abbildung 9.3.1: *Wirbelsäuleschonende Drehung des Patienten, um den Rücken zu untersuchen: En Bloc drehen oder «Logroll». Zu beachten ist der gekreuzte Griff. Der Retter am Kopf gibt das Kommando.*

In der Folge werden der Body Check sowie die wichtigsten Verletzungen beschrieben. Es werden medizinische und funktionelle Aspekte erklärt, die Diagnostik erläutert und Behandlungsmöglichkeiten aufgezeigt.

Verletzungen an Kopf und Hals

Beginn der Untersuchung am behaarten Kopf. Bei Verletzungen der Kopfhaut können starke **Blutungen** auftreten, die zu einem beträchtlichen Blutverlust führen können. Falls diese auf der Rückseite lokalisiert sind, werden sie gelegentlich erst spät bemerkt.

Behandlung: Das Anbringen eines Druckverbandes kann schwierig sein, gelegentlich ist das Abbinden der Kopfhautgefässe die einfachste Lösung, bei Schädelbrüchen aber nicht empfehlenswert.

Augen: Augenverletzungen durch direktes Trauma (Schlag, Splitter) sind selten. Das Auge ist durch Reflexe und anatomisch sehr gut geschützt. Häufiger sind kleine, unfallbedingte Fremdkörper wie Stein- oder Glassplitter (Brille).

Behandlung: Schwere Augenverletzungen können im Gelände nicht behandelt werden. Ein schützender, sauberer Verband verhindert Verschmutzung und stellt das Auge ruhig. Fremdkörper können vorsichtig mit einem Nastuchzipfel oder einem Wattestäbchen entfernt werden. Der untere Bindehautsack entfaltet sich fast vollständig, wenn man das Unterlid nach unten hält und den Patienten nach oben Blicken lässt. Beim oberen Bindehautsack ist das schon etwas schwieriger, weit oben liegende Fremdkörper können häufig erst nach Umklappen des Oberlids (Augendeckel) entfernt werden – was über ein aufgelegtes Holzstäbchen oberhalb des festen Augendeckels erreicht werden kann.

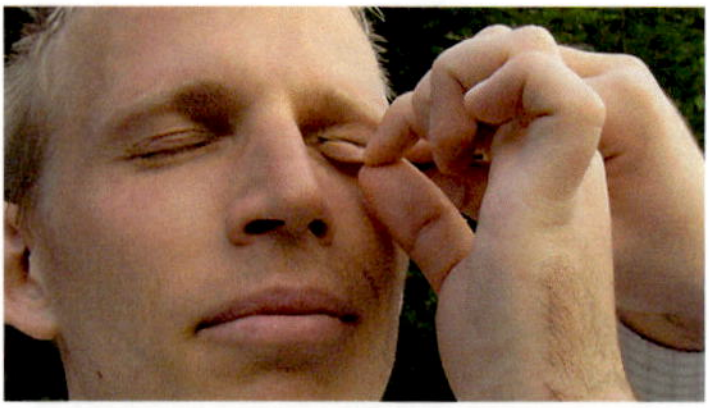
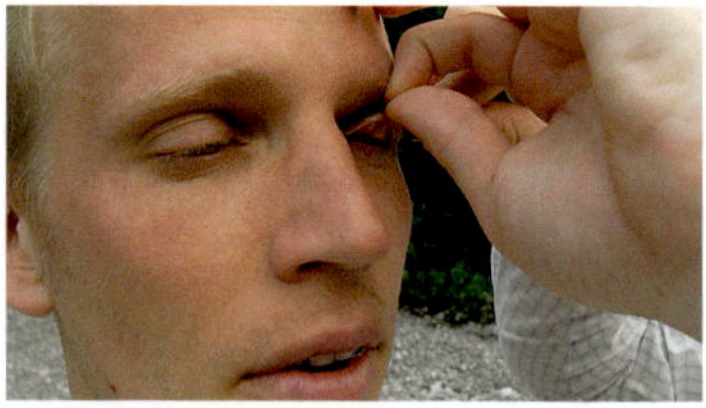

***Abbildung 9.3.2:** Ektropionieren des Oberlides.*

Schädel-Hirn-Trauma (SHT): Verletzungen des Gehirns können mit und ohne Fraktur des Schädelknochens einhergehen. Die mildeste Form eines SHT ist die **Gehirnerschütterung.** Sie ist definiert durch Bewusstlosigkeit und eine Gedächtnislücke. Zusätzliche Symptome können Übelkeit und Erbrechen sein. Bei Bewusstlosigkeit von weniger als 5 Minuten spricht man von einer leichten Gehirnerschütterung. Aufgrund der äusseren Untersuchung kann aber über das Ausmass des Schadens an der Gehirnmasse kein sicherer Rückschluss gezogen werden. Je nach Energieeinwirkung kann es zu einer Quetschung der Hirnmasse kommen **(Contusio Cerebri),** unter Umständen mit mehr oder weniger ausgeprägten Einblutungen in die Gehirnmasse **(Intracerebrale Blutungen).** Derartige Verletzungen sind meist mit längerer Bewusstlosigkeit einhergehend und können vom Erscheinungsbild her nicht von einer schweren Gehirnerschütterung unterschieden werden.

Es kann im Weiteren zu sogenannten intrakraniellen Blutungen kommen. Die häufigsten Formen sind das **Epiduralhämatom** (Blutung aus einer Hirnhautarterie, meist mit einem Schädelbruch einhergehend). Bei dieser Form der Blutung tritt häufig ein sogenanntes klares (lucides) Intervall auf, der Patient ist nach einer Bewusstlosigkeit wieder wach und ansprechbar, im Verlauf kann sich der Zustand aber schnell verschlechtern, der Patient wird erneut bewusstlos und es kann eine Pupillendifferenz auftreten. Das heisst, dass auf der verletzten Gehirnseite der Druck ansteigt und der Nerv, der für die Engstellung der Pupille verantwortlich ist (III. Hirnnerv, N. Oculomotorius) eingeklemmt wird, die Pupille wird weit. Eine weitere Form einer intrakraniellen Blutung ist das **Subduralhämatom,** das vor allem bei älteren Leuten nicht zwingend mit einem Schädelbruch einhergehen muss. Diese Form zeichnet sich durch eine mehr oder weniger rasche, zunehmende Verschlechterung der Hirnfunktion aus (Eintrübung) (s. AVPU-Regel Seite 99).

⇨ Bei allen Schädel-Hirn-Verletzungen kann deshalb die Untersuchung der Pupillenreaktion wertvolle Hinweise auf den Zustand des Gehirns liefern. Insbesondere beim bewusstlosen Patienten haben wir im Gelände keine andere Beurteilungsmöglichkeit, die Pupillenreaktion wird unmittelbar nach der Untersuchung der Schädeldecke durchgeführt.

Bei schon sofort nach dem Unfall vorliegender Bewusstlosigkeit mit Pupillendifferenz ist deshalb von einer schweren Hirnverletzung auszugehen, vorwiegend auf der Seite mit erweiterter, verlangsamt oder nicht mehr reagierender Pupille. Eine beidseitige Erweiterung der Pupillen kann eine schwere allgemeine Schädigung des Gehirns mit Hirnschwellung bedeuten – diese tritt aber meist erst nach mehreren Minuten (schwere Form) bis Stunden (leichtere Formen) ein.

Beidseitig erweiterte Pupillen können aber auch Zeichen eines Sauerstoffmangels ohne zugrunde liegendes SHT sein. Dies kann beispielsweise bei Ateminsuffizienz (s. A- und B-Probleme, Kapitel 9.2 Seite 100) oder schweren ***Schockzuständen*** (C-Probleme, Kapitel 9.2 Seite 101) vorkommen.

Eine weitere häufige Form von SHT sind die so genannten **Schädelbasisbrüche.** Diese Frakturen gehen durch die Schädelbasis, welche den Gehirnschädel und den Gesichtsschädel verbindet. Es kann häufig der Austritt von Blut und Gehirnflüssigkeit aus Ohr oder Nase festgestellt werden, eine Bewusstlosigkeit muss nicht vorliegen.

Behandlung: Im Gelände ist eine Behandlung kaum durchführbar. Die besten Resultate werden erzielt, wenn wir die Sauerstoffversorgung (A- und B- Probleme lösen) und die Durchblutung (C-Probleme) des Gehirns aufrecht erhalten können. Unter Umständen kann durch eine Oberkörper-Hochlagerung der Druck innerhalb des Schädels etwas gesenkt werden (s. Kapitel 9.4, Abbildung 9.4.4, Seite 128).

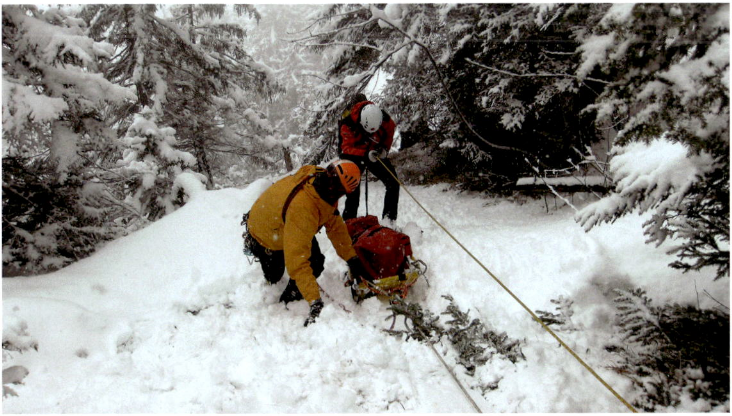

Abbildung 9.3.3: *Winterliche Einsatzübung (M. Walliser).*

Gesichtsschädelverletzungen: Verletzungen des Gesichtsschädels gehen häufig mit starken Blutungen einher, die von aussen kaum gestillt werden können. In solchen Situationen ist vor allem beim Bewusstlosen auf den Schutz der Atemwege zu achten, dies kann meist nur durch eine korrekte Seitenlage erreicht werden. Schwellung, Fehlen der normalen Gesichtskontur, Asymmetrien beim Abtasten, Fehlbiss und Krepitation (Knochenreiben) und Doppelbilder können weitere klinische Zeichen für so genannte **Mittelgesichts*frakturen*** sein.

Behandlung: Lagerung nach Möglichkeit mit erhöhtem Oberkörper, saubere Verbände, Blutstillung (kann schwierig sein).

Weiter geht die Untersuchung mit den Weichteilen des Halses. Schwellungen im Halsbereich oder Verletzung des Kehlkopfes sind Alarmzeichen, die Atemwege des Patienten sind möglicherweise bedroht.

Verletzungen der Wirbelsäule und des Rückenmarkes

Beim geringsten Verdacht auf eine Verletzung der Halswirbelsäule (HWS) muss auf einen korrekten Schutz der HWS geachtet werden, um Folgeschäden oder zusätzliche Schädigung bei Transport, Umlagern oder anderen Massnahmen zu vermeiden. Verdachtsmomente sind in erster Linie ein passendes Trauma (Sturz aus grosser Höhe, Anprall des Kopfes), entsprechende Begleitverletzungen (SHT, Verletzung der Brust- und Lendenwirbelsäule) oder Schmerzangabe im Bereich der HWS. Beim bewusstlosen Patienten ist der Schutz der HWS besonders wichtig (Massnahmen s. Kapitel 9.4 Seite 140), da bei Verlust der Muskelspannung die Verletzbarkeit des Rückenmarkes bei Vorliegen eines instabilen Bruches noch grösser ist.

⇨ Beim ansprechbaren Patienten sind Schmerzen und Schwellung der HWS sowie Gefühlsstörungen (Ameisenlaufen, Kribbeln), Gefühlsausfälle oder sogar Lähmungserscheinungen an Armen und Beinen Alarmzeichen und deuten auf eine schon bestehende Schädigung des Rückenmarkes hin *(Tetraplegie)*.

Dies trifft ebenfalls für Verletzungen der Brust- und Lendenwirbelsäule *(Paraplegie)* zu, wobei diese Strukturen beim Body Check erst ganz am Schluss bei der Untersuchung in Seitenlage (Logroll) erkannt werden. Im Gelände wird diese Untersuchung aber vorwiegend zum Ausschluss von Blutungen durchgeführt.
Die Ausdehnung und die Lokalisation der neurologischen Störungen können einen Aufschluss über den Ort der Rückenmarksverletzung geben (s. Abbildung 9.3.4 Seite 119).

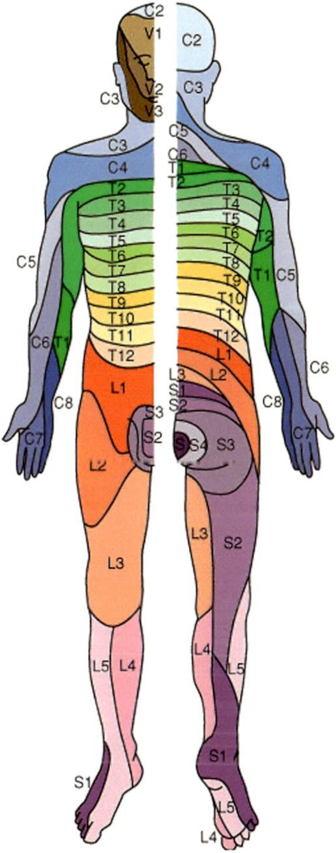

Abbildung 9.3.4: *Einteilung des menschlichen Körpers in Dermatome: unter Dermatom (griech. «Derma» Haut und «Tomus» Schnitt) versteht man das von einem Rückenmarksnerven (Spinalnerven) innervierte segmentale Hautgebiet. Gefühlstörungen und Missempfindungen ab einem bestimmten Hautareal weisen auf eine bestimmte Höhe der Rückenmarksschädigung hin (Hals- [C], Brust- [T], Lenden- [L], Kreuzbein- [S] Wirbelsäule).*

Zusammen mit einer kompletten Rückenmarksverletzung kann es zu einer Lähmung der Gefässe unterhalb des Querschnitts kommen, bedingt durch den Ausfall der Nerven, welche die Gefässmuskulatur unter Spannung setzen. Dies kann, auch wenn kein Blutverlust vorliegt, zu einem Blutdruckabfall führen. Im Gegensatz zu der häufigsten Schockform durch Blutverlust ist hier die Haut im betroffenen Gebiet nicht kühl und kaltschweissig, sondern warm und trocken, der Puls ist eher langsam. Dieser Zustand wird auch als *neurogener Schock* bezeichnet und bildet eine Ausnahme unter den Schockzuständen.

Behandlung: Im Gelände ist bei Verletzungen der Wirbelsäule auf eine möglichst schonende und sichere Lagerung zu achten. Unter Umständen kann der Patient sogar bis zum Abtransport in der vorgefundenen Position belassen werden – falls diese sicher und nicht allzu unangenehm für den Patienten ist und der Abtransport nach kurzer Zeit erfolgen kann.

Falls aber die Lage gefährdet ist oder wir ein mögliches ABC-Problem lösen müssen, ist die Umlagerung – möglichst unter Vermeidung zusätzlicher Schäden – oft notwendig. Eine kontinuierliche Überwachung des Patienten bis zum Abtransport ist zwingend.

Verletzungen des Brustkastens (Thorax)

Die Untersuchung des Brustkastens wird bei Schwerverletzten normalerweise schon beim ABC durchgeführt. Falls anfänglich kein B-Problem vorliegt, der Patient aber im Verlauf Atmnot oder atemabhängige Schmerzen angibt, muss der Brustkasten ebenfalls untersucht werden.

⇨ Allein eine gebrochene Rippe kann aufgrund der Schmerzen zu einer eingeschränkten Atmung führen.

Mehrere gebrochene Rippen oder ein instabiler Thorax (mehrere Rippen an mehreren Orten gebrochen) können zu einer massiven Einschränkung der Atemfunktion führen. Falls es zu Lungenverletzungen kommt (meist durch Rippenbrüche), kann durch Luftaustritt aus den Lungen ein sogenannter **Pneumothorax** entstehen. Das bedeutet, dass sich im normalerweise luftleeren Raum zwischen Lunge und Brustwand Luft befindet und die betroffene Lunge zusammenfällt. Falls diese Luft durch einen inneren Ventilmechanismus unter Spannung gerät, sprechen wir von einem **Spannungspneumothorax.** Die Spannung verdrängt dann auch noch die andere Lunge, das Herz wird unter Druck gesetzt und das Blut kann nicht mehr in den Kreislauf strömen, es kommt zu einer Einflussstauung. Die Zeichen dafür sind extreme Atemnot, rasender Puls und gestaute Halsvenen. Nur die notfallmässige Ableitung der Luft kann diese Situation entschärfen.
Hier sind Laien ohne entsprechende Ausrüstung leider mit den machbaren Massnahmen am Ende.

Eine weitere Verletzungsform ist ein **offener Pneumothorax.** Dies kann durch eine Stichverletzung, beispielsweise durch Eispickel oder Steigeisen, geschehen. Es kann eine Wunde am Brustkasten festgestellt werden, durch die mehr oder weniger Luft und Blut austreten kann. In dieser Situation ist die Ausbildung eines Spannungspneumothorax bei folgendem Verband eher unwahrscheinlich:

Behandlung: Ein luftdichter, möglichst sauberer Verschluss (Plastiksack) wird über die Wunde auf drei Seiten fixiert. So wird das Eindringen von Luft in den Thorax verhindert, der Überdruck kann sich aber selber entlasten.

Verletzungen des Bauchraumes (innere Organe)

Vor allem bei mehrfach verletzten Patienten kommen häufig zusätzliche Verletzungen im Bauchraum vor. Diese werden oft erst im Verlauf entdeckt, deshalb muss der Bauch beim Body Check sorgfältig untersucht werden.

Schmerzen im Bauchraum können Zeichen für äussere, aber auch für innere Verletzungen sein. Eine Schwellung des Bauches verbunden mit einem «C-Problem» weisen auf eine Organverletzung mit Blutung hin. Am häufigsten sind Verletzungen der Milz und der Leber, es kann aber auch zu Gefässverletzungen im Bauchraum kommen (s. Kapitel 12 Seite 182 **«Milzriss»**). Diese Verletzungen sind, fern von Spitaleinrichtungen, kaum behandelbar. Bei Verletzung eines Hohlorganes im Bauchraum (Magen-Darm-Trakt) kann es nach einer gewissen Zeit (Minuten bis Stunden, je nach verletztem Abschnitt) zu einer Bauchfellentzündung mit harter Bauchdecke, Abwehrspannung, Fieber und starken Schmerzen kommen.

Behandlung: Bei inneren Verletzungen im Gelände ist die einzige machbare Massnahme eine optimale Lagerung (Schocklagerung, Entlastung der Bauchdecke) und allenfalls eine Schmerztherapie.

Beckenverletzungen

Bei entsprechender Energieeinwirkung (Sturz aus grosser Höhe beim Klettern, Sturz mit hoher Geschwindigkeit beim Skifahren) sind Frakturen des Beckens keine Seltenheit. Die **instabilen Beckenfrakturen** (mindestens einseitig instabiler Beckenring) können zu grossem Blutverlust und Schockzustand führen. Starke Schmerzen und beim Abtasten zueinander verschiebbare Beckenschaufeln mit mehr oder weniger ausgeprägten Schockzeichen (abhängig vom zeitlichen Ablauf) sind Alarmzeichen.
Die Tastuntersuchung muss meist durch die Kleider hindurch ausgeführt werden. Um sich ein Bild der vorliegenden Beckenverletzung machen zu können, muss man die Symphyse (vorne am Beckenring, direkt vor der Blase) und die Beckenschaufeln (seitwärts am Becken) ertasten können (s. Abbildung 9.3.5). Wenn die Symphyse nicht mehr getastet werden kann, haben wir es wahrscheinlich mit einer Beckenringsprengung zu tun. Wenn nämlich vorne das Becken aufgerissen ist, muss hinten am Beckenring ebenfalls eine Verletzung vorliegen.
Wenn sich die Beckenschaufeln zusammenpressen lassen und hier eine Beweglichkeit feststellt wird, liegt mit Sicherheit eine Beckenringfraktur vor und wir müssen mit beträchtlichem innerem Blutverlust rechnen.

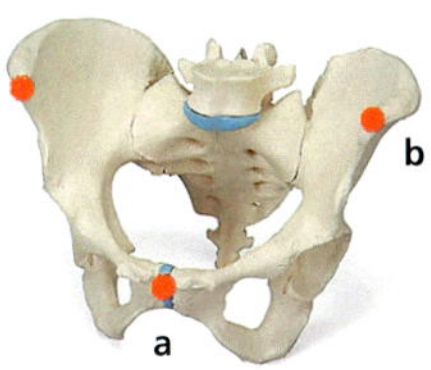

Abbildung 9.3.5: *Beckenring, Tastpunkte (a = Symphyse, b = Beckenschaufeln).*

Behandlung: Der Bruch (und auch die Schmerzen) finden sich meistens auf der Seite mit verkürztem Bein! Durch Zug am kürzeren Bein und nach innen Drehen der Füsse kann schon eine teilweise Reposition erreicht werden. Das Zusammenbinden der Beine in Innenrotation und mit ca. 10-20° gebeugten Knie- und Hüftgelenken verkleinert schon das Beckenvolumen und den möglichen Raum für eine Einblutung. Der Beckenring kann in dieser Situation noch zusätzlich durch einen Beckenkompressionsverband von aussen komprimiert werden, so lässt sich die Blutung unter Umständen kontrollieren. Diese Massnahme kann mit Gürteln, Hüfttraggurten oder Klettergurten durchgeführt werden und ist unter Umständen lebensrettend (s. Abbildung 9.3.6 a–b).

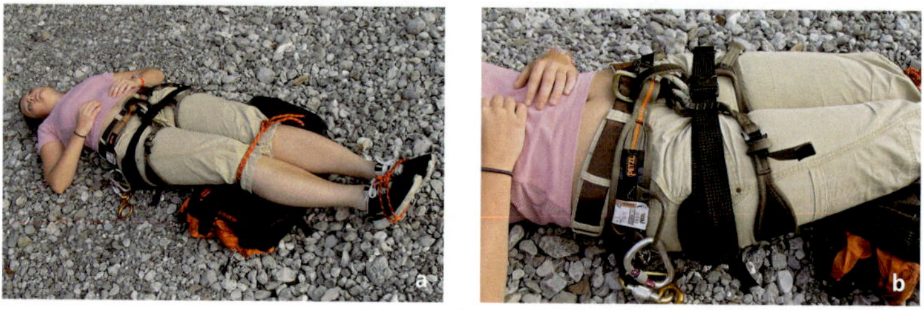

Abbildung 9.3.6 a–b: *Ruhigstellung eines Beckenbruches mit Gürtel. Die Beine sind auf Knie- und Fusshöhe gebunden, die Hüften und Knie um ca 20° gebeugt.*

Verletzungen der Arme und Beine (Extremitäten)

Dies sind die häufigsten Verletzungen überhaupt in den Bergen und führen häufig zu Helikopterrettungen, da vor allem bei Beinverletzungen die Gehfähigkeit eingeschränkt oder sogar verloren wird.

Im Kapitel 9.4 erfolgt eine ausführliche Beschreibung verschiedener Massnahmen zur Reposition und Stabilisierung verletzter Extremitäten.

Im Folgenden werden einzelne Verletzungsgruppen zuerst allgemein beschrieben. Im Anschluss erfolgt eine detailliertere Beschreibung der häufigsten Verletzungen aus dieser Gruppe von oben nach unten.

Knochenbrüche (Frakturen)

Frakturen an Armen und Beinen sind unter den häufigsten Verletzungen bei Bergsteigern und Outdoorsportlern. Schmerzen, Schwellung, unnatürliche Stellung und Beweglichkeit, Krepitation (Knochenreiben) sind die wichtigsten Zeichen. Schaftfrakturen haben eine eher bessere Prognose als Gelenksfrakturen. Bei Verletzungen des Weichteilmantels über einer Fraktur sprechen wir von einer offenen Fraktur. Je nach Grad der Verschmutzung und der Weichteilschäden verschlechtert sich auch hier die

Prognose (Infektionsgefahr, Heilungsstörungen). Bei der Diagnose ist die Schmerzangabe des Patienten der wichtigste Hinweis. Die Untersuchung erfolgt mit Auge und Tastsinn. Häufig gibt der Seitenvergleich Hinweise auf das Ausmass einer Fehlstellung! Bei offensichtlichen Frakturen mit Fehlstellung ist die Diagnose einfach. Es gibt aber auch Frakturen, die wir nicht so einfach erkennen. Dies kann bei Knochenrissen ohne Fehlstellung der Fall sein

Behandlung: Bis zur definitiven Behandlung eines Knochenbruches (z.B. chirurgische Intervention) besteht die Behandlung im Gelände aus Geraderichten und Einrenken eines stark verschobenen Knochens oder Gelenkes, Ruhigstellung und Schmerzbehandlung, wenn Mittel vorhanden (s. Kapitel 9.4 Seite 124). Weitere Massnahmen in der akuten Phase sind, die verletzte Extremität hochzulagern und zu kühlen – so können bis zu einem gewissen Grad die Schwellung und auch die Schmerzen minimiert werden.

Schlüsselbeinbruch: Bei Sturz auf die Schulter oder direktem Trauma kann das Schlüsselbein brechen. Es ist eine häufige Verletzung, die recht schmerzhaft ist, der Arm kann meistens nicht mehr aktiv gebraucht werden. Es ist eine normalerweise harmlose Verletzung, die meist ohne Operation behandelt werden kann. In der Akutphase reicht die Ruhigstellung des Arms (s. Kapitel 9.4 Seite 138).

Ober-, Unterarmbruch: Diese Brüche werden meist durch Stürze verursacht. Schmerzen und Fehlstellung sprechen für sich. Offene Frakturen sind hier eher selten, die Reposition und die Ruhigstellung bereiten meist keine Probleme.

Handgelenksbruch (Speiche – Radius und/oder Elle – Ulna): Eine der häufigsten Frakturen überhaupt! Offene Frakturen kommen gelegentlich auch vor. Auch hier ist die Reposition unter Zug häufig problemlos möglich, bei instabilen Frakturen besteht jedoch Tendenz, dass die Reposition wieder verloren geht. Die Fixation in der besten erreichten Reposition ist auch hier meist unproblematisch. Wichtig sind Hochlagern und Kühlen!

Hand-, Fingerfrakturen: Bei Einklemmungen, Steinschlag oder auch bei Stürzen sind die Hände stark exponiert und offene Frakturen sind recht häufig. Die Reposition, das Verbinden und die Fixation in einer Finger-Vorderarmschiene stellen uns meist vor keine grossen Probleme. Eine fachärztliche Beurteilung empfiehlt sich jedoch auch bei vermeintlichen Bagatellverletzungen. Frühes Hochlagern und Kühlen kann die immer auftretende Schwellung verzögern.

Oberschenkelbruch: Ein eher seltener Bruch, der meist geschlossen ist, aber durch den möglichen grossen Blutverlust (über zwei Liter) gefährlich sein kann, vor allem wenn noch andere Blutungsquellen vorhanden sind. Die rasche Reposition und Fixation dieser Fraktur kann den Blutverlust minimieren. Die Fixation von aussen ist schwierig, das Zusammenbinden beider Beine scheint in dieser Situation die einfachste Massnahme. Kreislaufüberwachung und allenfalls Schocklagerung sind elementare Zusatzmassnahmen.

Unterschenkelbruch: Dies ist ein häufiger Frakturtyp (Gehen im groben Blockschutt usw.), aufgrund der spärlichen Weichteildeckung sind offene Brüche nicht selten. Die Reposition ist meist gut möglich und es bestehen diverse Fixationsmöglichkeiten, auch mit einfachen Mitteln. Frühe Hochlagerung und Kühlung sind bei diesen Brüchen sehr wichtig.

Sprunggelenksbruch, Malleolarfraktur: Nach der Handgelenksfraktur ist das die häufigste Fraktur. Sie tritt vor allem mit niedrigem Schuhwerk im unwegsamen Gelände, aber auch in hohen Schuhen auf. Offene Frakturen sind nicht selten und gelegentlich kommt es zu einer zusätzlichen Ausrenkung (Luxation) des Sprunggelenkes. In dieser Situation ist eine rasche Reposition besonders wichtig und hilft, den delikaten Weichteilmantel zu schützen (s. Kapitel 9.4 Seite 146).

Verrenkungen, Ausrenkungen *(Luxationen)*

Bei einer Luxation springt das Gelenk aus seiner natürlichen Führung und bleibt in dieser Stellung fixiert. Es sind relativ häufige Verletzungen und es gibt Gelenke, die häufiger luxieren als andere, obwohl grundsätzlich jedes Gelenk bei entsprechender Energieeinwirkung luxieren kann. Meistens treten Begleitverletzungen auf, im einfachen Fall eine Überdehnung/Zerrung der Gelenkkapsel, häufiger aber kommen Risse von Gelenkkapsel und stabilisierenden Bändern dazu, manchmal sogar Nerven- oder Gefässschäden. Deshalb ist jede Luxation eine ernstzunehmende Verletzung, die auch nach erfolgreicher Reposition von einem Spezialisten beurteilt und einer entsprechenden Nachbehandlung zugeführt werden muss (Behandlung s. Kapitel 9.4 Seite 143).

Verstauchungen

Verstauchungen sind mehr oder weniger ausgedehnte Gelenkverletzungen, die unter Umständen nur gezerrte oder angerissene Gelenkkapseln und Bänder mit entsprechender Schwellung und Schmerzen zur Folge haben – sozusagen missglückte Luxationen. Es können aber eine Vielzahl von Strukturen im und um das Gelenk verletzt sein. Im Gelände können wir meist nicht viel über zusätzliche Knorpelschäden, Knochenrisse oder Weichteilverletzungen sagen. Das Gelenk ist eben verstaucht, geschwollen, schmerzhaft und häufig nicht mehr belastbar.

Behandlung: Eine Ruhigstellung ist bei ausgeprägtem Befund sicher nicht falsch, insbesondere wenn der Verdacht auf eine Fraktur im Raum steht. Ansonsten kann man ausser Hochlagern, Kühlen, Schmerztherapie und Schonung des betroffenen Gelenkes nicht viel anbieten. Es empfiehlt sich, eine fachärztliche Beurteilung zu Ausschluss von Begleitverletzungen durchzuführen.

Weichteilverletzungen (Haut, Muskeln, Sehnen)

Lokalisierte Schmerzen und Funktionsausfälle nach Trauma können tiefe Verletzungen von Muskulatur oder Sehnen bedeuten. Gelegentlich führen sie zur Gehunfähigkeit, meistens treten diese Verletzungen an der unteren Extremität auf. Welche Strukturen genau verletzt sind, finden wir im Gelände meistens nicht heraus, eine Evakuation drängt sich aufgrund der Gehunfähigkeit häufig auf. Hochlagern, Kühlen und Schmerztherapie ist das einzige, was wir im Gelände anbieten können, eine Ruhigstellung kann hilfreich sein, falls beispielsweise der Streckapparat eines Beines nicht mehr funktioniert und das Bein nicht mehr kontrolliert werden kann.

9.4 Erweiterte Erste-Hilfe-Massnahmen

Einführung

Stellen Sie sich vor, Sie seien mit einigen Freunden auf dem klassischen Trekking zum Everest Base Camp im Khumbutal in Nepal. Es ist keine medizinisch geschulte Person in der Gruppe. Während des Anstiegs gibt es keine nennenswerten Probleme und die Gruppe denkt, dass die reichhaltige Apotheke wohl doch überflüssig war…
Beim Abstieg kommt die Gruppe etwas in Zeitnot und forciert das Tempo. Da macht ein Teilnehmer plötzlich einen Fehltritt, stürzt über den Wegrand hinaus zehn Meter ins steile Geröll hinunter. Er bewegt sich nach dem Sturz nicht, antwortet nicht, blutet aus mehreren Wunden und sein rechter Fuss ist grotesk rechtwinklig abgebogen.
Eine ähnliche Situation kann sich auch in den Schweizer Bergen bei schlechtem Wetter ergeben. Was kann man in einer solchen Situation, in der man auf sich alleine gestellt ist, tun? Einige Punkte werden in der Folge gehandelt:

- Lagerungen von Verletzten und Erkrankten
- Wund- Deck- und Stützverbände
- Ruhigstellung von verletzten Körperteilen (Immobilisation, Fixation)
- Geraderichten von grotesk verschobenen Körperteilen, Einrenken von verrenkten Gliedmassen (Reposition)
- Transportvorbereitung und improvisierte Transportarten
- Entfernen von Fingerringen im Gelände
- Bemerkungen zum Notbiwak

Lagerungen

Spezielle Lagerungen dienen dazu, beim Warten auf die Rettung die medizinische Situation des Patienten möglichst zu verbessern, zusätzliche Gefährdung zu vermeiden und es dem Patienten so bequem wie möglich zu machen.

Grundsätzliche Bemerkungen:

- Bevor ein Patient in eine stabile Seitenlage gebracht wird, muss der Helfer absolut sicher sein, dass der Patient noch atmet! Die stabile Seitenlage (s. Abbildung 9.4.1) nur beim sicher atmenden Patienten anwenden, im Zweifelsfall unverzüglich mit den Wiederbelebungsmassnahmen (CPR, s. Kapitel 9.2 Seite 102) beginnen.
- Den gesunden Menschenverstand walten lassen: Man sollte einen Patienten nur dann in der Absturzposition liegen lassen, wenn er sicher atmet und wenn die organisierte Rettung innert kürzester Zeit kommen wird – diese vertretbare Zeitspanne hängt vom Wetter (Kälte, Wind) und ebenso vom Ort (Sturz beim Klettern ganz in der Nähe einer SAC-Hütte) ab. Die Beurteilung eines Patienten ist in Rückenlage am zuverlässigsten durchführbar, ebenfalls können die Atemwege so am einfachsten freigehalten werden.
- Freie und sichere **Atemwege** haben absoluten Vorrang: Es muss darauf geachtet werden, dass der Patient frei atmen kann; wenn durch den Sturz der Kopf stark nach vorne gebeugt daliegt und der Patient geräuschvoll atmet («karchelt»), muss der Kopf vorsichtig im Nacken gestreckt werden und so festgehalten werden, bis die Rettung kommt. Ebenfalls sollte man schnell eingreifen können, falls eine Änderung des Zustandes erfolgt (z.B. Drehen des Patienten bei Erbrechen).
- Wenn der Patient **wach und ansprechbar** ist, diktiert er die Stellung, die ihm am angenehmsten ist. Immer den Patienten fragen, wie er es haben möchte. Patienten mit Asthmaanfall, Atemschwierigkeiten in der Höhe oder Verdacht auf Herzinfarkt bevorzugen beispielsweise häufig eine Lagerung mit angehobenem Oberkörper. Patienten mit Bauchschmerzen oder Bauchverletzungen ziehen von sich aus die Beine an, um die Spannung von der Bauchdecke zu nehmen (s. Abbildung 9.4.2 Seite 127).

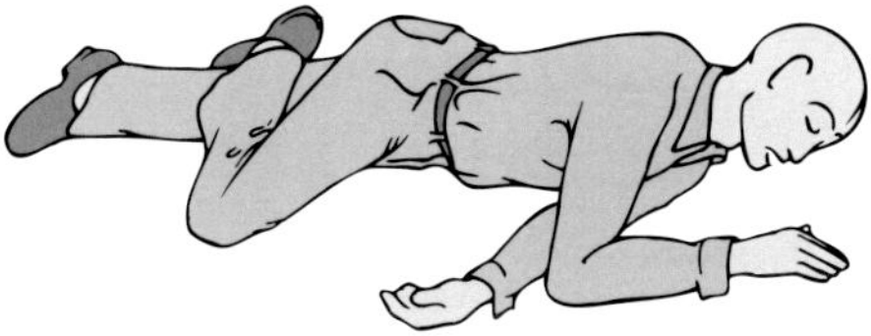

Abbildung 9.4.1: *Sicherheitsseitenlagerung: Der Kopf muss leicht überstreckt werden und kann auf eine Unterlage gelagert werden (Jacke). Das Gesicht muss schräg nach unten gerichtet sein (tiefster Punkt). Indikationen-Einschränkungen s. Text.*

Bewusstlose Patienten: Bei Bewusstlosen, die auf dem Rücken liegen, ist die Sicherheit der Atemwege nicht gewährleistet. Das Zurückfallen der Zunge kann die Atemwege derart verlegen, dass der Patient erstickt. In Rückenlage können durch leichten Zug am Kinn und leichtes Kippen des Kopfes nach hinten die Atemwege freigehalten werden. In dieser Position kann die Atmung am einfachsten überwacht werden und der Beginn einer Reanimation wird nicht verzögert. Zusätzlich wird der Bodycheck und die Versorgung von weiteren Verletzungen ebenfalls normalerweise in Rückenlage durchgeführt.
Bei (wiederholtem) Erbrechen, wenn Blut oder Sekret in den Rachen fliesst oder wenn der Patient nicht lückenlos überwacht werden kann, soll der Patient früh in eine stabile Seitenlage gebracht werden.

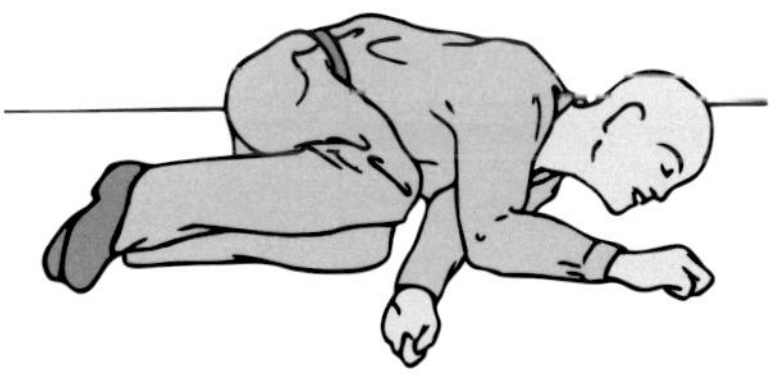

Abbildung 9.4.2: *Bauchverletztenlagerung: In leichten Fällen ist es auch möglich, dass der Patient auf dem Rücken liegt (Oberkörper erhöht, Beine angewinkelt). Das Anziehen der Beinen entspannt die Bauchdecke und vermindert somit den Schmerz.*

Bei schockierten (s. Kapitel 9.2 Seite 101) und bewusstlosen Patienten kann die Durchblutung der lebenswichtigen Organe dadurch verbessert werden, dass man in der stabilen Seitenlage einen Rucksack unter die Beine legt (modifizierte Schocklagerung, klassische Schocklagerung s. Abbildung 9.4.3). Auch kann die Hanglage genutzt werden, um die Beine etwas höher als den Rumpf zu lagern – ca. 10° genügen.

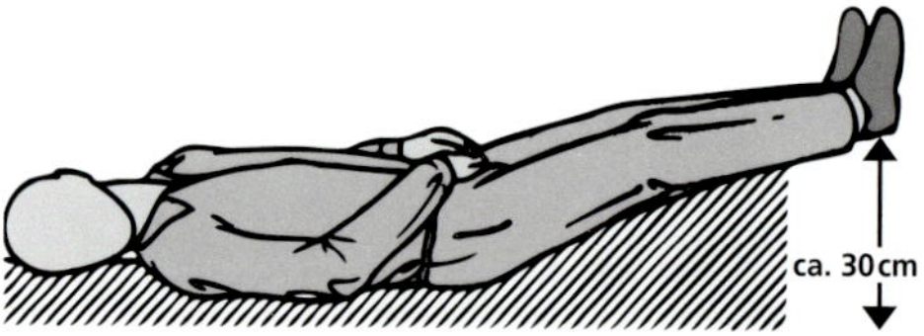

Abbildung 9.4.3: Klassische Schocklagerung: *Patient liegt in der Regel (unbekannte Ursachen des Schockzustandes) auf dem Rücken, die Beine ca. 30° erhöht bei Flachlagerung von Oberkörper und Kopf. Bei nicht bewusstlosen Schock-Patienten mit Atemnot, Brustverletzung, Schädelverletzung oder Herzinfarkt ist Hochlagerung des Oberkörpers angezeigt.*

⇨ Bewusstlose, atmende Patienten, bei denen man eine Verletzung des Brustkorbes und/oder der Lunge befürchtet (Bluthusten, offene Wunden über dem Brustkorb) und die man in die Seitenlage bringen muss, weil sie erbrechen oder allein gelassen werden müssen, sollte man auf die **verletzte** Seite legen, damit Blut oder Sekret nicht auch noch in die gesunde Lunge fliessen können.

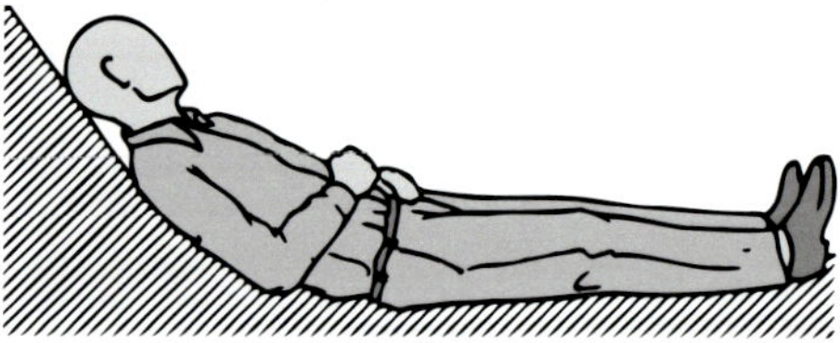

Abbildung 9.4.4: *Oberkörper-Hochlagerung.*

Lagerung bei Verletzung der Wirbelsäule: Bei wachen und ansprechbaren Patienten kommt der Verdacht auf Wirbelsäulenverletzung meist durch die Schilderung von Symptomen wie Gefühlsstörungen, Lähmungen und starke Schmerzen im Bereich der Wirbelsäule auf. Die Patienten müssen möglichst sicher gelagert werden, um zusätzliche Verletzungen zu vermeiden. Bei der Umlagerung in die flache Rückenlage müssen unbedingt Torsionsbewegungen (Verdrehen) der Wirbelsäule vermieden werden (Drehen en bloc) (s. Abbildung 9.3.1. Seite 115).

Bei Bewusstlosen ist die Situation viel schwieriger einzuschätzen. Von einer Verletzung der Wirbelsäule muss bei entsprechender Energieeinwirkung (Sturz aus mehr als drei Meter Höhe, Treffer eines schwereren Steins auf den Helm usw.) grundsätzlich ausgegangen werden und insbesondere die Halswirbelsäule muss in derartigen Situationen konsequent geschützt werden (s. Seite 140). Da die Sicherheit der Atemwege absoluten Vorrang hat, wird ein bewusstloser Patient auch bei gesicherter Rückenverletzung in Seitenlage gebracht, wenn er erbricht oder nicht lückenlos überwacht werden kann.

Allgemeine Verbände

Verbände dienen zur Abdeckung von Wunden, zur Blutstillung und auch zum Schutz vor weiteren Verschmutzungen. Sie können auch zur Ruhigstellung von Gliedmassen verwendet werden.
Einige Verbände kann man leicht improvisieren: Jeder hat sich schon ein Taschentuch um den verletzten Finger gebunden... Schnürsenkel, Seilstücke, Hosengurte, Skiriemen sind ab und zu wertvolle Hilfsmittel (s. weiter unten).
Ein Verband muss nicht «schön», sondern zweckmässig sein. Auch muss peinlich genau darauf geachtet werden, dass der Verband die Blutzirkulation nicht einschränkt.

Wundverbände bei Blutungen: Eine oberflächliche Hautverletzung, die nicht stark oder lange blutet, kann mit einer möglichst sauberen Kompresse (Gazekompresse, sauberes Taschentuch, Bindenanfang) abgedeckt werden und mit einem nicht zu straffen Verband auf der Wunde fixiert werden (z.B. Dreiecktuch-Verbände s. unten). Wenn das Kleben der Kompresse auf der Wunde vermutlich ein Problem darstellt, kann man solche Wunden sehr einfach mit einem Stück sauberen Plastiks abdecken, wie für Fussblasen im Kapitel 16 (Seite 202) beschrieben.

Mit einem einfachen **Dreiecktuch** kann man zweckmässige Notverbände anlegen. Diese eignen sich vor allem zum Abdecken eines grossflächigen Wundgebietes, das damit vor weiterer Verschmutzung geschützt wird.

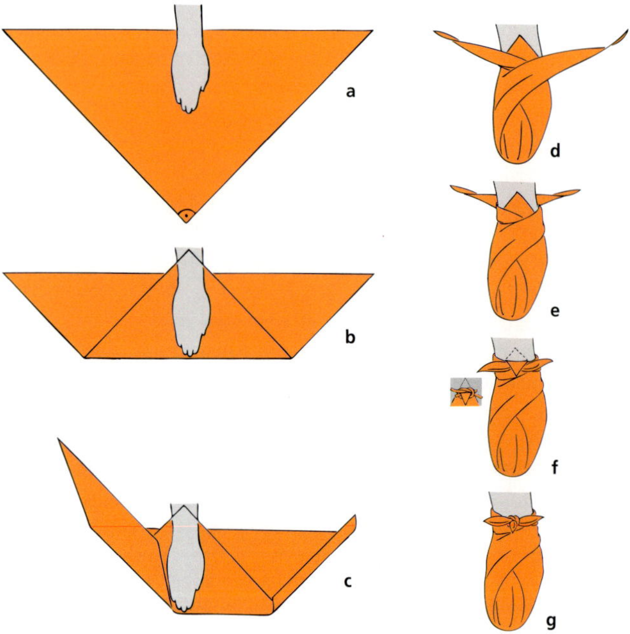

Abbildung 9.4.5: *Hand oder Fuss so auf das Tuch legen, dass die Mitte der Basis weit oberhalb des Handgelenkes oder der Ferse zu liegen kommt (es bildet sich sonst eine offene Tasche). Die Tuchspitze zum Gelenk umgeschlagen und einknoten.*

⇨ Tiefe Verletzungen wie Stich- oder Schnittverletzungen (vor allem an der Hand) sollten so schnell als möglich fachärztlich beurteilt werden (möglichst innerhalb der ersten sechs Stunden).

Bei **starken Blutungen** geht es darum, den Blutverlust möglichst gering zu halten – das heisst, die Blutung muss möglichst rasch gestillt werden. Bei kräftigen Blutungen sollte man direkt mit den Fingern oder der Faust in die Wunde drücken und so die Blutung stillen. Blutungen am Stamm (Kopf, Rücken, Gesäss) sind in der Praxis häufig und die Stillung einer Blutung ist schwieriger als an Armen und Beinen. Glücklicherweise betreffen die Blutungen am Stamm meist keine grösseren Gefässe. Bei Blutungen an den Extremitäten kann durch Hochlagern und allenfalls durch das Abdrücken der zuführenden Arterie am Oberarm oder in der Leiste die Blutung noch schneller kontrolliert werden. Bei Schnitt- und Risswunden kann man die Wundränder seitlich zusammendrücken. Bei Wunden der Kopfhaut, die stark bluten, stillt man die Blutung sofort, indem man mit der flachen Hand drauf drückt. Diese ersten Massnahmen können auch durch den Patienten durchgeführt werden und müssen so lange aufrechterhalten werden, bis das notwendige Verbandsmaterial bereitgestellt ist.

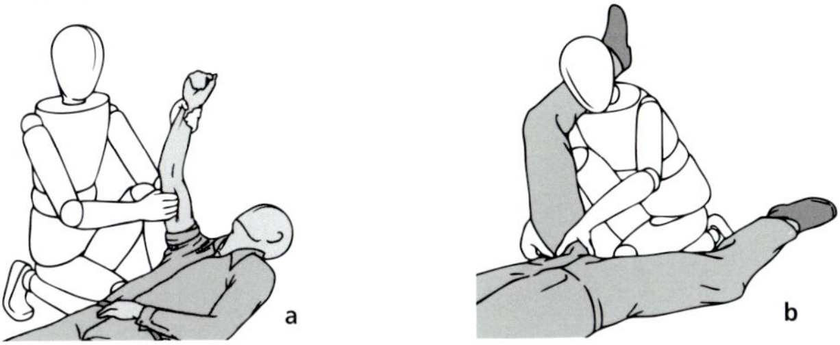

Abbildungen 9.4.6 a–b: *Druckpunkte und Hochlagerung: Oberarmschlagader am Oberarm auf der Innenseite (in der Furche zwischen Beuge und Streckmuskeln) mit vier Fingern gegen den Knochen drücken. Oberschenkel-Schlagader in der Leiste mit beiden Daumen gegen das Schambein drücken.*

Nach der ersten Blutstillung müssen stark blutende Wunden an Gliedmassen mit einem Druckverband versehen werden

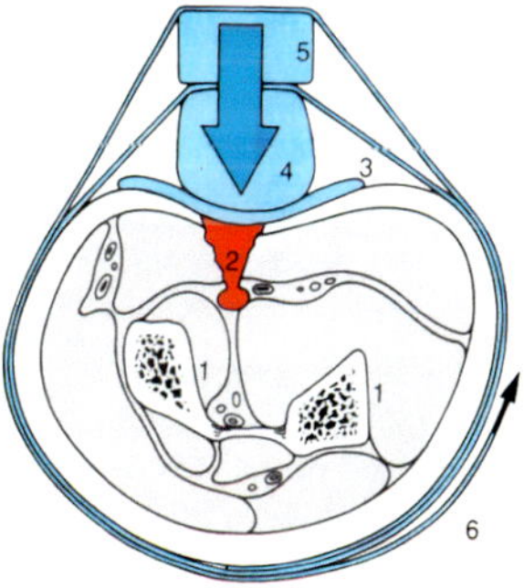

Abbildung 9.4.7: *Druckverband: 1 Knochen, 2 Wundgebiet, 3 Kompresse, 4 erstes Druckpolster, 5 zweites Druckpolster, 6 Bindetouren.*

Druckverband: Eine oder zwei straffe Bindentouren werden über die Wunde geführt und darauf ein der Grösse der Wunde angepasster harter Gegenstand (Stein, Sackmesser, Uhr...) gelegt und wieder mit mehreren straffen Bindentouren festgehalten. Der Druck muss möglichst nur auf die Wunde wirken und darf auf keinen Fall den Blutfluss im Glied völlig abdrücken: **Pulssuche!** (Handgelenk, Fussrücken, Innenseite des Fussglenkes, etwas unterhalb des Innenknöchels und ungefähr in der Mitte zwischen Innenknöchel und Achillessehne: üben!) Wenn man den Puls nicht mit Sicherheit spürt oder wenn Gefühlsstörungen auftreten, sollte man den Verband leicht lösen, ohne den ganzen Verband öffnen zu müssen. Es ist von Vorteil, die Zeit zu notieren, zu der der Verband angelegt wurde.

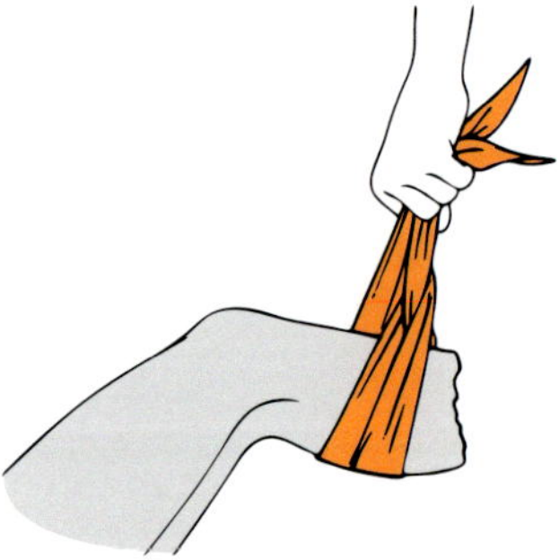

Abbildung 9.4.8: *Torniquetverband: Die Abbindung bleibt bis zur ärztlichen Behandlung bestehen, wenn immer es möglich ist, aber nicht länger als 1 ½ Stunden. In Abständen von 20–30 Minuten sollte wenn möglich die Abbindung vorsichtig und langsam gelöst werden. Oft kann dann die fortbestehende Blutung mit einem Druckverband gestillt werden. Ist die Blutung immer noch zu stark, muss wieder abgebunden werden. Zeit auf die Minute notieren!*

⇨ Bei Druckverbänden ist entscheidend, dass noch Blut unter dem Verband durchfliessen kann, damit der entferntere Teil der Gliedmasse nicht abstirbt. Die Stillung der Blutung hat aber in jedem Fall Priorität, auch wenn es nicht möglich ist, die peripheren Pulse zu erhalten.

Das Abbinden (Torniquetverband) (s. Abbildung 9.4.8) einer Gliedmasse ist nur angezeigt, wenn in dramatischen Situationen eine Blutung nicht anders gestillt werden kann, zum Beispiel beim Abriss **(Amputation)** einer Hand oder eines Fusses (Seilschlaufen bei Stürzen). Amputationen wie sie bei Verkehrs- oder Arbeitsunfällen auftreten sind im Bergsport sehr selten. Meist sind sie hier mit massiver Gewalteinwirkung und Gewebsschädigung verbunden, was in den meisten Fällen ein erfolgreiches Wiederanpflanzen (Replantation) verunmöglicht. Die Entscheidung darüber kann aber nicht am Unfallort erfolgen.

Behandlung bei Amputationen: Im Falle einer Amputation ist die Blutstillung das wichtigste Anliegen. Das Abbinden erfolgt eine gute Handbreit über der Wunde und es muss darauf geachtet werden, dass keine einschnürenden Materialien (Schuhbändel, Reepschnur) verwendet werden, um einen Gewebsschaden zu meiden. Eine elastische Binde, ein Gürtel oder beispielsweise ein auf 4 bis 5 cm Breite zusammengelegtes Dreieckstuch können dafür verwendet werden, damit kann man mittels Drehverschluss kontrolliert den Druck aufbauen bis die Blutung aufhört (oder s. Abbildung 9.4.8). Beim Abriss kleinerer Körperteile wie Finger, Zehen oder Ohren blutet es zu Beginn gar nicht so stark, der Patient kann meist die Blutung unter Kontrolle halten, indem er die Abrissstelle stark mit der Hand zusammendrückt. Dies ist auch während längerer Zeit möglich und damit erübrigt sich ein immer ungünstiges Abbinden.

Vorgehen: Die Zeit des Unfalls notieren, die Rettung mit der entsprechenden Angabe aufbieten und eventuell noch vorhandene Körperteile einsammeln und einfach trocken in einem sauberen Tuch dem Patienten mitgeben. Wenn möglich soll der abgetrennte Körperteil möglichst kühl gelagert werden, ohne jedoch Frostschäden zu verursachen. Durch korrekte Massnahmen kann der Gewebsschaden durch Sauerstoffmangel begrenzt werden und eine Replantation ist theoretisch bis zu sechs Stunden möglich.

⇨ Auf keinen Fall darf das Amputat direkt mit Schnee oder Eis in Berührung kommen. Wenn dichte Plastiksäcke und Schnee vorhanden sind, legt man das Amputat in einen Plastiksack, welcher wiederum in einem Sack liegt, der halb mit Wasser und halb mit Eisstücken oder Schnee gefüllt ist.

Wunddesinfektion: Wenn ein Desinfektionsmittel vorhanden ist, sollte die Wunde desinfiziert werden, insbesondere auf Expeditionen und Trekkings; durch den verminderten Sauerstoffgehalt der Gewebe infizieren Wunden in grösseren Höhen schneller.

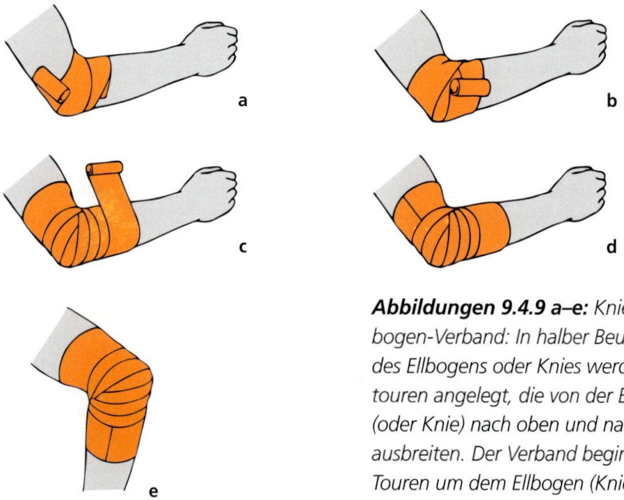

Abbildungen 9.4.9 a–e: *Knie- oder Ellbogen-Verband: In halber Beugestellung des Ellbogens oder Knies werden Fächertouren angelegt, die von der Ellenbeuge (oder Knie) nach oben und nach unten ausbreiten. Der Verband beginnt mit 2–3 Touren um dem Ellbogen (Knie). Er wird am Oberarm (Unterschenkel) mit 2–3 Touren abgeschlossen.*

Spezielle Verbandstechniken

Stützverband mit **elastischen Binden:** Bei den meisten Bergsportarten sind Verstauchungen und Gelenküberbelastungen keine Seltenheit. Beim Skitourengehen oder Skifahren zum Beispiel kommen Zerrungen und Verstauchungen des Kniegelenkes oder Daumengelenks (Skidaumen) häufig vor. Wenn die Verletzung als nicht allzu schwer eingeschätzt wird und der Patient noch gehen und/oder Skifahren kann, kann das verletzte Gelenk mit einer elastischen Klebebinde oder einer einfachen elastischen Binde so gestützt werden, dass die Abfahrt noch weitgehend schmerzfrei möglich ist. Dazu werden straffe Bindentouren abwechselnd über und unter der Kniescheibe angelegt – das Ganze direkt über die Kleider, die damit auch einen gewissen Stabilisationseffekt haben.

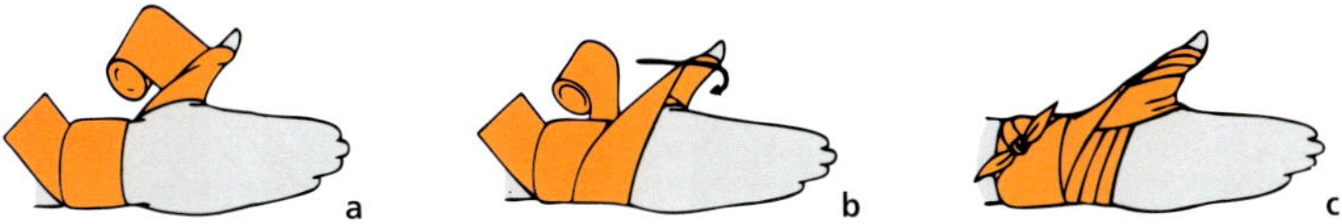

Abbildungen 9.4.10 a–c:
Verband eines Skidaumens: Beginn am Handgelenk, 1–2 Kreistouren um den Daumen, Achtertouren um den Daumen und Handgelenk (zwischendurch Kreistouren), Abschluss auf der dorsalen Seite des Handgelenkes.

Stützverband mit **Taping:** Mit einem unelastischen «Tape» (z.B. Leukotape®) kann man verletzte Gelenke so stabilisieren, dass ein Weitergehen möglich wird. Ausserdem kann man damit Brüche von Fingern und Zehen stabilisieren. Am besten eignet sich ein 3,75 cm breites Tape dazu. Die behaarte Haut wird mit Vorteil vor Anlegen des Verbandes rasiert und gut getrocknet. Vor Expeditionen und Trekkings kann man zu Hause einen Testverband anlegen, um zu sehen, ob man den Klebstoff auf der Haut erträgt.

Fussgelenk: Meist ist der Aussenknöchel gezerrt oder verstaucht. Man beginnt mit einem Klebestreifen, der teilweise um das Bein herum etwa 10–15 cm höher als der Aussenknöchel angeklebt wird. Dabei muss man darauf achten, dass auf keinen Fall zirkuläre Klebestreifen entstehen, die ganz um die Gliedmasse herumgehen und so den Blutfluss stören können. Von diesem horizontalen Klebestreifen aus klebt man quer dazu Streifen, die über den Knöchel, die Fusssohle und auf der Innenseite des Fusses noch ein Stück hinaufgehen. Im rechten Winkel dazu werden einige Streifen gezogen, die vom Fussrücken ausgehen und über den Knöchel nach hinten in Richtung der Achillessehne laufen. So werden mehrere Streifen dachziegelartig angelegt.

Dieses Taping dehnt sich bei den ersten Schritten etwas und wird nachher kaum mehr wahrgenommen. Man kann ein solches Taping mehrere Tage tragen, wenn es noch klebt und wenn die Hygiene keine grosse Rolle spielt.

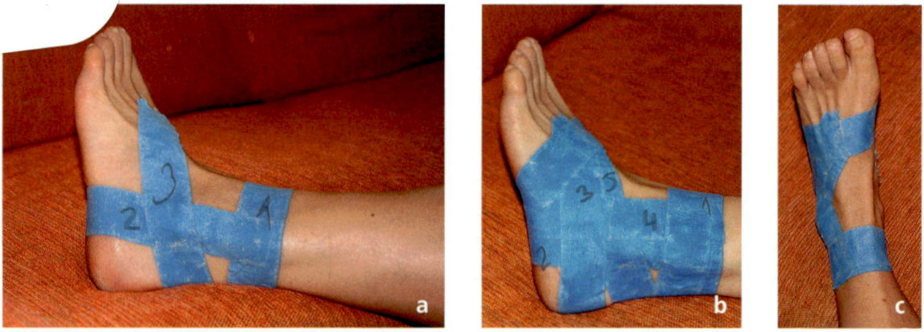

Abbildungen 9.4.11 a–c: *Taping Fussgelenk.*

Finger und Zehen: Der verletzte Finger oder Zeh wird, wenn möglich, zwischen zwei intakten Gliedern durch einen Klebestreifen fixiert. Es ist von Vorteil, wenn man zwischen die Finger oder Zehen ein Stück Gaze oder einen Fetzen Tuch einlegt. Man wäscht die verletzte Hand oder den Fuss ohne das Taping wegzunehmen und wechselt erst nachher den Verband.

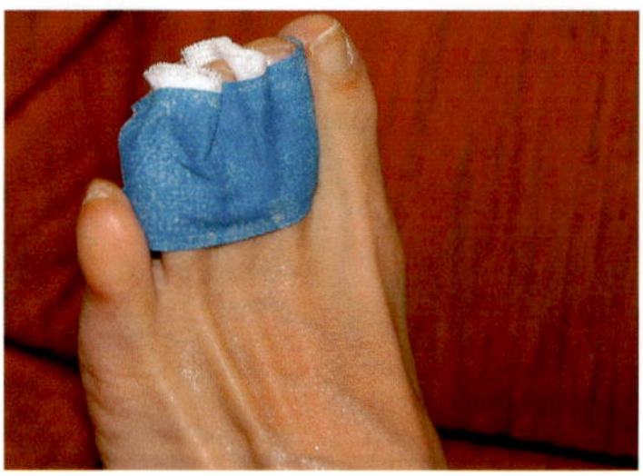

Abbildung 9.4.11 d: *Taping der Zehen.*

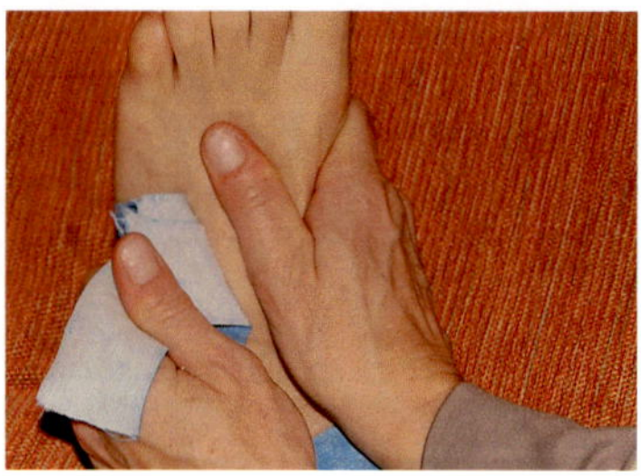

Abbildung 9.4.11 e: *Entfernen von Taping-Pflaster.*

Das Wegnehmen des Tapings wird schmerzfrei möglich sein, wenn man mit der einen Hand am Verband zieht und mit der anderen Hand einen starken Gegenzug auf die Haut unmittelbar hinter dem Tape-Verband ausübt.

Ruhigstellungen und Schienen (Immobilisation und Fixation)

⇨ Die Ruhigstellung und Fixation eines verletzten Körperteils ist die wichtigste Massnahme zur Schmerzbekämpfung im Gelände.

Ruhigstellungen

Eine korrekte Schienung von Knochenbrüchen verhindert weitere Zusatzverletzungen durch die scharfen Bruchränder der Knochen, die im Weichteilmantel Nerven, Blutgefässe und Muskeln zerschneiden können.

Schlüsselbein: Diese Brüche (s. Kapitel 9.3 Seite 123) können vorübergehend, um z.B. die Talabfahrt zu ermöglichen, sehr effektiv mit einem Rucksackverband ruhiggestellt werden (s. Abbildung 9.4.12).

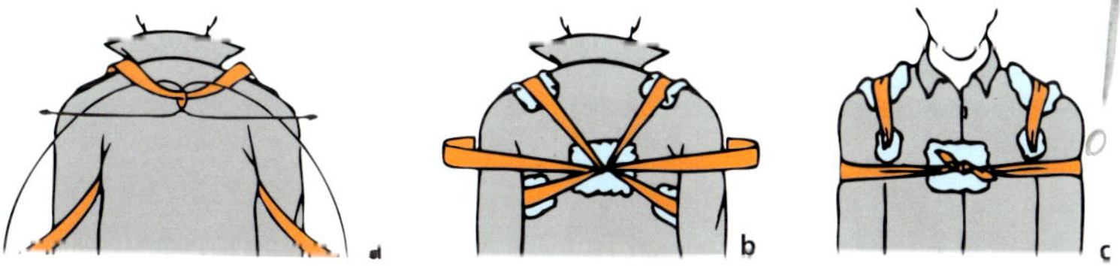

Abbildung 9.4.12: *Rucksackverband: Zur Entlastung der Bruchstelle werden beide Schultern mit gleichmässigem Zug nach hinten gezogen. Bei schneidenden Schlingen Polster anwenden. Der Verband muss täglich kontrolliert bzw. angepasst werden.*

Obere Extremität (Schultergürtel, Arm, Hand): Alle diese Körperteile können mit ganz einfachen Methoden rasch und zweckmässig so ruhiggestellt werden, dass der Patient noch ins Tal gehen kann, ohne dass sich die verletzten Glieder dabei zu stark bewegen.

Die einfachste Ruhigstellung wird mit einem T-Shirt bewerkstelligt, wobei beachtet werden muss, dass das T-Shirt so weit als möglich über die Schulter der verletzten Seite hinaufgezogen wird. Befestigt wird das T-Shirt mit einem kleinen Gegenstand (Stein, geballtes Taschentuch, Uhr), der auf der Körperseite über der Brust eingeschoben wird und dann mit einem Stück Schnur (Schnürsenkel) festgebunden wird.

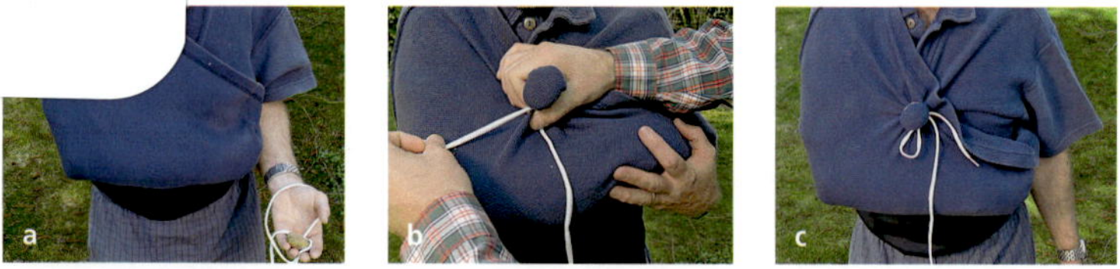

Abbildungen 9.4.13 a–c: *Schulter-Ruhigstellung.*

Das ganze «Gebinde» muss so straff sein, dass der Patient seinen Arm ohne Anstrengung in Rechtwinkelstellung hängen lassen kann (s. Abbildung 9.4.13 a–c).

Die ebenso einfach herzustellende Immobilisation mit einer Jacke oder einem Anorak hat den Vorteil, dass das verletzte Glied so gut immobilisiert ist, dass auch ein Ausrutschen oder ein Sturz beim Gehen im Gelände keine grössere Verschiebung der Frakturteile mit sich bringt. Auch ist der Kälteschutz garantiert.

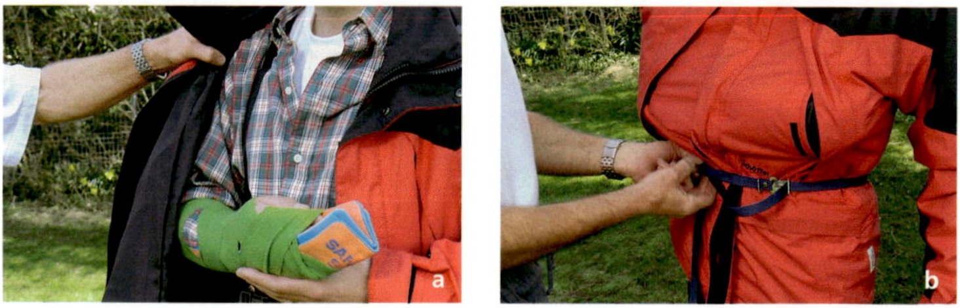

Abbildung 9.4.14 a–b: *Ruhigstellung eines verletzten Armes. Der Arm ist auf dem Bild bereits mit einem SAM® Splint fixiert (a) und mit straff abgeschlossener Jacke ruhiggestellt (b).*

Der Patient schlüpft mit seinem unverletzten Arm in die Jacke. Der Ärmel der verletzten Seite wird mit Vorteil in die Jacke hineingezogen – er wirkt als Füllung und zusätzliches Polster. Die Jacke wird über den Hüften mit einem Gurt, Seilstück usw. straff abgeschlossen, damit sich der verletzte Arm ohne Anstrengung darauf abstützen kann (s. Abbildung 9.4.14 a–b). Eine weitere Lösung bietet der hochgeschlagene Windstopper (s. Abbildung 9.4.15 a–b Seite 139).
Ruhigstellungen des Armes mit Schlingen oder alleinigen Dreiecktuch-Verbänden sind aufwendig und sind bezüglich Stabilität und Schmerzbefreiung den «Kleiderverbänden» unterlegen.

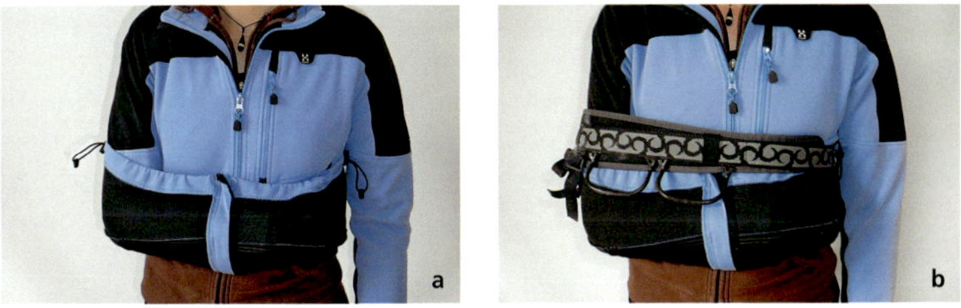

Abbildung 9.4.15 a–b: *Ruhigstellung eines verletzten Armes mit hochgeschlagenem Windstopper. Diese Methode eignet sich für Verletzungen von Schulter bis Vorderarm. Wenn das Kleidungstück eng genug ist, erübrigt sich sogar eine weitere Fixation (a), andersfalls kann der Arm zusätzlich mit Verbandstoff oder Klettermaterial (b) fixiert werden.*

Fixationen

Zur Fixation und Stabilisation von diversen Verletzungen im Gelände eignet sich der SAM® Splint sehr gut.

Der **SAM® Splint** wurde durch Dr. Sam Scheinberg, einem amerikanischen Orthopäden, vor mehr als 30 Jahren erfunden. Er besteht aus einem 0,3 Millimeter starken Streifen aus Weichaluminium, eingebettet in zwei Schichten aus geschlossenzelligem Schaumstoff.

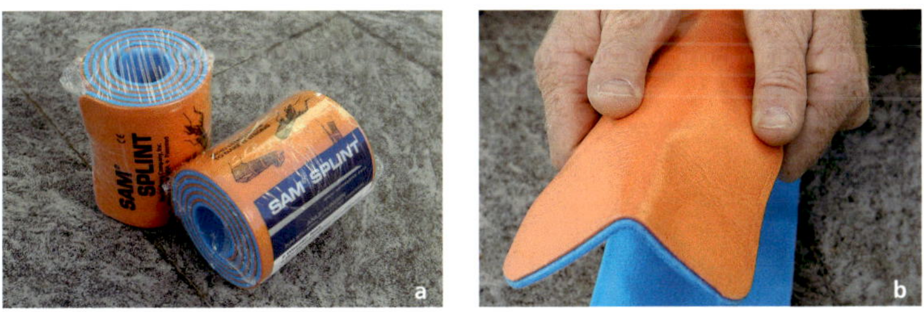

Abbildungen 9.3.16 a–b: *SAM® Splint: Die Stabilität der Schiene wird durch eine halbröhrenförmige Vorbiegung erreicht.*

Halswirbelsäule (HWS): Als Prinzip gilt, dass jedes bewusstlose Unfallopfer einen Bruch der Halswirbelsäule (HWS) hat – bis zum Beweis des Gegenteils (s. Kapitel 9.2 Seite 108).

Durch die korrekte Immobilisation der Halswirbelsäule werden beim Bewusstlosen unter anderem die Atemwege offen gehalten.
Der SAM® Splint erlaubt eine schnelle, improvisierte Immobilisation der HWS. Ein Helfer stabilisiert den Kopf und die HWS gemäss Bild 9.4.17. Grobe Kleidungsstücke werden etwas gelockert (oder aufgeschnitten) – lange Haare und dünnere Kleidungsstücke können ohne Weiteres in die SAM®-Splint-Immobilisation hineingenommen werden.

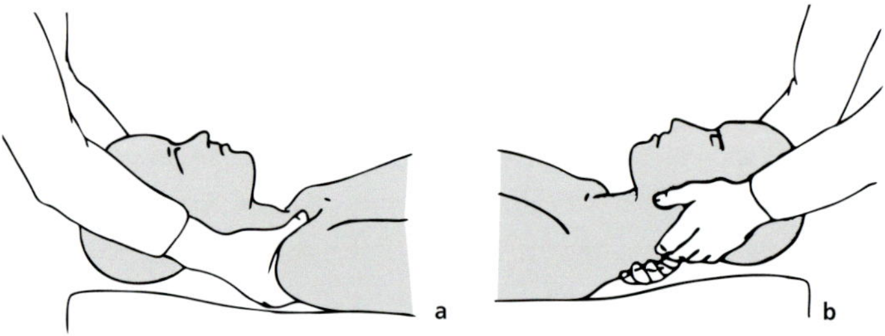

Abbildung 9.4.17: *Dieser Notfall-Griff wird angewendet, wenn der Patient gelagert werden muss (zum Beispiel aus der Bauchlage), bevor der Halskragen gelegt wird.*

Der Patient liegt auf dem Rücken (in Seiten- oder Bauchlage ist es schwer!). Ein Ende des flach gedrückten SAM® Splints wird unter Nacken und Kinn durchgeschoben und mit einer Hand satt am Hals angezogen. Dabei muss der Helfer, der den Kopf hält, das Geraderichten (nicht gewaltsam überstrecken) des Halses erlauben.
Der Rest des SAM® Splints wird satt um den Hals herumgewickelt und am besten mit einem Kleber oder einer Bindentour gefestigt (s. Abbildungen 9.4.18 a-d).

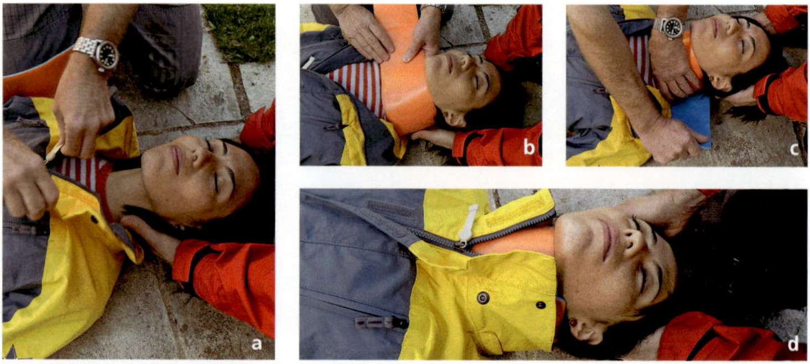

Abbildungen 9.4.18 a–d: *HWS-Fixation mit SAM® Splint. Der Rand unterhalb vom Kinn kann bei Bedarf etwas ausgebogen werden.*

Wenn bei Patienten, die nicht bewusstlos sind, Druckstellen spürbar sein sollten, können diese leicht durch Ausbiegen des Materials erträglich gemacht werden.

Geraderichten und Einrenken bei Brüchen und Verrenkungen *(Luxation)*
Sofern eine rasche Rettung und ärztliche Behandlung eines stark verschobenen Knochenbruches nicht möglich ist, zum Beispiel unter erschwerten Umständen (kein Flugwetter, Canyoning, Höhlentouren), soll ein Einrenkungsversuch (Reposition) durchgeführt werden. Hier muss die grotesk abgewinkelte Gliedmasse unter kontinuierlichem Zug so gerade gerichtet werden, wie das entsprechende gesunde Glied der anderen Seite aussieht.

⇨ Dies, weil durch die Abknickung Blutgefässe, Haut, Muskeln und Nerven so geschädigt werden können, dass sie nachträglich nicht mehr reparierbar sind.

Diese Prozeduren sind nicht immer so schmerzhaft, wie man sich das vorstellt, können jedoch stark schmerzhaft sein, wenn die gebrochenen Knochen ineinander verkeilt sind. Offene Frakturen sollten vor einer allfälligen Reposition oberflächlich von gröberen Schmutzpartikeln gereinigt werden. Nach Reposition kann dann ein möglichst sauberer Verband angelegt werden. Einengungen und Abschnürungen durch Verbände müssen unbedingt vermieden werden, obwohl bei Blutungen die Blutstillung Vorrang hat! Der erfahrenste Helfer sollte vor dem Berühren des Patienten das geplante Manöver kurz Schritt für Schritt durchdenken und den anderen klare Kommandos geben. Unmittelbar vor der Reposition muss der Patient über die geplanten Schritte informiert werden. Erst wenn das nötige Material (Binden, Seilstücke, SAM® Splints usw.) bereitliegt, kann begonnen werden.
Vorhandene Schmerzmittel werden dem Patienten natürlich verabreicht, der Wirkungseintritt jedoch nicht abgewartet (Zeitverlust! Bis eine Schmerztablette wirkt vergehen 30–60 Minuten).

Wichtig ist, dass jegliches Fixationsmaterial immer am gesunden paarigen Glied angepasst wird und damit das verletzte Glied nicht berührt wird: Jede unnötige Berührung der betroffenen Stelle ist ein Schmerzreiz, der die Manöver schwieriger macht.

⇨ Bei Misslingen kann, falls zumutbar, ein zweiter Versuch gemacht werden, man soll aber auf gar keinen Fall insistieren und durch inkorrekte Krafteinwirkung zusätzliche Schäden setzen.

Ruhigstellung: Jedes ausgerenkte Gelenk soll ruhig gestellt werden, auch nach erfolgreicher Reposition. Die meist mehrwöchige Ruhe braucht es, damit sich die verletzten Strukturen wieder stabilisieren können und nicht schon am gleichen Abend eine erneute Reposition durchgeführt werden muss. Auch nach erfolgreicher Reposition im Gelände muss eine ärztliche Kontrolle stattfinden.

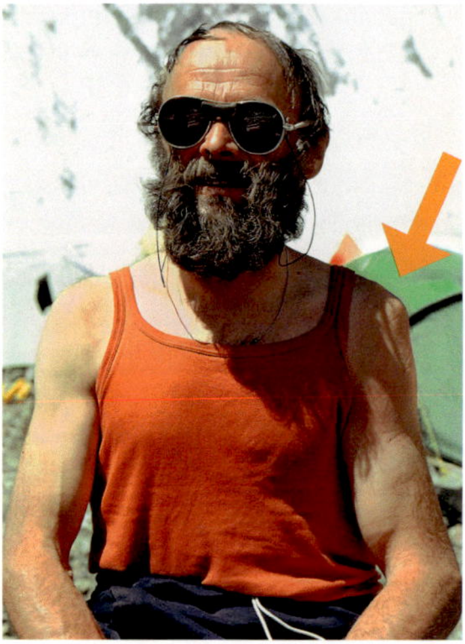

Schulterluxation

Die Schulterluxation ist eine häufig auftretende Ausrenkung des Schultergelenks. Die Helfer sollten im Gelände so sicher wie möglich sein, dass es sich wirklich um eine Ausrenkung der Schulter handelt und nicht um einen Bruch des Oberarmknochens nahe bei der Schulter (oder bei Kindern und Jugendlichen um einen Bruch des Schlüsselbeins).

Abbildung 9.4.19:
Schulterluxation am Base Camp von K2. Der ausgekugelte Kopf des linken Oberarmes ist gut zu sehen und zu spüren: Immer mit der gesunden Seite vergleichen.

Folgendes Kriterium hat sich im Gelände als «genügend sicher» erwiesen:

- Der Patient, der an einer Schulterluxation leidet, kann seinen Ellbogen nicht ganz an den Körper heranführen (wird durch sanften Druck auf den Ellbogen getestet).
- Wenn der Patient den Ellbogen der verletzten oberen Extremität gegen den Körper (Brustkorb – Flanke) pressen kann, handelt es sich sehr wahrscheinlich nicht um eine Verrenkung im Schultergelenk und es darf kein Einrenkungsversuch unternommen werden. Man muss dann den Arm so wie er steht fixieren.

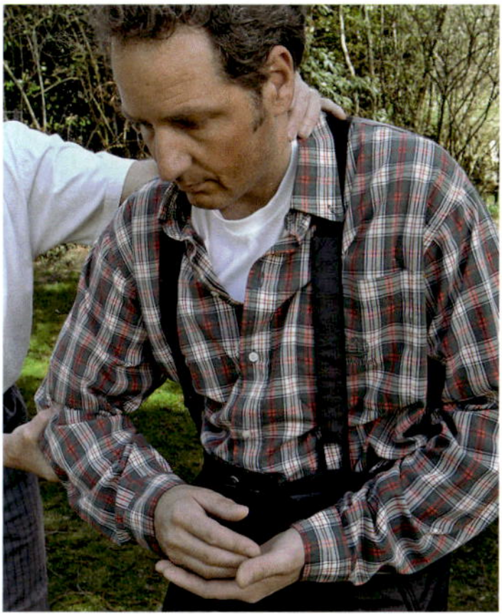

Abbildung 9.4.20: *Schonhaltung bei Schulterluxation auf der rechten Seite.*

Schulterluxationen sollten nur im Gelände eingerenkt werden, wenn innert einer Stunde keine professionelle Hilfe erwartet werden kann (ausser der Patient kennt die Technik für seine häufig vorkommende Verrenkung, auch habituelle Luxation genannt). Wenn eine Einrenkung versucht wird, sollte sie in den ersten Minuten nach dem Unfall geschehen, bevor die schmerzbedingte Muskelspannung zu stark wird.

Behandlung: Es gibt unzählige Methoden für die Einrenkung einer Schulterluxation. Die medizinische Kommission der IKAR (Internationale Kommission für Alpines Rettungswesen) empfiehlt die vom Bündner Arzt Rudi Campell (ca. 1920) vorgeschlagene Methode, weil bei dieser Methode kaum Zusatzschäden entstehen.

Reposition nach Campell: Der Helfer fasst mit seiner dominanten Hand den Ellbogen der verletzten Seite und übt einen leichten axialen Zug von der Schulter weg aus. Damit versucht er, dem Patienten beim sich Hinlegen den Winkel im Schultergelenk zu erhalten, den der Patient spontan als am wenigsten schmerzhaft eingenommen hat.
Mit der anderen Hand unterstützt der Helfer den Patienten durch einen Hilfegriff im Nacken beim sich Hinlegen. Der Patient legt sich langsam und vorsichtig auf den Rücken. Vor dem Hinlegen muss der Helfer die Längenverhältnisse abschätzen: Wenn der Patient deutlich grösser ist als der Helfer, empfiehlt es sich, einen Ort zu suchen, an dem der Helfer auf einen Stein, Rucksack oder Ähnliches steigen kann, damit er genügend Zugweg erhält.
Darauf übernehmen progressiv beide Arme des Helfers den Zug am Handgelenk des Patienten. Der Helfer richtet sich langsam unter stetigem Zug auf, bis er ungefähr senkrecht über dem Brustkorb steht. Wenn nötig, steigt er auf einen Stein. Der Zug wird progressiv, wenn möglich mit den Beinen und gestreckten Armen, aufrechterhalten und meist so stark sein, dass ein Teil des Brustkorbes des Patienten sich vom Boden abhebt.

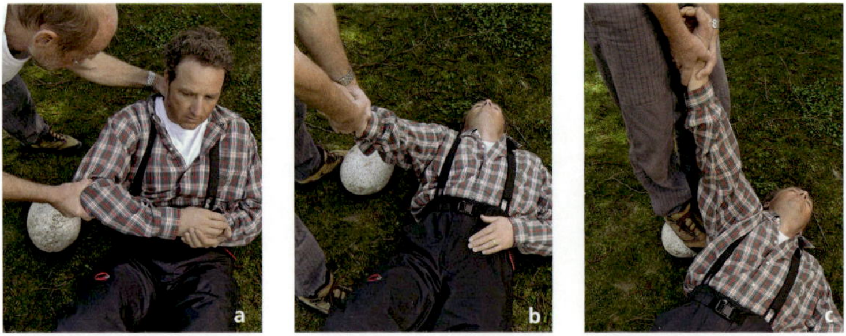

Abbildungen 9.4.21 a–c: *Schulter-Reposition nach Campell.*

Der Zug muss unter Umständen einige Minuten aufrecht erhalten werden. Dazu empfiehlt es sich, ein Taschentuch (T-Shirt usw.) um das Handgelenk des Patienten zu wickeln, um nicht abzugleiten.
Das Manöver darf keine zusätzlichen Schmerzen (ausser beim sich Hinlegen) verursachen – im Gegenteil: die Schmerzen in der Schulter werden durch den Zug laufend schwächer. Der energische Griff im Handgelenk kann jedoch Schmerzen verursachen.

⇨ Wenn während der Zugsphase die Schmerzen im Schultergelenk deutlich zunehmen, muss der Versuch abgebrochen werden (Verdacht auf Einklemmung von Sehnen, Muskeln oder Nerven).

Die **Entspannung** des Patienten ist wichtig! Häufig helfen die Umstehenden, indem sie den Patienten ablenken oder es werden kleine Tricks angewandt, indem der Helfer dem Patienten sagt: «Versuche mal die Faust des gezogenen Armes gegen den Himmel zu strecken» oder «versuche mal, mit deiner Faust auf meine Nase zu schlagen». Oft macht der Patient eine aktive Bewegung im Schultergelenk und überlistet damit die Muskulatur, die zurückhält.
Auch wenn das Manöver gelingt, hört man nicht immer das charakteristische «Plop», wenn der Oberarmkopf in die Gelenkpfanne springt. Nach einigen Minuten Zug wird der Helfer ermüden und den Zug progressiv nachlassen. Ab und zu spürt der Patient, dass die Schulter «drin» ist, auch wenn kein Geräusch gehört wurde. Im Falle eines Erfolges sind die Schmerzen deutlich besser oder schon ganz verschwunden.

⇨ Wenn das Manöver nicht gelingt, wird die Schulter mit der Anorak-Technik ruhig gestellt und so rasch als möglich professionelle Hilfe gesucht (s. Abbildung 9.4.14 a–b Seite 138).

Handgelenk und Vorderarm: Verschobene Brüche können einfach durch Zug eingerichtet werden, die Ruhigstellung erfolgt am besten mit einem SAM® Splint (Abbildung 9.4.22 a–b) und dann mit Jacke oder Windstopper gemäss Abbildungen 9.4.14 und 9.4.15 Seiten 138/139.

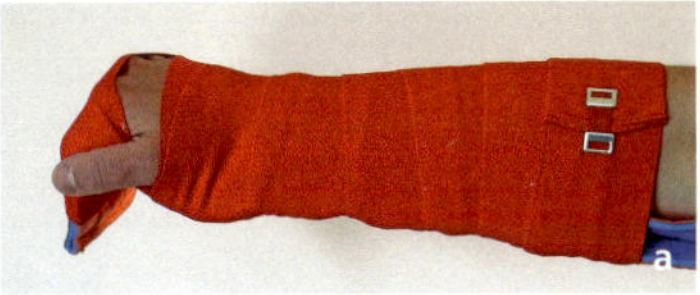

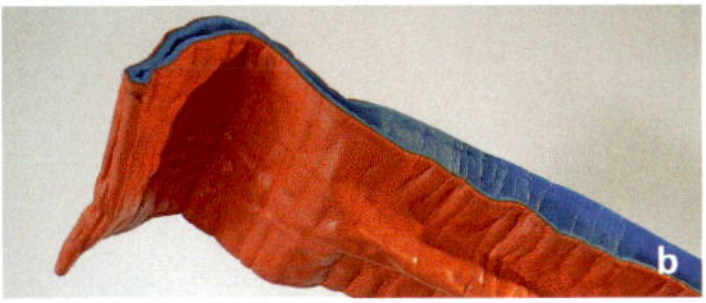

Abbildungen 9.4.22 a–b: *Unterarm-Fixation mit SAM® Splint-Schiene.*

Fingerluxation: Kommt nicht selten vor z.B. beim Canyoning (s. Kapitel 14 Seite 189); deswegen sollte man sich möglichst nicht mit der offenen Hand sondern mit der Faust auf glitschigen Steinen abstützen.

Auch bei dieser Verrenkung gilt, dass das Einrenken so rasch als möglich nach dem Unfall am besten gelingt. In der Regel kann der Patient durch einfaches Ziehen am Finger die Verrenkung beheben. Nachher kann man mit einem Stück SAM® Splint in kurzer Zeit eine Fingerschiene basteln: Man schneidet ein Stück mit einem Messer ab oder biegt das Material viele Male hin und her, bis es bricht (s. Abbildungen 9.4.23 a–c).

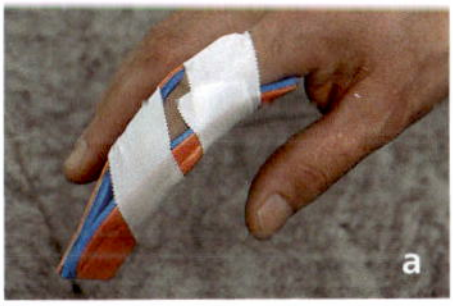

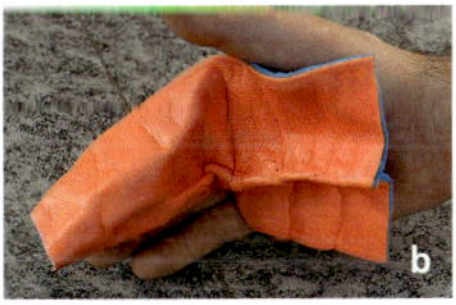

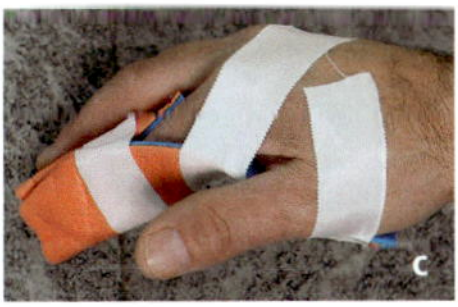

Abbildungen 9.4.23 a–c: *Fingerluxation und Fixation mit SAM® Splint*

Ellbogen-, Hüft- und Knieluxation: Dies sind schwere Verletzungen, die im Gelände von Laien kaum reponiert werden können. Da zur Reposition grosse Krafteinwirkung notwendig ist, muss auch im Spital im Normalfall eine Narkose gemacht werden, Begleitverletzungen sind häufig. Im Gelände erfolgt am besten eine Fixation in der entsprechenden Stellung, um die Schmerzen zu minimieren.

Verrenkung des oberen Sprunggelenkes (Knöchelregion): Diese Verletzung geht meist mit einer Fraktur der Sprunggelenksgabel einher und sollte nach Möglichkeit so rasch als möglich eingerenkt werden, um zusätzliche Weichteilschäden zu vermindern und um die Schmerzen besser kontrollieren zu können.

Die Schuhe werden grundsätzlich nicht ausgezogen. Wenn der Schuh als zu eng empfunden wird, öffnet man vorsichtig die Schnallen oder lockert die Schnürsenkel (evtl. aufschneiden). Auch wenn etwas Blut im Schuh sichtbar ist, wird empfohlen, den Schuh nicht auszuziehen. **Ausnahme:** Bei langer Rettungszeit oder wenn man auf sich allein gestellt ist, den Schuh erst nach Erreichen eines geschützten Ortes ausziehen: Die Schwellung kann die Weichteile gefährden und im Schuh kann der Fuss nicht beurteilt werden. Gute Isolation ist bei Erfrierungsgefahr sehr wichtig, ansonsten aber eher hochlagern und kühlen!

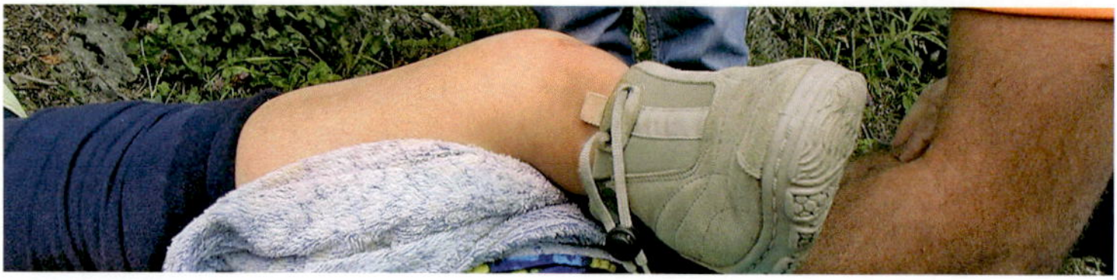

Abbildungen 9.4.24: *Fehlstellung des Fussgelenkes.*

Der Patient wird durch einen Helfer so festgehalten, dass er durch den Zug am Bein nicht wegrutscht und sich sicher fühlt (s. Abbildung 9.4.25 a).
Ohne das verletzte Bein zu berühren, wird am gesunden Fuss Mass genommen und der oder die SAM® Splints vorbereitet. Dazu wird eine Binde oder ein Seilstück (Schnürsenkel, Gurt usw.) bereit gelegt.

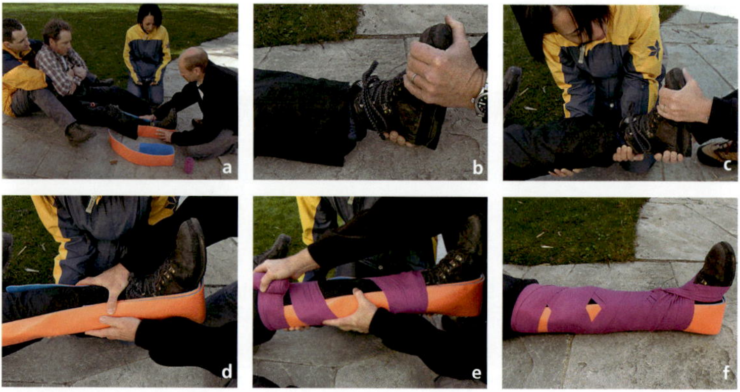

Abbildungen 9.4.25 a–f: *Fixation des Unterschenkels mit Sprunggelenk.*

Dem Patienten und den Helfern wird das geplante Vorgehen kurz erklärt.

Der Helfer fasst Ferse und Schuhspitze mit beiden Händen und zieht progressiv und stark, aber nicht ruckartig in der Richtung der Längsachse des Beines (s. Abbildung 9.4.25 b Seite 146). Zusammen mit einem Helfer werden eine oder zwei vorgeformten SAM® Splints in U-Form über die Knöchel angelegt und mit einer Binde oder anderem Material festgebunden. Dabei sollten die oberen Enden des SAM® Splints möglichst durch das Bindenmaterial bedeckt sein, da die freien Enden keine Stabilisierungsfunktion mehr ausüben können (s. Abbildung 9.4.25 c–f Seite 146).

⇨ Wenn das Geraderichten nicht auf Anhieb gelingt, ist ein zweiter Versuch wegen der muskulären Schmerzhemmung durch den Patienten in aller Regel zwecklos: Das obere Sprunggelenk wird in der unfallbedingten Fehlstellung geschient und der Abtransport so rasch als möglich veranlasst.

Vorbereitungen und Abtransport

Wenn die organisierte Rettung informiert ist und kommen wird, sind die Transportvorbereitungen einfach:

- Den Patienten so ruhig und positiv wie möglich behandeln
- Mit dem Patienten besprechen, wer eventuell wann wen benachrichtigen soll (Eltern, Freunde)
- Mit Kleidern, Alufolien und dergleichen die Wärme des Patienten erhalten (auch im Sommer!)
- Den Patienten vom Boden isolieren (Rucksack), wenn er bewegt werden kann
- Dem Patienten zu trinken geben (am besten Wasser oder Tee), wenn er es wünscht
- Wenn genügend Zeit vorhanden ist, hilft den nachbehandelnden Ärzten ein Protokoll, in dem die Zeit des Unfalls und des Auftreten einer Zustandsveränderung notiert werden (zum Beispiel auf einem Notfallblatt)*

Wenn der Transport nicht durch eine professionelle Organisation durchgeführt werden kann, stellt sich dem erfahrensten Helfer eine anspruchsvolle Aufgabe.

* Z.B. Notfallblatt des Bundesamt für Sport (BASPO) 2532 Magglingen

⇨ Er muss unbedingt eine klare **«Leaderposition»** einnehmen und die Situation so umfassend wie möglich analysieren (sich ein wenig Zeit nehmen!): Wo gehen wir hin? Wie viele Helfer sind da? Besteht die Gefahr, die Situation des Patienten durch den Transport zu verschlimmern? Kriegen wir das hin oder müssen wir eine terrestrische Rettungskolonne abwarten?

In der Schweiz wird es oft möglich sein, bei Schlechtwetter mit dem Mobiltelefon eine nahe gelegene Berghütte zu erreichen und um Helfer und Transportmaterial (Decken, Bahre, Schlitten) zu bitten. Alle oben besprochenen Punkte gelten auch für die Vorbereitung eines improvisierten Transportes. Zusätzlich muss dem Auskühlen des Patienten ganz speziell Rechnung getragen werden: Patienten, die liegend transportiert werden müssen, werden am besten in einen Schlafsack gesteckt.

Improvisierte Transporte

Vor allem bei Schlechtwetter ist es ab und zu besser, den Patienten zu einer geschützten Stelle (Haus, Hütte, Zelt, Fahrzeug) zu tragen, als im Regen auf die organisierte Rettung zu warten. Dieser Entscheid kann in Zusammenarbeit mit der Notrufzentrale 144 gefasst werden, die dem Helfer sagen kann, wie lange eine terrestrische Rettungskolonne bis zur Unfallstelle brauchen würde.

Ein-Helfer-Methoden (leicht verletzter Patient – nicht bewusstlos)

Seiltrage: Wenn ein Bergseil vorhanden ist, kann innert weniger Minuten ein praktikables Traggerät hergestellt werden.

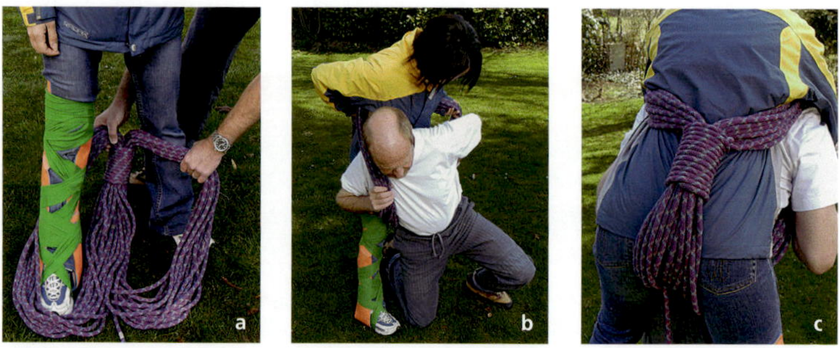

Abbildungen 9.4.26 a–c: *Abtransport mit Seiltrage: Das Seil muss im Ring aufgenommen werden – die Ringgrösse muss der Körpergrösse des Trägers und des Patienten angepasst werden (vorher ausprobieren!).*

Der Patient steigt mit Hilfe des Trägers in den Seilring, der Patient zieht den so entstandenen Seilsitz über die Hüften hoch. Der Helfer lädt die «Last» auf. Beim Aufrichten mit schweren Personen versucht der Helfer, sich an einem Stein, Baum, Hag oder Ähnlichem aufzuziehen, um seine Knie nicht zu sehr zu belasten.
Wichtig ist die Position des Seilknotens, der sich am Rücken des Patienten auf Gürtelhöhe befinden muss.
Das Tragen auf kurzen Strecken ist so nicht sehr anstrengend. Der Nachteil der Methode ist das relativ tiefe Herabhängen der Beine des Patienten, der beim Bergabgehen sich die (verletzten....) Füsse anschlägt und die Tatsache, dass nur ein Rucksack (der Patient) mitgenommen werden kann.

Rucksacktechnik: Der Rucksack mit den längsten Tragriemen wird ausgewählt. Der Rucksack darf gefüllt bleiben, sollte jedoch aus nahe liegenden Gründen nicht zu schwer sein... Es ist von Vorteil, vor dem Aufladen Polstermaterial (Handschuhe, Mützen, Taschentücher usw.) für die Schultern des Trägers bereit zu halten. Die Tragriemen des Rucksackes werden so lange wie möglich gemacht und der Patient steigt mit Hilfe des Trägers in die Rucksacktragriemen hinein.

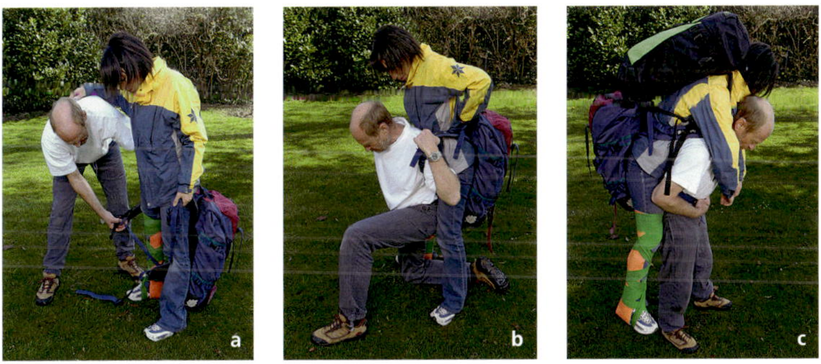

Abbildungen 9.4.27 a–c: *Rucksacktrage.*

Darauf zieht der Patient den Rucksack so weit als möglich über die Hüften hinauf und der Träger schlüpft in die Tragriemen, polstert seine Schultern und stemmt den Patienten hoch (sich, wenn möglich, an Steinen, Bäumen usw. haltend). Dabei muss der Träger dem Patienten sagen, dass er hoch über den Schultern des Trägers zu liegen kommt und das Gefühl haben könnte, vornüber zu fallen.

Wenn möglich schliesst der Träger den Hüftgurt des Tragrucksackes unter den Beinen des Patienten, damit das Gewicht auch auf den Hüften aufliegt.

‸eil dieser Methode ist die Schnelligkeit der Installation und die Tatsache, dass ‸tient eher höher über den Schultern des Trägers liegt und dazu beide Rucksäcke (Träger und Patient) mitgenommen werden können. Dies kann bei Expeditionen wichtig sein, wo das Überlebensmaterial nicht zurückgelassen werden darf.

Mehr-Helfer-Methode

Umlagern: Die im Folgenden gezeigten Methoden dienen dazu, den Patienten auf ein Transportmittel zu legen oder ihn über kurze Strecken zu transportieren. Solange der Patient bewegt wird, muss die HWS geschützt werden, auch wenn ein improvisierter Halskragen angelegt ist. Der Helfer am Kopf übernimmt das Kommando.

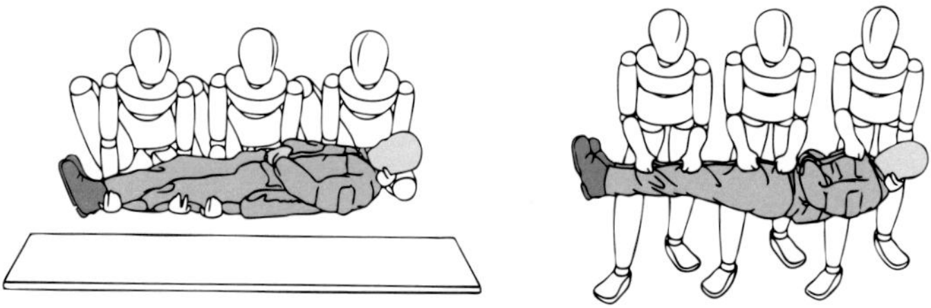

Abbildung 9.4.28 a–b: *Schaufelgriff und Kleidergriff: Der Schaufelgriff eignet sich besonders für Umlagerungen am Hang. Der Kleidergriff ist sehr schonend für Schwerverletzte (auch Wirbelsäulenverletzte).*

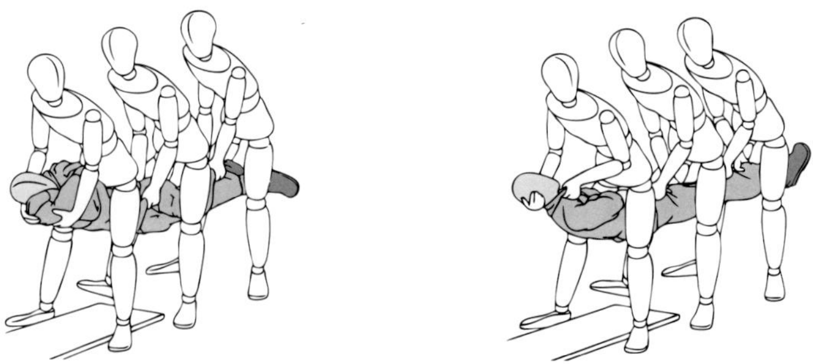

Abbildung 9.4.29: *Brückengriff.*

Rucksacktrage: Diese behelfsmässige Bahre ist ausserordentlich schnell hergestellt (weniger als zwei Minuten), braucht als Material nur, was man beim Wandern normalerweise dabei hat und erlaubt es, auch schwer verletzte und/oder bewusstlose Patienten sowie Wirbelsäulenverletzte improvisiert zu transportieren.

Bei Verdacht auf Wirbelsäulenverletzungen muss gut abgewoge
ob der Patient wirklich transportiert werden soll oder nicht. Es gibt jedoch
Situationen, bei denen das stundenlange Warten bei Kälte und Wind dem Patienten nicht zugemutet werden kann.

Beim Verdacht auf einen Oberschenkelbruch fixiert man das kranke Bein ans Gesunde und transportiert den Patienten auf der Bahre.

Rucksacktrage: Je nach Grösse des Patienten werden drei oder vier Rucksäcke ausgewählt. Die Rucksäcke werden mit Vorteil nicht entleert – sie sollten alle mehr oder weniger gleich prall gefüllt sein. Die Rucksäcke werden in einer Reihe auf den Boden gelegt und die Tragriemen untereinander verbunden. Zum Ausschlaufen der Tragriemen muss ab und zu die Blockierungsnaht am Riemenende aufgeschnitten werden. Die Beckengurte werden breit offen gelassen, die Rucksackriemen so wenig wie möglich angezogen, damit sie nach Hineinlegen des Patienten nicht unter denselben zu liegen kommen.

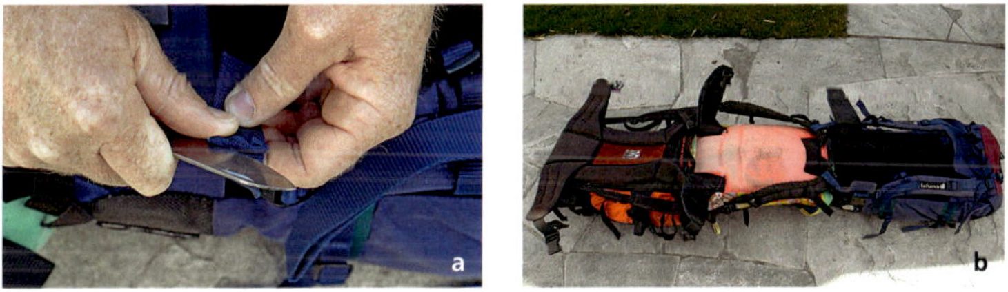

Abbildungen 9.4.30 a–b: *Rucksacktrage.*

Die Trage wird möglichst nahe beim Patienten gebaut oder nahe zu ihm hingebracht. Der Patient wird mittels Schaufel- oder Kleidergriff unter Stabilisation der HWS und des Kopfes (SAM® Splint, In-Line-Stabilisation) auf die Bahre gelegt.
Anschliessend wird der Patient durch die Hüftgurten der Rucksäcke auf der Bahre fixiert. Die Rucksackriemen müssen nun sehr straff angezogen werden, damit sie beim Tragen nicht reissen.

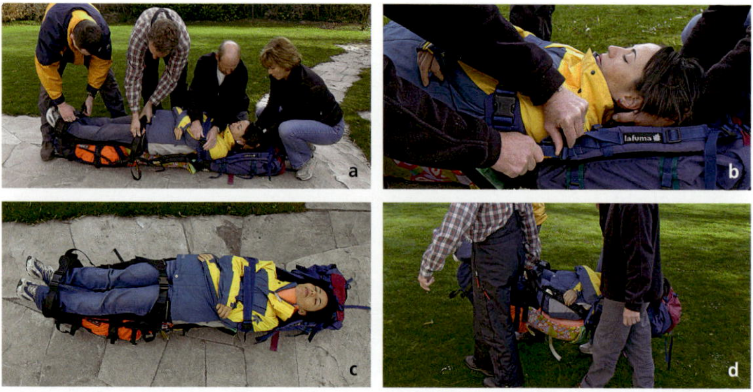

Abbildungen 9.4.31 a–d: *Stabilisation und Abtransport.*

Je nach Grösse des Patienten und Beschaffenheit des Bodens kann die Bahre zu viert oder zu sechst einhändig getragen werden. So hat jeder Träger eine Hand frei, um sich festzuhalten oder zu stabilisieren (im Wald usw.). Es ist wichtig, die Bahre nur an den Tragriemen der Rucksäcke zu tragen und nicht an irgendwelchen Riemchen, die an den Rucksäcken zusätzlich befestigt sind.

Mit ein bisschen Fantasie können Verbesserungen angebracht werden, wenn der Transport länger dauern sollte (z.B. auf Expeditionen): Mit einem Karabiner und einer Seilschlinge, die an den Rucksackriemen befestigt werden, kann mit dem ganzen Körper (über die Schulter) getragen werden. Auch können Skistöcke in die Rucksackriemen eingebracht werden, die das Gerät noch zusätzlich stabilisieren. In speziellen Fällen wird der Patient in einen Schlafsack gehüllt, bevor er auf die Bahre gelegt wird.

Entfernen von Fingerringen im Gelände

Bei jeder Verletzung der Hand (nicht nur bei Verletzungen des Ringfingers) sollten Fingerringe so rasch als möglich entfernt werden, solange die Schwellung noch nicht zu gross ist.

Eine elegante und meist wirksame Methode ist das Auswickeln des Fingers durch einen Faden (Zahnseide, Seele eines Seiles oder Schnürsenkels, Nähfaden…).

Dazu wird ein Fadenende unter dem Ring durchgeschoben und der Ring so nahe wie möglich an das Mittelgelenk des Fingers geschoben. Darauf hält der Helfer das Fadenende mit seinem Finger fest und beginnt, den Rest des etwa 60 cm langen Fadens langsam und behutsam unterhalb des Ringes um den Finger zu wickeln.

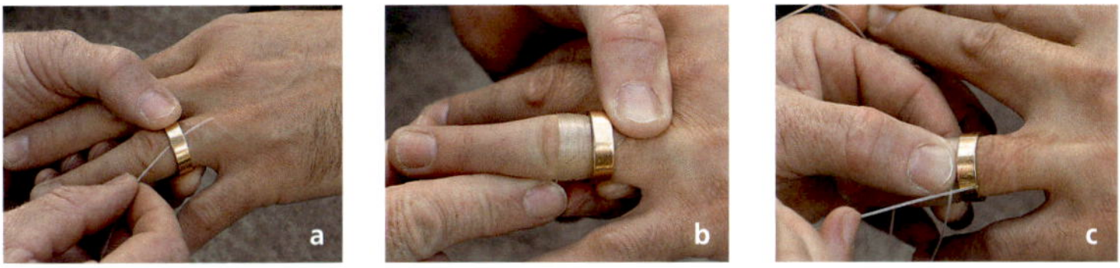

Abbildungen 9.4.32 a–c: *Ring-Entfernung.*

Es ist wichtig, sich für dieses Prozedere Zeit zu nehmen und den Faden fein säuberlich Runde um Runde so aufzuwickeln, dass er die Verdickung des Mittelgelenkes straff überzieht. Darauf wird das untere Fadenende blockiert und langsam am oberen, sich handwärts über dem Ring befindlichen Ende gezogen. Durch das progressive Abziehen gleitet der Ring meist mühelos über das Mittelgelenk und kommt in Kürze frei. Diese ganze Prozedur kann etwas Schmerzen verursachen – vor allem, wenn der Finger durch die Verletzung bereits zu schwellen beginnt.
Es ist meist nicht möglich, einen Fingerring im Gelände mit Messern, Scheren usw. wegzubringen.

Grundsätze bei Notbiwaks

In diesem medizinischen Ratgeber geht es nicht darum, wie ein Notbiwak eingerichtet werden kann. Folgende Grundsätze sollten, wenn irgend möglich, beachtet werden:

- Früh genug ein Biwak in Betracht ziehen, bevor die Gruppe durch langes Umherirren entkräftet und unterkühlt ist.
- Wind, Feuchtigkeit und Wassermangel (Dehydratation) sind die wichtigsten Faktoren, die auf den Erhalt der Körperwärme einwirken. Deshalb beim Bau eines Biwaks darauf achten, nicht zu sehr ins Schwitzen zu kommen, da die durchnässten Kleider dem Körper sehr viel Wärme entziehen. Wenn möglich die Kleider wechseln, sobald das Biwak fertig ist.
- Auf jeden Fall versuchen, sich gegenüber dem Boden zu isolieren (auf den Rucksack, Seilschlingen, Ski sitzen).
- Daran denken, dass in einem dicht verschlossenen Schneeloch der Sauerstoff aufgebraucht werden kann und/oder zu viel Kohlendioxid in der Luft sein kann. Dies führt zuerst zu Schläfrigkeit, dann zur Bewusstlosigkeit und schliesslich zum Tod. Wenn eine Kerze vorhanden ist, sollte man sie brennen lassen. Wenn sie von selbst verlöscht, muss dringend für Frischluft gesorgt werden! Das Gleiche gilt für Höhenlagerzelte, die eingeschneit werden und damit immer luftdichter werden.

9.5 Triage bei mehreren Verletzten

Unfälle passieren unerwartet. Wenn man Glück hat, ist man einigermassen gut ausgerüstet und das Verhältnis Verunfallte zu Helfer ist günstig – bei den meisten Bergunfällen stehen mehr als ein Unverletzter zur Versorgung eines Verletzten zur Verfügung. In derartigen Situationen stellt sich die Frage nach Triage und Ressourcenknappheit kaum.

Es kommt aber vor, dass man ausgerechnet wenn ein Unfall passiert, keine Apotheke dabei hat. Im schlimmsten Fall muss ein Unverletzter mehrere, vielleicht sogar schwerverletzte Patienten versorgen – hier kann es schon mal kritisch werden und unter Umständen muss man sich entscheiden, wo man helfen soll.
Solche Extremsituationen sind einfacher zu meistern, wenn man sich im Voraus schon mal Gedanken darüber gemacht hat und wenn man einige Grundlagen der Triage kennt.

Der Begriff **Triage** entspringt dem militärischen Jargon, wo dieses Problem schon seit den ersten kriegerischen Auseinandersetzungen bekannt ist – es hatte immer zu viele Verwundete und die Ressourcen mussten früh möglichst gewinnbringend eingesetzt werden – das heisst, bei hoffnungslosen Fällen sollten möglichst keine Ressourcen verschwendet werden.

Im zivilen Bereich geht es grundsätzlich um den Erhalt aller Leben, und die Festlegung der Prioritäten richtet sich grundsätzlich nach dem Schweregrad der Verletzungen. Entscheidungen über Überlebenschancen und Therapierbarkeit gehören in diesem Sinne nicht auf den Unfallplatz – Extremsituationen mit sehr vielen Schwerstverletzten und wenigen Rettern vielleicht mal ausgenommen.

Folgende Triage-Grundregeln können hilfreich sein (s. auch Kapitel 9.1 Seite 91).

Sicherheit – Schauen – Denken – Handeln
Alarmieren – Sichern – Bergen

Erst wenn diese ersten zwei Grundsätze berücksichtigt sind, gelangt man zur Ersten Hilfe. Im Falle einer Ressourcenknappheit kann man sich sinnlose Handlungen und Leerlauf nicht leisten, aus diesem Grund ist ein guter Überblick und gezieltes Handeln umso wichtiger. Deshalb gibt es auch hier wieder zwei Grundsätze:

Kategorisierung der Patienten nach **ABC**

Bevor irgendetwas unternommen wird, sollte jeder mögliche Patient beurteilt und grob in die Problemkategorie A, B, oder C eingeteilt werden (s. auch Kapitel 9.2 Seite 97). Die Beurteilung sollte nicht mehr als 30 Sekunden beanspruchen. Das ist der eigentliche Triageprozess. Patienten, die herumgehen, schreien und rufen gehören mit grosser Wahrscheinlichkeit nicht in die Kategorie der «A-und B»-Probleme.

⇨ Die Probleme der Verletzten können sich im Verlauf jederzeit ändern.

Wenn man direkt bei einem Unfallgeschehen dabei ist (z.B. eine Wandergruppe wird durch einen grösseren Steinschlag erfasst), kann man davon ausgehen, dass auch Schwerstverletzte innerhalb der ersten Minuten noch leben, obwohl sie möglicherweise tödliche Verletzungen davongetragen haben. Es kann zu diesem Zeitpunkt auch von einem professionellen Retter noch keine definitive Entscheidung getroffen werden und wir müssen diese Patienten mit einer hohen Priorität behandeln, obwohl sie schlechte Überlebenschancen haben. Nur bei offensichtlich sofortigem Eintreten des Todes kann ein Patient schon in der Frühphase als nicht mehr behandelbar beurteilt werden. Diese Entscheidung ist aber für Laien nur bei schwerster, mit dem Leben nicht kompatibler Körperschädigung (z.B. massivste Zerquetschung, Abtrennung des Kopfes) möglich.

Der nächste Triageschritt ist:

Behandlung der Patienten nach **ABC**

Grundsätzlich soll die Behandlung von mehreren Verletzten (wie bei der Versorgung eines einzelnen Verletzten) nach den Regeln des ABC durchgeführt werden. Das heisst, dass ein Patient mit einem A-Problem (z.B. bewusstlos und verlegte Atmwege durch Blut) vor dem Patienten mit dem B- oder C-Problem behandelt werden soll. Für das Dilemma, wenn zwei A-Patienten gleichzeitig auftreten, gibt es leider keine Lösung. Hier muss aufgrund anderer Kriterien (zum Beispiel Kinder-Jugendliche vor den älteren Menschen) eine Entscheidung gefällt werden. Im tragischen Extremfall muss sich ein Retter für einen Patienten entscheiden, im Wissen, dass der andere nicht überleben wird. Solche Situationen, die auch für professionelle Retter mit grosser psychischer Belastung verbunden sind, sind zum Glück äusserst selten.

⇨ Die Effizienz der Massnahmen ist am grössten, wenn eine Führungsperson (**Leader** bestimmen!) die Übersicht behält, die Triage macht und die verfügbaren Kräfte (mehrere Retter) entsprechend der Triagierung einsetzt.

10. Ski- und Hochtouren

B. Durrer

In den verschneiten Bergen gibt es verschiedene Gefahren. Die wichtigsten sind Lawinen, Kälte und im Hochgebirge Gletscherspalten. Alle diese Risiken kann man mit richtigem Verhalten minimieren.

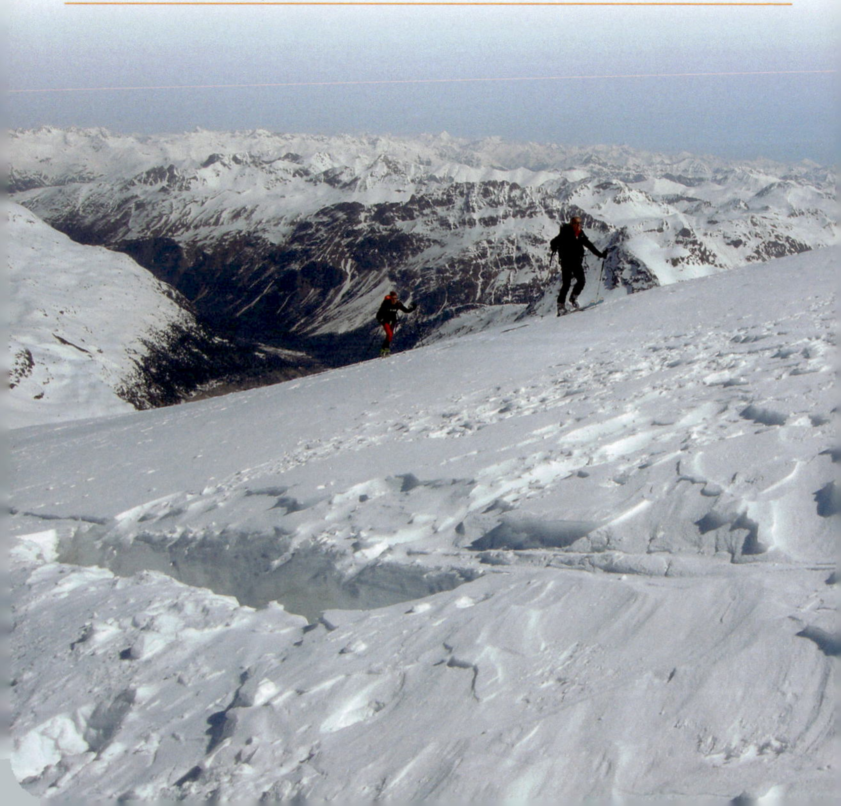

10.1 Der Lawinenunfall

Todesursachen und Überlebenschancen

Die meisten Lawinenopfer ersticken. Deshalb zählt bei einem Lawinenunfall jede Sekunde. Trotz aller Hightech-Überlebens- und Ortungsgeräte bedeutet eine Lawinenverschüttung immer noch höchste Lebensgefahr!
65–80 % aller Verschütteten ersticken. 15–25 % sterben an Verletzungen und nur ca. 5 % an allgemeiner Unterkühlung. Neben der Sauerstoffarmut scheint auch die Erhöhung des Kohlendioxids (verbrauchte Luft) in der Atemhöhle eine negative Rolle für das Überleben zu spielen.

Die Überlebenschance bei einer Ganzverschüttung ist von der Verschüttungsdauer abhängig: Innerhalb der ersten 15 Minuten nach der Verschüttung besteht eine Überlebenschance von 92%! Zwischen 35 und 90 Minuten sind es rund 30%, nach 130 Minuten sogar nur noch 3%.

Die ersten 15 Minuten sind entscheidend!

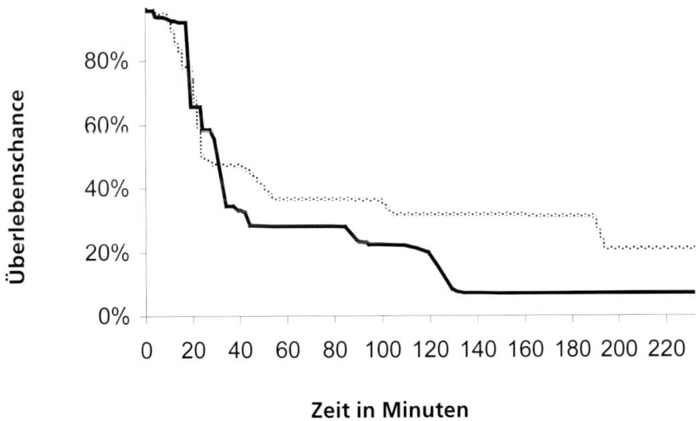

Abbildung 10.1: *Überlebenswahrscheinlichkeit ganzverschütteter Personen der Schweiz 1981–1998 (n = 735) in Abhängigkeit von der Verschüttungsdauer (Minuten) im freien Gelände (schwarz, n = 638) und in Gebäuden, auf Verkehrswegen (grau, n = 97). Nachdruck aus: Brugger H., Durrer B., Adler-Kastner L., Falk M., Tschirky F. Field management of avalanche victims. Resuscitation 2001;51:7-15 mit freundlicher Genehmigung von Elsevier Science.*

Vorbeugung

In der Schweiz sterben noch immer jedes Jahr um 25 Personen an den Folgen einer Lawinenverschüttung. Mit richtiger Vorbereitung und Informationen von lokalen Bergprofis dürfte diese Zahl verringert werden. Dazu gehören genaues Studieren des Lawinenbulletins und des Wetterberichtes sowie die dementsprechende Auswahl der Skitour (Exposition und Hangneigung?). Erfahrung, Vorsicht und geschicktes Verhalten schützen am besten vor Lawinenunfällen. Ignoranz und Besserwisserei führen zu Unfällen. Erfahrungen sammelt man, wenn man mit Bergführern unterwegs ist und Lawinenkurse besucht.

⇨ Technische Mittel, die eine Verschüttung verhindern (z.B. Airbags), die die Verschüttungszeit verkürzen (z.B. Lawinenverschüttetensuchgeräte LVS, Lawinenschnur, Avalanche ball) oder das Überleben nach einer Verschüttung verlängern sollen (z.B. Avalung) können eine **falsche Sicherheit** geben. Eine Lawine ist immer lebensgefährlich. Riskiere deshalb niemals eine Verschüttung!

(S. auch «Sicherer unterwegs in den Bergen», Seiten 18–22). Falls es trotz aller Vorbereitungs und Vorsichtsmassnahmen zu einer Lawine kommt, gibt es einige Verhaltensregeln:

- Versuche möglichst schnell aus dem Lawinenbereich auszufahren.
- Befreie dich möglichst schnell von Ski, Stöcken und evtl. Rucksack. Achtung: Fangriemen sind gefährlich! Skistopper sind besser.
- Versuche, die Knie gegen die Brust und die Arme schützend vors Gesicht zu halten, um beim Stillstand der Lawine einen kleinen Hohlraum zum Atmen zu schaffen.

Ortung und Ausgraben

Für die Ortung Lawinenverschütteter gibt es merkmalsfreie (z.B. Lawinenhund) und merkmalsabhängige (z.B. Lawinenverschüttetensuchgeräte, Recco) Suchmethoden. Ein Lawinenopfer wird im Idealfall innerhalb der ersten 15 Minuten durch die **Kameradenrettung** (Ortung, Freilegung und Erste Hilfe durch die Gruppe) versorgt. Die organisierte Rettung (Helikopter und ARS/KWRO-Rettungsleute oder Pistenpatrouilleure) braucht in der Regel länger als 15 Minuten, um am Unfallort zu sein.

Kameradenrettung

In Anbetracht der Überlebenschancen muss man eine verschüttete Person innert 15 Minuten freigelegt haben. Das Tragen eines Lawinenverschüttetensuchgerätes (LVS) ist heute Goldstandard auf Skitouren und wird, unabhängig von der Lawinengefahr, als vorsorgliche Massnahme empfohlen. Jedes Gerät ist aber nur so gut, wie die Anwender geschult und geübt sind. Das LVS schützt nicht vor Lawinen. Das LVS ermöglicht aber eine sofortige Kameradenhilfe durch schnelles Absuchen grosser Flächen. Zum LVS gehören auch eine Lawinenschaufel und eine Sondierstange.

Bei rund einem Drittel aller Skitouren-Lawinenunfälle sind mehrere Personen verschüttet. Die neuesten LVS-Digitalgeräte zeigen Mehrfachverschüttungen an und sind z.T. zusätzlich mit einem Pulsdetektor versehen. Bei mehreren Verschütteten kann so u.U. bereits eine Selektion/Triage auf dem Lawinenfeld gemacht werden, welche Ortungen prioritär ausgegraben werden müssen. Alle Alpenvereine und Bergsteigerschulen bieten praktische LVS-Kurse an. Diese Vorbereitung ist absolut nötig, um sein eigenes Gerät genau kennenzulernen.

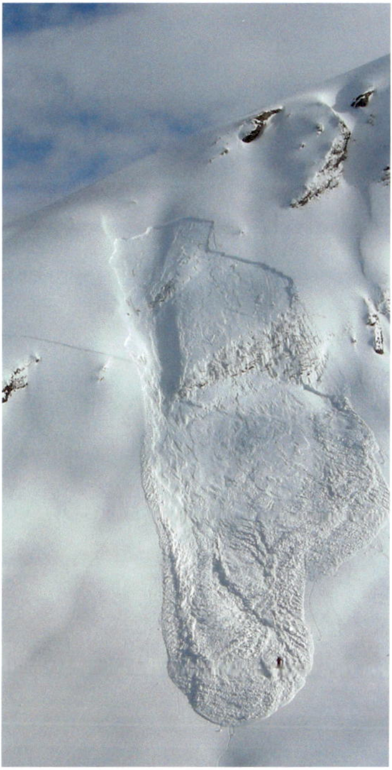

Abbildung 10.2: *«Dieses Mal Glück gehabt», teilverschütteter Variantenfahrer kann sich selber befreien und alarmieren. Kein LVS-Gerät bei sich. Präventiveinsatz in Avers-Region (D. Hunziker).*

Einsatztaktik

Bei einem Lawinenunfall hat das Auffinden der Opfer erste Priorität. Mit Natel oder Funk kann ohne Zeitverlust **alarmiert** werden (s. Kapitel 9.1 Seite 92). Gleichzeitiger Suchbeginn ohne Verzögerung mit allen nötigen Helfern. Gibt es keinen Natel-Empfang, hat die Suche Priorität. Spätestens nach 15 Minuten erfolgloser Suche muss Hilfe geholt werden.

Organisierte Lawinenrettung

Für die organisierte Rettung gelten 90 Minuten als Richtzeit, um auch diejenigen lebend bergen zu können, die eine geschlossene Atemhöhle besitzen.

Dabei ist der Lawinenhund nach wie vor das optimale Ortungsmittel für eine merkmalfreie Suche.

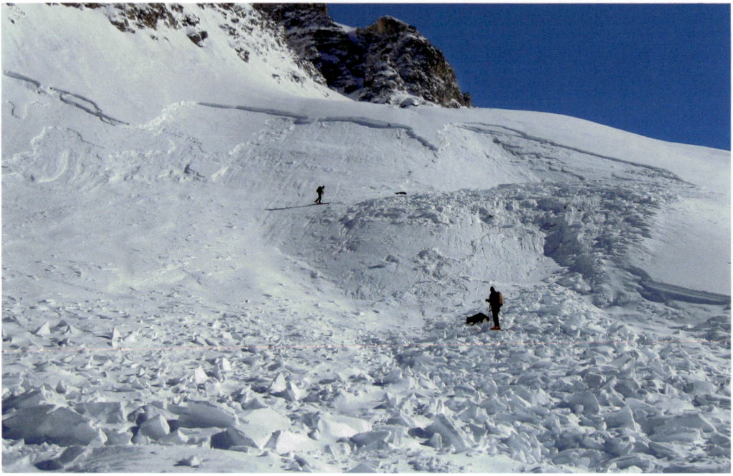

Abbildung 10.3: *Verschüttetensuche mit Lawinenhund. Skitourenfahrer wird mit Hilfe eines Lawinenhundes geortet und tot geborgen. Kein LVS-Gerät bei sich. Piz Lischana (W. Kuhn).*

Erste Hilfe auf dem Lawinenfeld

Wenn der Kopf des Patienten nicht unter den Schneemassen liegt, spricht man von «Teilverschüttung» vs. «Ganzverschüttung».

Bei ganzverschütteten Opfern muss der Kopf so rasch wie möglich freigelegt werden, damit die ABC-Massnahmen gemäss Kapitel 9.2 Seite 99 gestartet werden können.

⇨ Freie Atemwege (Mund und Nase nicht verstopft mit Schnee) sind ein Zeichen für eine **Atemhöhle.** Das heisst, dass der Verschüttete in der Lawine noch geatmet hat.

Die Atemhöhle selber, definiert als ein freier Raum, egal wie gross, vor Mund-Nase, ist auf dem Lawinenfeld sehr schwer zu beurteilen, da sie oft während der Bergung zerstört wird. Für die weitere medizinische Entscheidungen (z.B. Triage bei mehreren Verschütteten durch den Notarzt) ist das Vorhandensein einer Atemhöhle bei einer Verschüttungszeit von mehr als 35 Minuten von grosser Bedeutung: Ein Überleben ist dann ohne Atemhöhle nicht möglich.

Der Opfer wird ganz ausgraben und vorsichtig geborgen. Weiter ist der Schutz vor weiterer Auskühlung (heisse Getränke bei Opfern bei Bewusstsein, Windschutz, Isolationsdecken, Rumpfwärmebeutel, evtl. Kameradenwärme) entscheidend: Insbesondere eine Isolation gegen den Boden (Konduktion) und gegen den Wind (Konvektion). Wegen potenziellen Wärmeverlusten durch den Wind (Konvektion) muss unter Umständen das geschützte Opfer in der Schneehöhle verbleiben, bis es abtransportiert werden kann.

⇨ Nach der Bergung kann das Lawinenopfer doppelt so rasch auskühlen wie in der Lawine!

Alle Opfer müssen an einem lawinensicheren Ort gelagert werden. Ganzverschüttete werden am besten ins Spital geflogen.

⇨ Ein Lawinenopfer kann im Freien niemals aufgewärmt, sondern höchstens vor weiterer Auskühlung geschützt werden!

Nicht bewusstlose Opfer:
- Schutz vor weiterer Auskühlung (u.a. heisse Getränke)
- Abtransport unter strenger Überwachung (Ansprechbarkeit, Atmung, Puls)
- Bei getrübtem Bewusstsein (knapp ansprechbar, regungslos) darf ein Geborgener nie zu aktiver Bewegung gezwungen werden (Gefahr des Bergungstodes!) (s. auch Kapitel 18.2 Seite 232).

Bewusstlose Opfer mit normaler Atmung:
- Vorsichtige Seitenlagerung, Gefahr des Bergungstodes beachten (s. auch Kapitel 9.4 Seite 125)
- Schutz vor weiterer Auskühlung
- Strenge Überwachung von Bewusstsein Atmung und Puls

Bewusstlose Opfer ohne Lebenszeichen:

- Wiederbelebungsmassnahmen gemäss Kapitel 9.2 Seite 99
- Schutz vor weiterer Auskühlung
- Die Wiederbelebung muss solange fortgeführt werden, bis die professionelle Rettung den Patienten übernimmt (s. Kapitel 9.2 Seite 111)
- Der Tod am Unfallort muss durch einen Arzt festgestellt werden (und erst oft nach Wiederaufwärmung)

Fallbeispiel

Ein Schneeschuhtrekker wird auf dem Jungfraujoch an einem Sylvesterabend um ca. 17 Uhr beim Eindunkeln von einem Schneebrett verschüttet. Alarm durch den Kollegen bei Schneesturm und Nacht. Rein terrestrische Aktion mit 150 m Abseilen der Rettungsleute und des Lawinenhundes auf den Lawinenkegel. Ausgraben des bewusstlosen, unterkühlten Lawinenopfers (allgemeine Unterkühlung HT III, Kerntemperatur 28 Grad C) nach 3 Stunden 40 Minuten aus 1 m Schnee. Vorsichtige Bergung, Schutz vor weiterer Auskühlung mit Isolation und Wärmebeuteln und darauf Aufziehen des Verschütteten mit Flaschenzügen auf das Jungfraujoch. Abtransport mit der Jungfraubahn und der Ambulanz ins Spital. Bei der Ankunft ist das Lawinenopfer ansprechbar geworden mit einer Körperkerntemperatur von 35,5 Grad.

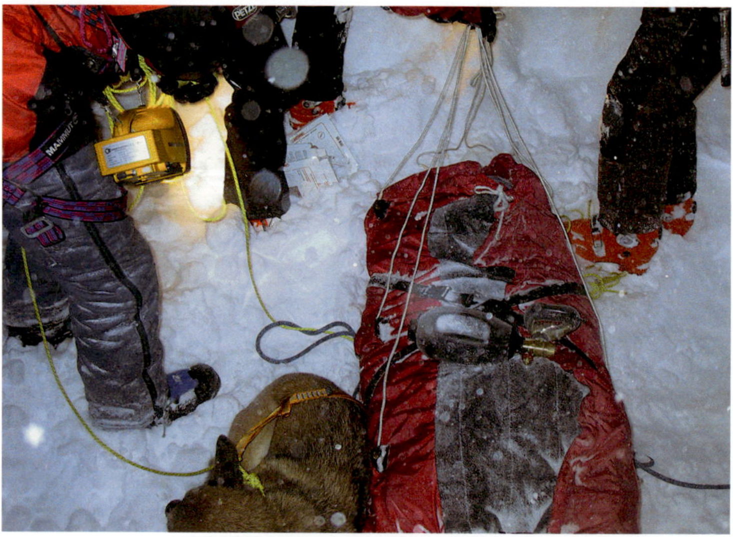

Abbildung 10.4: *Bodengebundene Rettungsaktion am Jungfraujoch (B. Durrer).*

10.2 Gletscherspalten

In den Schweizer Alpen ereignen sich jedes Jahr 40–50 Gletscherspaltenunfälle mit 10–15 Toten. Neben der allgemeinen Unterkühlung spielen häufig Verletzungen eine wichtige Rolle.

Gefahren

Bei Klemmspaltenunfällen kühlt das Opfer schnell aus und kann innert 1–2 Stunden in eine lebensgefährliche Unterkühlung geraten.
Das Hängetrauma kann durch das zusätzliche Gewicht (schwerer Rucksack und Ski an den Füssen) viel schneller auftreten! Das Know-how für eine rasche Kameradenrettung- und -betreuung ist in solchen Situationen besonders wichtig (s. Kapitel 20.3 Seite 265).

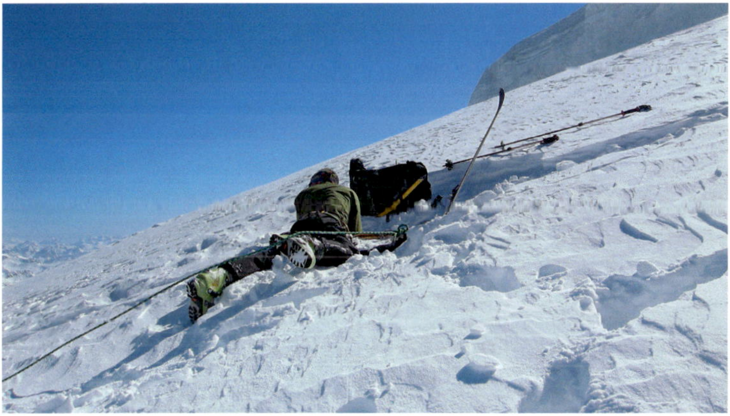

Abbildung 10.5: *Kameradenrettung auf Gletscher-Skitour Sella Gletscher – Bernina-Gruppe (D. Hunziker).*

Massnahmen

- Sofortige Alarmierung, wenn die Bergung eines Unverletzten mit eigenen Mitteln nicht sofort möglich ist.
- Vorbereitung von Verankerungen (Pickel eingraben, Ski etc.)
- Nach der Bergung erfolgt die Erste Hilfe am Spaltenrand mit Versorgung der Verletzungen und den Massnahmen bei allgemeiner Unterkühlung (s. Kapitel 18.2 Seite 232) und Hängetrauma (Kapitel 20.3 Seite 265).

11. Sportklettern

Ch. Schlegel, A. Schweizer, H.P. Bircher

Das Sportklettern und Bouldern erfreute sich während der letzten Dekade einer zunehmenden Beliebtheit. Bereits wird auf grosser Bandbreite durch die sehr gute Abdeckung der Indoortrainingsmöglichkeiten ein hohes und athletisches Niveau erreicht. Dies und die optimierte Sicherungstechnik sorgten dafür, dass sich die Verteilung der Verletzungen von der unteren Extremität auf Hand und Schulter verschoben hat. So sind auch neue und für das Klettern spezifische Verletzungsformen wie z.B. der Ringbandriss aufgetreten. Die hier vermittelten Grundkenntnisse über Trainingsaufbau, Aufwärmen, prophylaktische und therapeutische Massnahmen sind unerlässlich, um über längere Zeit leistungsfähig und verletzungsfrei klettern zu können.

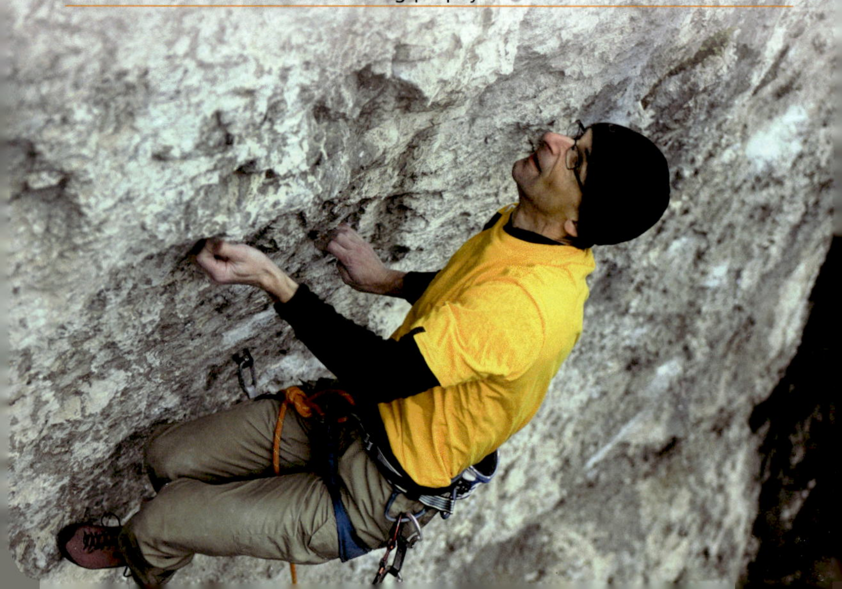

11.1 Training

Wie für jede alpine Subdisziplin ist auch für das Sportklettern ein solides Grundlagenausdauertraining Voraussetzung. Dies sollte kletterspezifisch und auch als allgemeines Ausdauertraining in Form von Laufen, Nordic Walking, Langlauf, Rudern oder Schwimmen durchgeführt werden. Die oberen Schwierigkeitsgrade beim Klettern können nur mit einem auf alle sportlichen Faktoren ausgerichteten zusätzlichen Training erreicht werden. Dabei nimmt vornehmlich die Kräftigung der Fingerbeugemuskulatur (Hand und Vorderarm), der Schultermuskulatur, welche das Ausnutzen der grossen Beweglichkeit und Haltefähigkeit erst ermöglicht, sowie der Rumpfmuskulatur zur Körperstabilisation eine zentrale Rolle ein. Das Training darf sich aber nicht nur auf den schnell messbaren Kraftzuwachs konzentrieren, sondern sollte auch den verletzungsanfälligen Haltestrukturen an den Gelenken, wie Kapsel, Bänder und Sehnen, Rechnung tragen.

Anpassung des Bewegungsapparates an hohe Belastungen

Es muss beachtet werden, dass die Kletterleistung und speziell die Muskelkraft sehr schnell gesteigert werden können, die passiven Strukturen (wie Sehnen, Bänder, Knorpel und Knochen) aber bedeutend mehr Zeit benötigen, um sich der hohen Belastung anzupassen. Besonders junge Kletterer im Wachstumsalter sind durch die schnellen Belastungssteigerungen gefährdet.

Um chronischen Überlastungen und vorzeitigen Verschleisserscheinungen an Gelenken und Sehnen vorzubeugen, ist das spezifische Klettertraining bei Anfängern unter Berücksichtigung der Regenerationszeiten und Anpassungszeiten der verschiedenen Gewebe stufenweise aufzubauen. Belastungsspitzen durch Training am Griffbalken mit Zusatzgewichten, dynamisches Training am Griffbalken sowie plyometrisches Training (z.B. Fallenlassen am Griffbalken und Auffangen mit den Händen an den unteren Griffen) sollte in den ersten 3–5 Trainingsjahren vermieden werden. In dieser Zeit baut sich bei regelmässigem Training die Festigkeit der verschiedenen Gewebe deutlich auf und das Training kann dann nochmals gesteigert werden.

Geschätzte Anpassungszeiten der verschiedenen Gewebe an hohe Belastungen im Sport:

Muskulatur:	nach 3 Wochen Krafttraining
Herzmuskel:	nach 4 Wochen Ausdauertraining
Bänder:	2 Jahre

Sehnen:	1–2 Jahre
Knorpel:	3–5 Jahre
Knochen:	1 Jahr

⇨ Die passiven Strukturen benötigen ca. 3 Jahre spezifisches Training, um ihre Festigkeit zu optimieren. Das muss in der Trainingsplanung unbedingt berücksichtigt werden

Kletterspezifisches Krafttraining

Wie bei den meisten Sportarten ist auch beim Klettern das sportspezifische Training am effektivsten. Das bedeutet, dass klettern selbst das beste Training fürs Klettern ist. Insbesondere Bouldern kann wohl als das effektivste Training für das Klettern betrachtet werden. Es kann den Ansprüchen wie Schwierigkeitsklettern, alpines Sportklettern und Sportklettern sehr gut angepasst werden.
Um Erfolge erzielen zu können, müssen die Grundlagen der Trainingslehre allerdings berücksichtigt werden. Dies beinhaltet in erster Linie eine Trainingsplanung mit einer Periodisierung des Trainings über das **Jahr in 2–4 Makrozyklen** von je 3–5 Monaten mit entsprechenden Ruhephasen dazwischen. Ein Makrozyklus beinhaltet mehrere Mesozyklen bestehend aus Kraftaufbau-, Maximalkraft- und Ausdauerphase.

Der **Kraftaufbau-Mesozyklus** beinhaltet in der Regel einen Zyklus von 4–6 Wochen mit mittlerer bis hoher Belastung wie z.B. Bouldersequenzen oder Routen mit 20–30 Zügen (Wiederholungen) bis zur Ermüdung, welche 4- bis10-mal (Serien) wiederholt werden.
Es folgt ein **Maximalkraft-Mesozyklus** mit kurzen schwierigen Kletterpassagen von 4–10 Zügen (3–6 Serien mit 4–10 Wiederholungen) für 2–4 Wochen, danach ein **Ausdauer-Mesozyklus** mit 50 und mehr Zügen (3–4 Serien mit 50+ Wiederholungen mit niederigen Belastungen).

Der dritte und letzte Mesozyklus muss natürlich den entsprechenden Ansprüchen angepasst werden. Fährt man zum Bouldern in die Ferien, wird man in der letzten Vorbereitungsphase eher bei maximalkräftigen Übungen verbleiben, geht man alpine lange Routen klettern, wird mehr Gewicht auf die Ausdauer gesetzt, wobei Kombinationen von Ausdauer und Maximalkraft besonders effektiv sind und dem Sportklettern am Fels am nächsten kommen .
Idealerweise wird 2- bis 4-mal (Mikrozyklus) in der Woche trainiert. Maximalkrafttraining erfordert längere Erholungsphasen von 1–3 Tagen, wogegen im Ausdauerbereich täglich trainiert werden kann. Zu beachten ist eine möglichst grosse Variabilität

(Griffformen, Steilheit, Technik) beizubehalten, aber trotzdem auf eine kontinuierliche Zunahme der Belastung (Schwierigkeit der Züge, Zusatzgewicht, Wandsteilheit) bei jeder Trainingssitzung zu achten.

Ein unterstützender **kletternorientierter Krafttrainings-Mesozyklus** zweimal jährlich hilft der Stagnation des Kraftzuwachses entgegen zu wirken. Dieser kann einfache Übungen wie Klimmzüge mit verschiedenen Handabständen, Bardips, Hangwaage und Liegestützen beinhalten. Besonders wichtig ist die Funktion der schultergelenkstabilisierenden Muskulatur (Rotatorenmanschette) zur Verletzungsprophylaxe, welche gut mit Gummibändern (z.B. Theraband) trainiert werden kann. Polysportives Training, wie zum Beispiel Slackline, Biken, Fussball und Geländeläufe, hilft Gleichgewicht, Koordination und Schnelligkeit zu trainieren und Verletzungen vorzubeugen.

⇨ Das beste Training für das Klettern ist das Klettern (Bouldern) selbst. Eine hohe Variabilität der Kletterstellen (Steilheit, Griffform, Routenlänge) verhindert den Gewöhnungseffekt und die Stagnation.

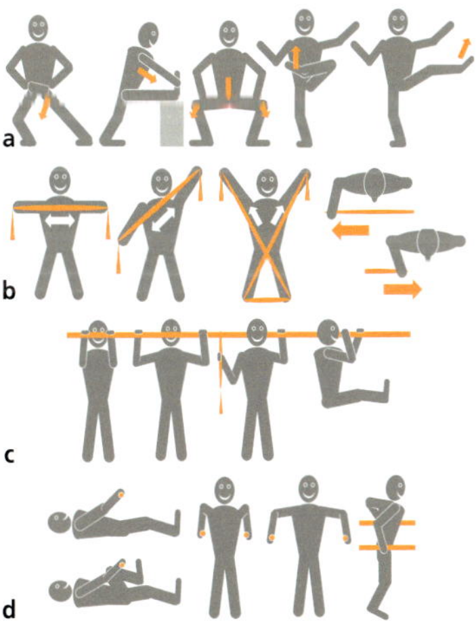

Abbildung 11.1: *Fünf einfache Dehnübungen (a) der Hüft-/ Oberschenkelmuskulatur. Für das Klettern besonders wichtig ist die aktive Beweglichkeit (heben eines Fusses auf hohen Tritt), wofür die zwei Übungen rechts sind. Fünf Übungen (b) zur Kräftigung und Ausgleich der Schultermuskulatur mit dem Theraband, die zwei Übungen rechts sind besonders wichtig, um die Rotatorenmanschette zu stärken und die Schulterzentrierung zu verbessern. Klimmzugübungen (c), Hangwaage und Bar dips (d) sollen in möglichst vielen Variationen, entsprechend den Situationen wie sie beim Klettern angetroffen werden, durchgeführt werden. (Quelle: turntillburn.ch/verticalsecrets).*

Wettkampfklettern

In den letzten 20 Jahren hat auch im Kletterwettkampfgeschehen eine enorme Leistungssteigerung stattgefunden. Es werden diverse Subdisziplinen wie Klettern on sight, after work (Route kann einstudiert werden), Speed klettern und Bouldern durchgeführt. Dabei werden im on sigth Schwierigkeiten bis 8b+/8c erreicht. Um im Weltcupzirkus teilnehmen zu können, ist der Aufwand enorm und steht keinem anderen Leistungssport mehr nach, was eine genaue Planung und gute Unterstützung der Athleten erforderlich macht. Die durch die Leistungssteigerung entstandenen Probleme hängen teils mit dem Routencharakter zusammen (sehr steile Routen, homogene Schwierigkeit im Kraftausdauerbereich), welche unter anderem ein niedriges Körpergewicht favorisieren. So sind die besten männlichen Athleten kaum mehr über 60 kg schwer. Dies kann vor allem bei jüngeren Kletterern und Kletterinnen zu Unter-, und Mangelernährung führen.
Weiter ist der immer frühere Einstieg ins Wettkampfgeschehen für Überbelastungen im noch wachsenden Skelett (Wachstumsfugenschäden, Schulterinstabilität, siehe unten) verantwortlich. Es ist vor allem Aufgabe der Trainer, auf die dafür ursächlichen Faktoren (extrem aufgestellte Finger, komplett entspannte Schultermuskulatur beim Abschütteln, dynamisches Klettern) hinzuweisen und entsprechend rechtzeitig einzugreifen. Bezüglich Unfällen zeigt sich gemäss einer Studie allerdings ein, wenn überhaupt, nur geringgradig höheres Risiko bei Wettkämpfen. Inwiefern Spätschäden entstehen, kann zum jetzigen Zeitpunkt allerdings noch nicht beurteilt werden.

11.2 Kletterspezifische Verletzungen und Überbelastungen

Behandlungsgrundsätze

Bei den meisten Sportverletzungen gelten ähnliche Regeln zur Behandlung. Die Therapie teilt sich auf in die Akutphase, die Heilungsphase und die Aufbauphase.
Im Akutfall gilt die **PECH-Regel,** das bedeutet:

- **P**ause
- **E**is (Eisumschläge)
- **C**ompression (elastische Binde)
- **H**ochlagern (über Herzhöhe)

Eis sollte nicht direkt auf die Haut aufgelegt werden, besser sind kühle, nasse Wickel mit Eisklümpchen.
Die Verletzung wird nun vom Patienten oder einem Arzt beurteilt und die weitere Behandlung festgelegt (z.B. Operation, Schiene, Medikamente, Bandagen etc). Nach

dieser ersten Heilungsphase erfolgt der Bewegungs- und Belastungsaufbau, welcher für den Heilungsprozess sehr wichtig ist. Dieser Aufbau läuft in folgenden Stufen ab: unbelastetes Bewegen, zunehmende Belastung bis zur Alltagsbelastung und anschliessendem sportartspezifischem Aufbau bis zur Wettkampftauglichkeit. Der Aufbau erfolgt in einer Übungsstufenleiter, welche vom Arzt oder Therapeuten je nach Verletzung festgelegt wird. Bei der Übungsstufenleiter wird die Belastung alle 2–3 Tage gesteigert. Falls bei der höheren Belastung Schmerzen auftreten, die nach 20 Sekunden nicht verschwinden, wird 24 Stunden später auf der nächst tieferen Stufe weiter trainiert.

Wann sollte unbedingt ein Arzt konsultiert werden?

- Mehr als zwei Wochen andauernde gleichbleibende Schmerzen bei Gelenksverstauchungen
- Schmerzen, Schwellung oder eingeschränkte Beweglichkeit in den Fingergelenken bei Jugendlichen (Gefahr einer bleibenden Gelenkfehlstellung durch Bruch der Wachstumszonen)
- Knie- und Hüftschmerzen bei Jugendlichen (Gefahr nicht korrigierbarer Gelenkschädigungen)
- Fehlstellung von Extremitäten nach Verletzung

⇨ Die Erstbehandlung bei einer Verletzung erfolgt nach der PECH-Regel. Nach der Erstbehandlung und Beurteilung ist der stufenweise Aufbau mit allmählicher Belastungssteigerung wichtiger Bestandteil der Therapie (Belastungsstufenleiter). Jugendliche mit Schmerzen in den Finger-, Knie- und Hüftgelenken sollten zwingend einen Arzt aufsuchen und die Beschwerden abklären lassen.

Verletzungen und Überbelastungen an Hand und Vorderarm

Entsprechend der hohen Belastung treten Sportkletterverletzungen und Überbelastungen am häufigsten an Hand, Ellbogen und Schulter auf. Sie werden meist nicht durch einen Sturz, sondern beim Durchführen eines schwierigen Kletterzuges verursacht und beinhalten vor allem Weichteilverletzungen wie Zerrungen und Bänderrisse.

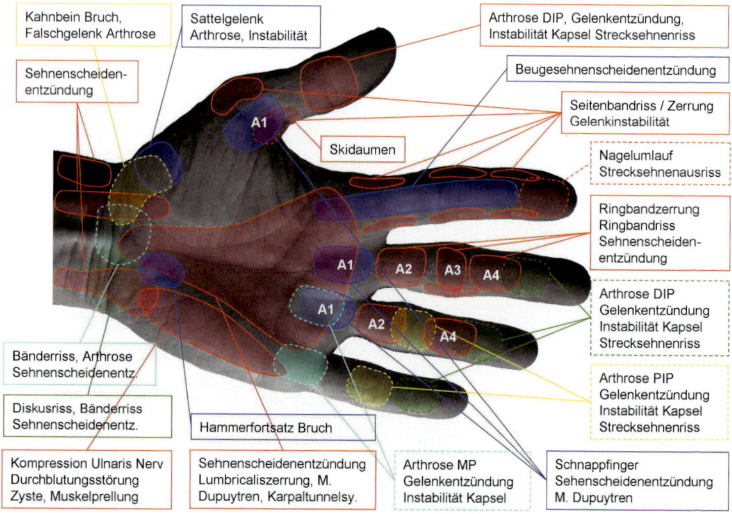

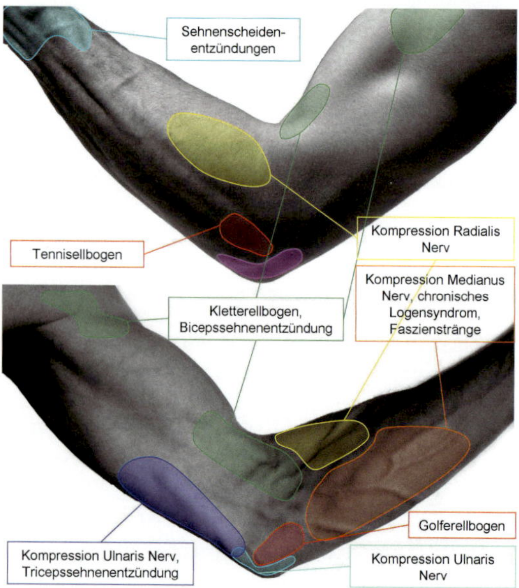

Abbildung 11.2: *Die häufigsten Verletzungen beim Sportklettern treten an der oberen Extremität und da wiederum an der Hand auf. Den schmerzhaften Arealen sind verschiedene Diagnosen zugeordnet und sollen lediglich als Orientierungshilfe dienen. Die gestrichelten Areale bedeuten, dass diese auf der Rückseite der Hand zu finden sind. (Quelle und weitere Informationen zu den Diagnosen: turntillburn.ch).*

Finger: Die häufigste Verletzung beim Klettern ist der Riss eines Ringbandes (hält die Beugesehne am Knochen) am Fingergrund- oder Mittelglied, welche meist durch eine schnelle hohe Belastung in aufgestellter Fingerposition verursacht wird. Auf ein schnallendes Geräusch folgen Schmerzen und Schwellung an der Fingerbeugeseite. Nach Diagnosestellung durch Ultraschall können die meisten Verletzungen mit einem speziellen Ringbandschutz innerhalb 2–4 Monaten ausbehandelt werden. Nur selten ist eine Operation notwendig.

Verstauchungen und Verdrehungen der Fingergelenke können zu Rissen der Gelenkkapsel und Seitenbänder führen, welche eine spezielle Abklärung (Röntgen, Ultraschall) und Behandlung (spez. Schutzschiene, Taping) für 2–3 Monate benötigen. Beim Halten von 1- und 2-Fingerlöchern können **Zerrungen** in der Mittelhandmuskulatur (Lumbricalis-Muskulatur) auftreten, welche mit speziellen Dehnübungen behandelt werden müssen, um Vernarbungen und Bewegungseinschränkungen verhindern zu können.
Chronische Überbelastungen der Ringbänder und Beugesehnen, gelegentlich auch der Strecksehnen, führen zu Sehnenscheidenentzündungen, welche nach der PECH-Regel funktionell therapiert werden. Bei jugendlichen Kletterern kann ebenfalls die aufgestellte Fingerposition zu Überlastungen im Fingermittelgelenk und **Verletzungen der Wachstumsfugen** führen. Diese Gelenkverletzung muss unbedingt mit einer konsequenten Belastungreduktion und Vermeiden der aufgestellten Fingerposition behandelt werden, um Spätschäden wie Früharthrose zu vermeiden. Hingegen sind die nach 10–20 intensiven Kletterjahren auftretenden **Abnutzungserscheinungen** in den Fingergelenken im Allgemeinen wenig schmerzhaft, können aber durch Vermeidung der stark aufgestellten Fingerposition ebenfalls reduziert werden.

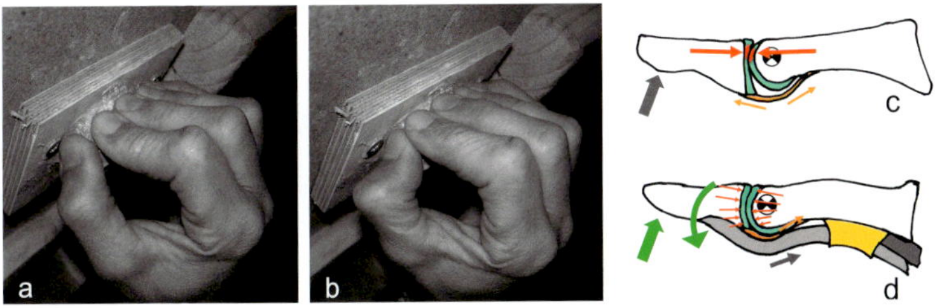

Abbildung 11.3: *Die maximal aufgestellte Fingerposition (a, c) gilt es zu vermeiden. Deutlich weniger grosse Belastungen aufgrund einer flacheren Druckverteilung kommen vor, wenn die Endgelenke 10–15° vor ihrer Endposition stabilisiert werden und das Mittelgelenk nicht über 90° gebeugt wird (b, d), aus: Vertical secrets, 2009.*

Handgelenk: Durch das Aufkommen des Boulderns mit häufigen Stürzen auf die Hand haben Verletzungen im Handgelenksbereich deutlich zugenommen. Da Bandverletzungen und Knochenbrüche (z.B. Kahnbein) nur wenig bis mässig starke Beschwerden verursachen, wird häufig kein Arzt konsultiert. Bereits nach wenigen Monaten können Spätschäden auftreten, welche nur sehr schwierig zu behandeln sind und eine schlechte Prognose aufweisen. Schmerzen im Handgelenk nach einem Sturz, welche nach zwei Wochen keine deutliche Besserung zeigen, müssen unbedingt abgeklärt werden. Bandrisse müssen meist, Knochenbrüche oft operativ behandelt werden.
Eine chronische Beugesehnenscheidenentzündung im Handwurzelkanal ist zwar kaum schmerzhaft, kann aber zu einem **Druckschaden des Medianusnerven** mit erst nächtlichem, dann permanentem Einschlafen und Kribbeln der Finger 1 bis 4 führen. Dieses sogenannte **Karpaltunnelsyndrom** muss gelegentlich operativ gespalten werden.

⇨ Beim Sportklettern treten Verletzungen am häufigsten an Händen und Fingern auf, wobei der Riss eines Ringbandes oder die Kapselbandzerrung am häufigsten sind. Sie können meist funktionell mit Schiene oder Tape behandlet werden, erfordern jedoch vorgängig eine ärztliche Abklärung. Als Ursache dafür wird unter anderem die aufgestellte Fingerposition verantwortlich gemacht. Bei jugendlichen Kletterern soll diese nur moderat angewandt werden, um Wachstumsfugenverletzungen zu vermeiden

Ellbogen- und Vorderarmschmerzen

Am häufigsten beim Kletterer ist der **Golferellbogen** (Epicondylitis medialis. Dabei handelt es sich um eine chronische Überlastung der Sehnenansätze der oberflächlichen Fingerbeuger und des Unterarmeinwärtsdrehers am medialen Epicondylus (Innenseite des Ellbogens). Ursache ist meist eine schnelle und einseitige Steigerung des Trainings oder eine mehrmonatige Überbelastung, wodurch die Sehnen zu wenig Zeit für die Anpassung hatten.
Therapeutisch liegt der Schwerpunkt deshalb in einem gezielten Aufbau und Dehnung der entsprechenden Muskulatur und einer stufenweisen Belastungssteigerung beim Klettern. Nur dadurch kann die Widerstandsfähigkeit des Sehnengewebes verbessert werden. Begleitend können folgende Therapien eingesetzt werden: Physiotherapie, Bandagen, entzündungshemmende Medikamente, Ultraschall, Extracorporelle Stosswellentherapie, lokale Injektionen.

Beim **Tennisellbogen** (Epicondylitis lateralis) kommt es zu Schmerzen an der Aussenseite des Ellbogens durch eine chronische Überlastung der Finger- und Handgelenkstrecker. Die therapeutischen Massnahmen sind analog zum Golferellbogen. Die Prognose ist bei beiden obigen Krankheitsbildern sehr gut (Geduld).

Seltene Ursachen für Schmerzen am Ellbogen und Vorderarm sind das **Logensyndrom der Fingerbeuger** und **Nerveneinengungen** durch chronische Belastung oder verdickte Sehnenscheiden und Muskeln. Bei ersterem kommt es durch die belastungsbedingte Zunahme des Muskelvolumens zu einer abnormen Druckerhöhung innerhalb der Muskelhülle mit verminderter Durchblutung und entsprechenden Schmerzen. Typischerweise treten diese Schmerzen nur nach einer gewissen Belastungszeit auf und können eine halbe Stunde bis mehr als einen Tag andauern.
Bei den Nerveneinengungen treten Kribbeln und Gefühlsstörungen in den Händen vor allem in der Nacht nach grösseren Belastungen auf.

⇨ Der Tennis- und Golferellbogen kann durch ein gut geplantes und regelmässiges Training sowie ein korrektes Aufwärmen weitgehend vermieden werden. Entscheidend ist eine genügende Regenerationszeit nach harten Belastungen (Bouldern) und ein spezifisches Training der beteiligten Muskulatur am Vorderarm.

Verletzungen und Überbelastungen am Schultergelenk

Das Schultergelenk hat die grösste Beweglichkeit aller Gelenke am menschlichen Körper. Oft sind es Schmerzen bei Überkopfbewegungen der Arme, welche erstmals auf diese ausserordentliche Beweglichkeit und damit auch die zentrale Rolle des Schultergelenkes beim Klettern aufmerksam machen. Neben der Beweglichkeit ist aber die Kraftanwendung mit Armstabilisation, aber auch das Einleiten der Körperstabilisation in den verschiedensten Haltepositionen ausschlaggebend für die Fortbewegung.
Entsprechend dem Alter der Kletterer und/oder Dauer der Klettertätigkeit zeigen sich in der Praxis drei Problemkreise an der Schulter ab:

- Schultergelenkinstabilität
- Engpassprobleme bei Schulterbewegungen ohne oder mit Kraftabschwächung
- Schultergelenkabnutzung

Schultergelenkinstabilität

Das Vollbild ist die ausgerenkte Schulter. Diese Situation bedarf einer schonenden Rückstellung des Gelenkes. Schulterausrenkungen beim Klettern treten einerseits

durch mit dem abgespreizten Arm aufgefangene Stürze auf, vorab beim Bouldern, und andererseits seltener bei maximalen Kraftanwendungen in kritischen Armpositionen. In Abhängigkeit von den Umständen, welche zur Ausrenkung geführt haben, und dem Alter des Kletterers kann aufgrund grosser Untersuchungen das Wiederauftreten einer erneuten Ausrenkung bei Beibehalten der sportlichen Aktivität auf demselben Niveau abgeschätzt werden. Spätestens nach dem zweiten Ereignis einer Ausrenkung muss die operative Schulterstabilisation diskutiert werden.
Bei einem Kletterer kann eine ausgerenkte Schulter im Gebirge zu schwierigen Situationen führen z. B. Bergungen im alpinen Fels.

Engpassprobleme bei Schulterbewegungen ohne oder mit Kraftabschwächung: Das Vollbild ist die schmerzhafte, kraftlose Schulter, welche sehr oft auch wie gelähmt empfunden wird. Eine starke Schulterprellung mit oder ohne Sturz, ein Rissereignis in der Schulter beim Klettern oder anhaltende Schulterüberlastungen beim Trainieren oder Klettern sind die häufigsten Gründe dafür. Anhand wiederholter Gelenkuntersuchungen und Röntgenbildern, aber auch aufgrund der möglichen Verbesserung der Beschwerden durch ein gezieltes physiotherapeutisch geführtes Training, kann in der orthopädischen Sprechstunde die richtige, wenn notwendig, operative Behandlung geplant werden.
Gelenkabnutzung: Das Vollbild dieser Krankheit stellt eine schmerzhafte Schulter dar, welche in den Extrembewegungen eingeschränkt ist und mit Gelenkreibegeräuschen einhergeht. Eine Reihe von Gründen, die nicht im Detail bekannt sind, können zu diesem Krankheitsbild führen. Beim Sportler kann die starke Beanspruchung mit oder ohne Stabilisations- oder Kraftdefiziten, durch mögliche Fehlbelastungen eine Abnützung beschleunigen. Das Behandlungsziel sollte eine schmerzarme Schulter sein, mit Erhalt oder leichter Verbesserung der Beweglichkeit und der Kraftverhältnisse. Dies sollte in erster Linie mit Massnahmen erreicht werden, bei welchen das Gelenk erhalten bleibt. Dazu gibt es Physiotherapie, Schmerzmedikamente und/oder Spritzen ins Gelenk. Sind diese Massnahmen ausgeschöpft, muss eine operative Spülung des Gelenkes oder im fortgeschrittenen Stadium ein Kunstgelenk in Betracht gezogen werden.

⇨ Die Schultergelenke stehen in der Abfolge von Verletzungen an den oberen Extremitäten nach Finger- und Handverletzungen an zweiter Stelle. Treten plötzlich auftretende Ausrenkungen oder schleichende Schmerzen bei Belastungen auf, führt eine fachkundige Abklärung weiter.

Verletzungen und Überbelastungen an den unteren Extremitäten

Die Beschwerden an der unteren Extremität werden in diesem Kapitel nur gestreift, da es sich nicht um spezifische Sportkletterverletzungen handelt (s. Kapitel 9.3 Seite 124). Mit der zunehmenden Spezialisierung der Klettertechnik werden auch die unteren Extremitäten, speziell Hüft- und Kniegelenke stark beansprucht. Speziell maximale Beugungswinkel verbunden mit Rotationen (eingedrehtes Bein, Ägypter) führen zu Überbelastungen von Knie- und Hüftgelenken. Dadurch können die Menisken, seltener auch die Bänder, am Kniegelenk verletzt werden.
Arthrosen und angeborene oder im Wachstumsalter erworbene Fehlformen des Hüftgelenkes können die Beweglichkeit einschränken und den Verschleiss im Hüftgelenk in Extrempositionen (maximale Beugung und Rotation) verstärken.

⇨ Die unteren Extremitäten sind zum Glück selten von Überlastungserscheinungen betroffen. Meniskusverletzung treten aber immer wieder durch das extreme Eindrehen und maximale Beugen in den Kniegelenken auf.

Verletzungen und Überbelastungen an der Wirbelsäule

Die häufigste Ursache für Beschwerden im Bereich der Halswirbelsäule und des Nackens sind Verhärtungen und Verkürzungen (Myogelosen) der Nackenmuskulatur, meist ausgelöst durch endgradige Stellungen der Wirbelgelenke beim Klettern und Sichern in überhängendem Gelände. Dies kann zu Reizungen dieser Gelenke und Schmerzen führen und nicht zuletzt können diese Gelenke selbst Schaden nehmen. Durch ein bewusstes Aktivieren der Hals- und Nackenmuskulatur, das Vermeiden einer maximalen Überstreckung und häufigen Positionswechsel können entsprechende Beschwerden vermieden werden.

Bei stark überhängendem Gelände stellt sich der Sichernde daher am besten selbst mit dem Rücken zur Wand, um so die kleinste nötige Halswirbelsäulenstreckung beibehalten zu können. Des Weitern kommen sogenannte Prismabrillen zum Einsatz, bei welchen die Blickrichtung über die Brille in die Vertikale umgeleitet wird.

Beim Klettern wirkt sich vor allem das Halten von tief liegenden Untergriffen bei gebeugter Wirbelsäule belastend auf die Bandscheiben der Lendenwirbelsäule aus. Dies wird zusätzlich dadurch verstärkt, dass beim Kletterer die Rückenstreckmuskulatur, welche diese Position kontrolliert, eher schlecht trainiert ist. Schmerzen im Bereich der Lendenwirbelsäule (Lumbago, Hexenschuss) sind meist bedingt durch Blockierungen oder Reizungen der kleinen Wirbelgelenke oder des Kreuzbein-Darmbein-Gelen-

kes (Iliosakralgelenk: ISG) oder kleine Bandscheibenvorfälle (Diskushernien), was reaktiv zu Muskelhartspann und Bewegungseinschränkungen führt. Grössere Diskushernien oder ein Wirbelgleiten (Spondylolisthesis) können auch Nervenwurzeln einengen und zu Schmerzen, Gefühlsstörungen und Lähmungserscheinungen im Bein führen (Lumboischalgie) (Indikation zu Arztbesuch, s. Kapitel 20.1 Seite 270).
Durch eine Kräftigung der Rumpf stabilisierenden Muskulatur (gerade und schräge Bauchmuskulatur, Rückenstrecker, tiefe stabilisierende Rumpfmuskulatur), Aufbau einer guten Körperspannung beim Training, regelmässiges Dehnen der Oberschenkel-Hüftmuskulatur und das Verhindern von muskulär schlecht kontrollierten Extrempositionen können die Belastungen auf die Wirbelsäule reduziert werden.
Nicht nur die Muskulatur im unteren Rumpfbereich, sondern auch die Nackenmuskulatur kann gezielt trainiert und gedehnt werden.

11.3 Unfall- und Überbelastungsvorbeugung

Unfallvorbeugung

Klettergärten und Routen werden von keiner Institution kontrolliert! Oft sind das Hakenmaterial oder die Umlenkungen am Top in schlechtem Zustand. Es muss jeder selber die Verantwortung zu dessen Prüfung übernehmen, was bereits einige Erfahrung erfordert.
Sowohl das sichere Stürzen ohne Griff ins Seil wie auch das richtige Sichern eines Sturzes (dynamisches Sichern wo es der Sturzraum zulässt) sollte geübt werden.
Wo die Gefahr besteht länger frei im Seil zu hängen, sollten Prusikschlingen mitgenommen und die Selbstrettungstechnik beherrscht werden. Beim längeren Hängen im Seil besteht nämlich die Gefahr des Bergungstodes durch die verminderte Durchblutung der Beine (s. Kapitel 20.3 Seite 265).
Beim Bouldern sollten unbedingt spezielle Boulder-Matten (Crash pads) verwendet werden. Beim Abspringen sollte der Partner den Sturz nicht auffangen aber kontrollieren, damit der Kletterer möglichst auf den Beinen landet. Wie beim Fallschirmspringen sollte das richtige Landen bei einem Absprung geübt werden.

⇨ Der Kletterer hat bei der Ausübung seiner Sportart eine grosse Eigenverantwortung, da keine Institution Outdoor-Kletteranlagen (Klettergärten, alpine Routen) kontrolliert. Stürzen, Sichern und die Hilfestellung beim Bouldern muss geübt werden.

Vorbeugung von Überbelastungen und Abnützungen

Hinsichtlich Verletzungsprophylaxe ist ein richtiges Aufwärmen wohl eine der wichtigsten Massnahmen. Der Zweck dabei ist es, durch wiederholte, zunehmende Muskelaktivität für die Bereitstellung einer genügenden Durchblutung (dauert 5–10 Min.) und nervale Aktivierbarkeit der Muskulatur (dauert 10–30 Min.) zu sorgen. Erst so können entsprechende Höchstleistungen überhaupt ermöglicht werden.
Andererseits wird durch eine Aktivierung des **Herz-Kreislaufsystems** und des Stoffwechsels (der Leber) dafür gesorgt, dass die Bereitstellung von Energie und der Abtransport von Abbauprodukten der Muskulatur gewährleistet sind. Um diese Prozesse anzukurbeln, muss der Puls für 5–10 Minuten auf über 120 Schläge/Min. angehoben werden. Dies wird z.B. beim zügigen Zustieg zum Klettergebiet erreicht. Nicht zu vernachlässigen ist auch das Vorbereiten der **Strukturen des passiven Bewegungsapparat,** wie Bänder und Sehnen (Flüssigkeitsgehalt, Ausrichtung der Fasern), was von allen Aufwärmeprozesssen am meisten Zeit in Anspruch nimmt. Beim Klettern sind 100–120 Züge (ca. drei Sportkletterrouten) mit langsam zunehmender Belastung inklusive aufgestellter Fingerposition notwendig, um die maximale Belastbarkeit der Gewebe zu erreichen und so auch die Verletzungsanfälligkeit maximal zu reduzieren.
Ob das **Dehnen der Muskulatur** vor dem Training das Verletzungsrisiko senken kann, bleibt umstritten. Jedenfalls ist beim Klettern ein Stretching der Hüft- und Oberschenkelmuskulatur für die Beweglichkeit sehr förderlich. Der Körperschwerpunkt kann so deutlich näher an den Fels gebracht werden, die Belastung an den Fingern wird dadurch reduziert und damit sinkt auch indirekt das Verletzungsrisiko.

Besondere Beachtung gilt den Routen mit 1- oder 2-Fingerlöchern. Die Hand- und Vorderarmmuskulatur muss zuvor mit entsprechendem stufenweisem Belastungsaufbau an Einfingerlöchern vorbereitet werden, um Muskelscherrissen in der Hohlhand vorzubeugen. Weiter gilt zu beachten, dass bei der aufgestellten Fingerposition an kleinen Leisten die Fingergelenke nie in ihrer Endposition voll belastet werden sollten (Fingermittelgelenk nicht mehr als 90° beugen, Fingerendgelenk 5–10° weniger als maximal strecken), um Knorpelschäden und Arthrose zu vermeiden.
Der Gelenkmechanik an den Schultern kommt eine ausschlaggebende Bedeutung zu, womit die optimale Zentrierung des Oberarmkopfes in der Schulterpfanne gemeint ist. Der tiefen Muskulatur, welche am Schulterblatt ansetzt, ist dabei genauso Rechnung zu tragen wie der oberflächlichen Muskulatur. Das bedeutet, dass die Schulter stets tief gehalten werden soll, die Schultermuskulatur auch bei endgradiger Streckung bei weiten Zügen aktiv bleiben muss, nie ganz gestreckt werden darf und insbesondere beim Erholen und Schütteln im überhängenden Gelände das Gelenk nie nur in die Bänder hängen soll.

Auch die **Haut und Unterhaut** bedarf einer besonderen Vorbereitung. So kann sie den Scherkräften nur in aufgewärmtem Zustand, das heisst bei optimalem Flüssigkeitsgehalt und Vordehnung, standhalten. Zudem wird die Reibung erst optimal bei möglichst fettfreier Hautoberfläche (Sonnencreme).

12. Mountainbike: Unfälle und Überbelastungsschäden

U. Hefti

Ein Viertel aller Verkehrsunfälle betrifft Mountainbiker oder Velofahrer. Pro Jahr verunfallen somit in der Schweiz fast 20 000 Personen. Bis zu 85 % der ambitionierten Mountainbiker verletzen sich einmal pro Jahr, bis zu 90 % ziehen sich im Laufe ihres Lebens als Mountainbiker eine akute Verletzung zu.

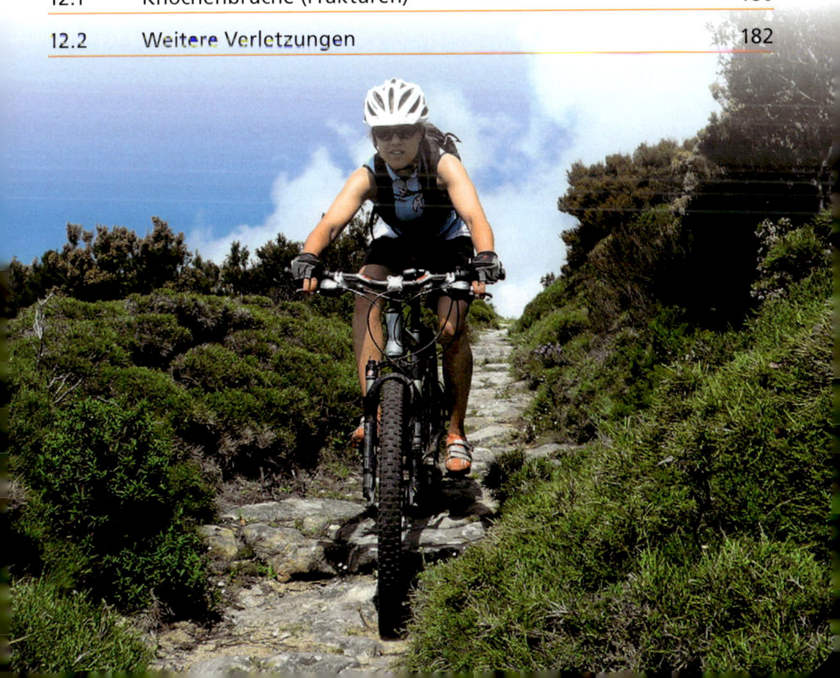

Die meisten Verletzungen betreffen die obere Extremität, also Schlüsselbein, Schulter-Eck-Gelenk und Vorderarm. Immer noch zu häufig ziehen sich die Biker schwere Kopfverletzungen zu.
Überlastungsschäden betreffen nachvollziehbar das Gesäss, Handgelenke und die Knie. Das richtige Sitzen auf dem Mountainbike ist eine wichtige Voraussetzung, um Überlastungsschäden zu vermeiden. Professionelle Unterstützung durch einen Fachhändler ist sinnvoll.
Die richtige Ausrüstung sowie ein allgemeines Konditionstraining und ein Mountainbike spezifisches Training sind zentrale Bedingungen in der Prävention von Verletzungen.

⇨ Helmtragen ist Pflicht. Es gibt keine Ausreden.

12.1 Knochenbrüche (Frakturen)

Schlüsselbeinbruch

Dies ist die häufigste Verletzung beim Sturz vom Velo. Meist hört und spürt man sofort, dass etwas gebrochen ist. Zudem erkennt oder ertastet man problemlos eine Fehlstellung des Schlüsselbeines. Ein Bluterguss im Bereich des Bruches bildet sich rasch. Ganz selten können Knochenfragmente die Haut durchspiessen. Grundsätzlich ist ein Schlüsselbeinbruch eine wenig gravierende Verletzung und verheilt so oder so. Bis vor kurzem wurden darum fast alle Brüche konservativ, also mit Ruhigstellung und der Gabe von Schmerzmitteln, behandelt. Neuere Untersuchungsergebnisse zeigen aber, dass gerade bei Sportlern und aktiven Menschen eine Operation und somit eine korrekte Wiederherstellung der Form des Schlüsselbeines sinnvoll ist. Dies ist aber kein Notfalleingriff und kann noch Tage nach dem Sturz durchgeführt werden.
Die Therapie auf der Biketour ist einfach. Es gilt wie bei allen Verletzungen der Grundsatz *PECH*. Entlasten so gut es geht, Ruhigstellen (s. Kapitel 9.4 Seite 137) und Hochlagern. Schmerzmittel einnehmen falls nötig. Und etwas auf die Zähne beissen. Ein Arzt muss nicht zwingend sofort aufgesucht werden.

⇨ Wenn die Haut verletzt ist, muss ein Arzt konsultiert werden, denn hier besteht eine grosse Infektionsgefahr und es ist eine entsprechende professionelle Beurteilung nötig.

Verletzung des Schulter-Eck-Gelenkes

Diese Verletzung ist von der Schwere dem Schlüsselbeinbruch gleichzustellen, muss aber unterschieden werden können. Die Verletzung erkennt man durch einen Hochstand des Schlüsselbeines am Übergang zum Schulter-Eck-Gelenk (Acromio-Clavicular-Gelenk). Je nach Ausprägung teilt der Arzt die Verletzung in verschiedene Schweregrade ein. Man kann auf das Schlüsselbein drücken und dieses problemlos und nur wenig schmerzhaft für den Patienten um ein bis zwei Zentimeter nach unten drücken. Dieses Phänomen nennt man Klaviertastenphänomen und ist typisch für diese Verletzung. Die Therapie ist analog der eines Schlüsselbeinbruches. Eine Operation ist je nach Schweregrad und sportlichen Ambitionen empfohlen.

Radiusköpfchen

Am Ellbogen ist die Speiche dünn und mit einem Kopf versehen, um problemlos Umwendbewegungen ausführen zu können. Beim Sturz auf den gestreckten Arm kann es zu einem Bruch dieses Kopfes (Radiusköpfchenfraktur) kommen. Rein äusserlich sieht man kaum etwas. Jedoch bestehen starke Schmerzen, wenn man den Arm aufstützen will und bei Umwendbewegungen des Vorderarmes. Diese können auch eingeschränkt sein, entweder wegen Schmerzen, manchmal aber auch weil der Bruch ein mechanisches Hindernis darstellt. Therapeutisch gilt wie immer die PECH-Regel. Nur mit einem Röntgenbild kann man sagen, ob eine Operation nötig ist. Ein lebensbedrohlicher Notfall ist aber auch diese Verletzung nicht.

Rippen

Häufig wird bei einem Sturz der Brustkorb geprellt. Meistens «stellt es dem Biker für kurze Zeit die Luft ab». Und kommt noch ein scharfer Schmerz dazu, der vor allem das Atmen zur Qual werden lässt, ist oft eine oder mehrere Rippen gebrochen.
Die Diagnose kann gestellt werden durch ein sanftes Zusammenpressen des Brustkorbes, wobei der Untersucher seitlich zum Patienten steht und die eine Hand auf das Brustbein, die andere auf die Brustwirbelsäule legt und drückt. Gibt der Patient etwas diffuse Schmerzen an im Bereich des Brustkorbes, aber nicht genau da wo man gedrückt hat, so ist der Verdacht auf einen Rippenbruch gross.

⇨ Wichtig ist, dass der Patient rasch Schmerzmittel nimmt und so mindestens einigermassen gut atmen kann. Da die Lunge unter den Rippen auch geprellt sein kann, und zudem die einfachen Schmerzmittel nicht ausreichend ein können, kann es sinnvoll sein, einen **Arzt aufzusuchen.**

Sind die Schmerzen zu gross und atmet man nicht genügend tief ein, kann nach Tagen eine Lungenentzündung entstehen. Die Rippenbrüche müssen nicht zwingend mit einem Röntgenbild gesucht werden. Schmerzen bestehen aber über Wochen, ein Verband oder eine Operation ist nicht notwendig.

⇨ 10–14 Tage nach dem Unfall sind die Schmerzen am grössten.

Schädel-Hirn-Traumen, Rückenverletzungen, Sprunggelenkverletzungen und Fixationen s. Kapitel 9.3 und 9.4 Seiten 113 und 125.

12.2 Weitere Verletzungen

Milzriss

Eine seltene, aber lebensbedrohliche Verletzung ist die Verletzung der Milz. Die Milz liegt auf Höhe Oberbauch linksseitig, zum Rücken zugewandt. Der Sturzmechanismus ist meistens so, dass der Patient mit dem Bauch auf den Lenker prallt. Dabei kann es sich um eine einfach Prellung bis hin zu einer Zerreissung des Organs handeln. Da die Milz sehr gut durchblutet ist, kann es zu einem grossen Blutverlust in den Bauchraum mit Kreislaufproblemen kommen.

Eine Behandlung im Spital, allenfalls sogar eine notfallmässige Operation, ist notwendig. Professionelle Hilfe muss beim Verdacht auf diese Verletzung umgehend organisiert werden! Frühe Alarmierung!

⇨ Zu Beginn können die Schmerzen nicht so heftig sein oder gar wieder etwas verschwinden. Bei zunehmenden Bauchschmerzen sowie bleicher werdendem Patienten muss an diese Verletzung gedacht werden An einer Milzverletzung kann man sterben!

Die Therapie auf der Tour ist praktisch unmöglich; bei Kreislaufproblemen (s. Kapitel 9.2 Seite 101) ist die Schocklagerung empfohlen, gegebenenfalls mit angezogen Beinen (Bauchverletzte-Lagerung) (s. Kapitel 9.4 Seite 127).

Hautschürfungen

Die Haut wird beim Biken oft verletzt. Meistens sind es oberflächliche Schürfungen und somit Bagatellverletzungen. Um das Ausmass der Verletzung (insbesondere die Tiefenausdehnung) abschätzen zu können, sollte die Wunde gereinigt werden, am einfachsten durch Ausspülen (z.B. an einem Brunnen) oder Ausduschen mit Wasser. Diese erste grobe Wundreinigung ist zudem die wichtigste Erstbehandlung. Die weitere Behandlung richtet sich nach der Tiefe der Verletzung.

⇨ Ist die Wunde sehr stark verschmutzt und kann nicht vollständig gereinigt werden, oder ist die Wunde sehr tief, muss allenfalls eine ärztliche Beurteilung und Wundreinigung mit ggf. einer Naht durchgeführt werden.

Kleinere Wunde können gut mit speziellen, sogenannten **hydrokolloidalen Verbänden** abgedeckt werden. Tiefe oder stark verschmutzte Wunden müssen auch nach korrekter Erstbehandlung täglich kontrolliert werden, da eine Infektion auch nach Tagen noch möglich ist.

Infektionen erkennt man durch eine Rötung und Erwärmung um die Wunde, (pochende) Schmerzen, entzündete Lymphknoten und in schweren Fällen Fieber. Spätestens dann muss ein **Arzt** aufgesucht werden.

Prellungen

Schmerzhafte Prellungen sind Alltag im Leben eines Mountainbikers. Die beste Therapie ist Pausieren, Kühlen und Geduld haben. Sollte sich ein grosser Bluterguss bilden, kann ein solcher gelegentlich so störend und schmerzhaft sein, dass dieser durch den Arzt entfernt werden muss.

Überbelastungen

Überbelastungen sind meistens Fehlbelastungen aufgrund einer falschen Sitzposition auf dem Bike oder zu grossen Belastungen beim «Trampen», sprich es werden zu grosse Gänge gefahren mit einer zu kleinen Kadenz.

Die ideale Trittfrequenz liegt in etwa bei 90 pro Minute.

Die Halswirbelsäule kann durch ein zu tiefes Sitzen und somit notwendiger Überstreckung der Halswirbelsäule beim Fahren zu schmerzhaften **Verspannungen** führen, gleiches gilt natürlich für die Lendenwirbelsäule.
Taubheitsgefühle im Sitzbereich werden hervorgerufen durch eine Kompression eines Gefässnerven (Nervus pudendus).

⇨ Unbedingt qualitativ gute Bikehosen mit Polsterung tragen.

Sicher sollte die Sitzposition durch Verstellen des Sattels in allen Ebenen verändert werden. Manchmal muss auch die Sitzposition auf dem Bike neu überdacht und festgelegt werden, dies aber unbedingt zusammen mit einem qualifizierten Händler oder Biker. Neben dem Taubheitsgefühl können gerade zu Saisonbeginn auch Hautreizungen bis hin zu Furunkeln das Bikerleben erschweren. Allenfalls vorbeugend können fetthaltige Salben helfen.

Eine mühsam zu behandelnde Überlastung ist das **«Biker's Knee»,** also diffuse Schmerzen im Knie. Diese Überlastung sollte einem erfahrenen Sportarzt vorgestellt werden, da es viele mögliche Ursachen gibt: Reizung des Knorpels hinter der Kniescheibe, Entzündungen von Sehnen an ihren Ansätzen, eine schmerzhafte Schleimhautfalte im Knie, beginnende Gelenkarthrose, andere Ursachen.

Im Bereich der Hand kann es zu Kribbeln oder Taubheitsgefühl in den Fingern kommen, dies aufgrund einer Überstreckung des Handgelenks und somit eines Zusammendrückens der Handnerven (Nervus medianus oder ulnaris).

Vorbeugung von Unfällen bedeutet gute Ausrüstung haben. Dabei haben sollte man: einen geprüften Helm, eine bruchfeste Brille, Handschuhe, helle, funktionelle Kleidung, einen Rucksack, Rücken-, Schienbein- und Gelenkprotektoren in schwierigem Gelände. Regelmässige Kontrollen des Bikes durch einen Fachhändler gehören auch zur Ausrüstungspflege.

Tourenauswahl dem Können anpassen; im Frühling mit einer technisch und konditionell leichten Tour starten. Reservematerial, eine kleine Apotheke und eine Handy im Rucksack mitführen.

13. Gleitschirmfliegen

Y. Villiger

Das Gleitschirmfliegen ist ein Sport, der sich seit den achtziger Jahren exponentiell entwickelt hat. Die ersten dokumentierten Gleitschirmflüge sind in Mieussy in Frankreich von den drei Fallschirmspringern, Jean-Claude Bétemps, André Bohn und Gérard Bossonavec mit normalen Fallschirmen durchgeführt worden. Parallel zum Erfolg haben aber auch die Unfälle in dieser neuen Sportart stark zugenommen…

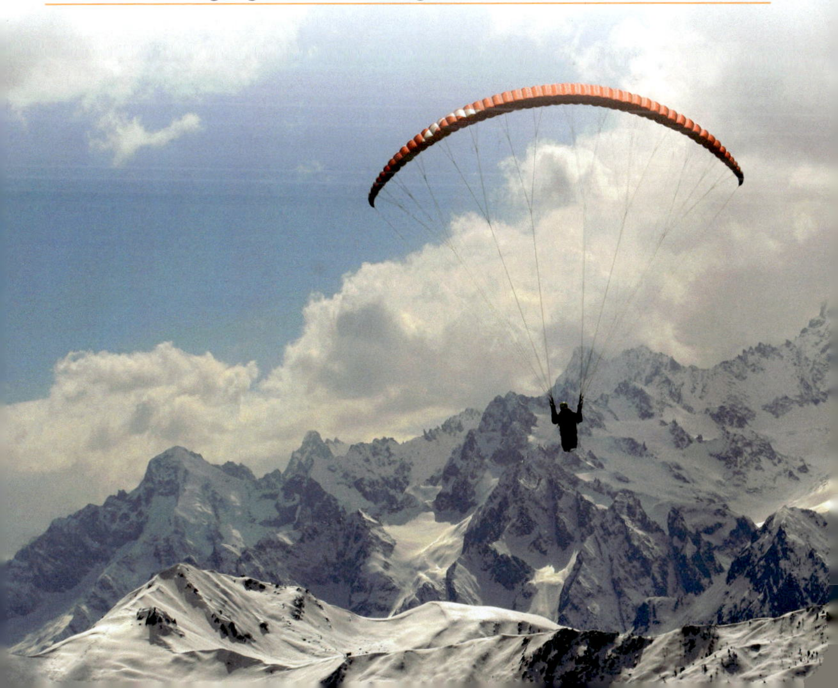

Der grösste Teil der Unfälle ereignet sich bei Start und Landung.
Die hohen Geschwindigkeiten bei diesem Sport führen zu Verletzungsmustern wie bei **Hochenergieunfällen** – vergleichbar mit Motorradunfällen. Es treten zudem spezielle Verletzungen auf, die vor allem durch die sitzende Position des Piloten und die Kombination von horizontaler und vertikaler Geschwindigkeit bedingt sind.

13.1 Statistik

Am meisten Unfälle (60 bis 90 %) geschehen in den bodennahen Phasen (Start und Landung) während sich nur 10 bis 35 % während des Fluges ereignen, der grösste Teil lässt sich auf Fehleinschätzung der Wetterverhältnisse und auf Pilotenfehler zurückführen – sind also durch menschliches Versagen verursacht[1)]. Materialfehler sind ausgesprochen selten. In seiner Studie über 218 Gleitschirmunfälle zeigt Krüger-Franke, dass das Durchschnittsalter der Unfallpiloten 29.7 Jahre ist[2)]. 73 % der Patienten erleiden eine Einfachverletzung, während 27 % Mehrfachverletzungen aufweisen[3)].

13.2 Eigenheiten

Das Gleitschirmfliegen im Hochgebirge bringt hauptsächlich zwei Risiken mit sich[1)], nämlich die alpintechnischen und die fliegerischen. Im Paralpinismus muss die Ausrüstung möglichst leicht gehalten werden. Gelegentlich muss der Pilot den Rettungsschirm wie auch die schweren und lästigen Sitze mit Rückenprotektoren zurücklassen. So ist der Gleitschirmpilot in den Bergen häufig weniger gut geschützt als bei einem normalen Flug. Die leichtere Ausrüstung erlaubt auf der anderen Seite einen Sicherheitsgewinn im Aufstieg, da sie weniger voluminös und schwer ist als die für klassische Flüge verwendete.

⇨ Die grössten Risiken in der Gebirgsfliegerei stellen das Gelände und das Wetter dar. So zeigt sich bei Gleitschirmunfällen im Gebirge ein medizinisches Problem, das durch sehr schwieriges Gelände und schnell wechselnde Wettereinflüsse zusätzlich erschwert werden kann.

Diese Unfälle müssen schnell und effizient angegangen werden, da für einen Schwerverletzten die Zeit in der Höhe besonders schädlich ist. Aus traumatologischer Sicht sind die Verletzungen bei Gebirgsflügen mit den Verletzungen bei klassichen Flügen vergleichbar. Hinzu kommen natürlich die Gefahren der raschen **Unterkühlung** sowie die schädliche Wirkung des höhenbedingten **Sauerstoffmangels.** Die objektiven Gefahren des Hochgebirges (Kälte, Steinschlag, Eisschlag, Lawinen) erschweren zudem die Bergung und Betreuung eines Verletzten.

13.3 Verletzungen

Es gibt etliche typische Gleitschirmverletzungen. Sie verteilen sich wie in Abbildung 13.1. Im Bereich der Wirbelsäule ist die mit Abstand häufigste Verletzung der Bruch des ersten Lendenwirbelkörpers (37 %)[4].

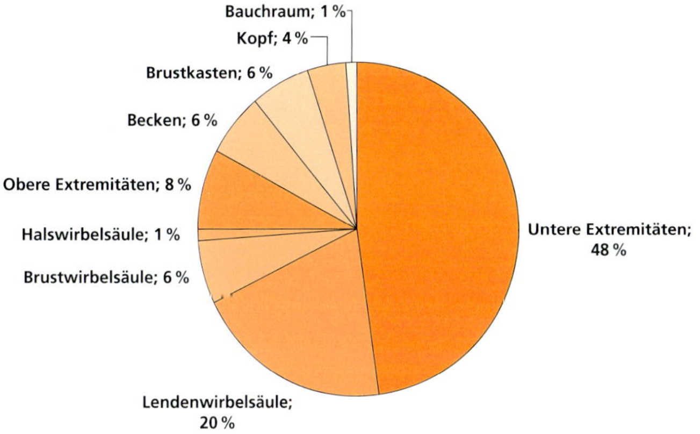

Abbildung 13.1: *Reproduziert nach Christey G. R. 2005 Serious parasport injuries in Auckland, New Zealand. Emerg Med Australas 17:163-166*

13.4 Die Bergung und Behandlung

Charakteristisch für Gleitschirmunfälle im Gebirge ist, dass sie im Gelände stattfinden, normalerweise nicht in der Nähe einer Auf- oder Abstiegsroute. Häufig ist es wegen Felswänden, Gletschern, Gletscherabbrüchen oder Wasserläufen schwierig, zum Unfallplatz zu gelangen und den Verletzten zu sichern. Der Gleitschirm kann zu jedem Zeitpunkt vom Wind erfasst werden und das Unfallopfer mit sich reissen. Andererseits hängt der Gleitschirm häufig im Gelände fest und fixiert so den Verunfallten. Die Annäherung an das Unfallopfer muss vorsichtig und überlegt erfolgen. Ansonsten bleiben die Richtlinien die gleichen wie bei anderen Unfällen: Die Sicherheit der Retter muss gewährleistet sein, Festhalten der Zeit. Bestimmen der genauen Position und anschliessend Alarmierung mit dem Hinweis, dass es sich um einen Gleitschirmunfall handelt.

Das medizinische Management eines derartigen Falles ist gleich wie bei einem **Mehrfachverletzten.** Man muss auch speziell darauf achten, dass eine hohe Wahrscheinlichkeit für eine Rückenverletzung vorliegt und dass aus diesem Grund die Achse Kopf-Hals-Stamm besonders geschützt werden muss. Die häufig beobachteten Frakturen von langen Röhrenknochen wie auch des Beckens können sehr rasch zu einem Blutungsschock führen.

Bei instabilem Kreislauf und Verdacht auf Beckenverletzung ist eine Kompression des Beckens mittels Schlinge, Gürtel, Klettergurt oder anderen improvisierten Mitteln die einzig wirkungsvolle und angebrachte Massnahme (s. Kapitel 9.3 Seite 122).
Schliesslich muss der Gleitschirm vor Ankunft des Helikopters gesichert werden, falls der Patient ausgeflogen wird. Ein vom Rotorenwind erfasster Gleitschirm kann den Patienten wie auch die Retter gefährden.

Literatur:

1) Foray J., S. Abrassart, T. Femmy, and M. Aldilli. 1991. [Hang-gliding accidents in high mountains. Apropos of 200 cases]. Chirurgie 117:613-617
2) Krüger-Franke M., C. H. Siebert, and W. Pförringer. 1991. Paragliding injuries. Br J Sports Med 25:98-101.Christey G. R. 2005. Serious parasport injuries in Auckland, New Zealand. Emerg Med Australas 17:163-166
3) Bohnsack M., and E. Schröter. 2005. [Injury patterns and typical stress situations in paragliding]. Orthopade 34:411-418
4) Gauler R., P. Moulin, H. G. Koch, L. Wick, B. Sauter, D. Michel, and H. Knecht. 2006. Paragliding accidents with spinal cord injury: 10 years' experience at a single institution. Spine 31:1125-1130

14. Canyoning

M. Walliser

Canyoning ist eine Sportart, die sich in den letzten 15–20 Jahre entwickelt hat. Das Begehen von Schluchten ist technisch anspruchsvoll, insbesondere die Kombination von Seiltechnik und Wasser birgt einen gewissen Reiz.
Einige typische Unfälle und Verletzungen sollen in der Folge beschrieben werden.

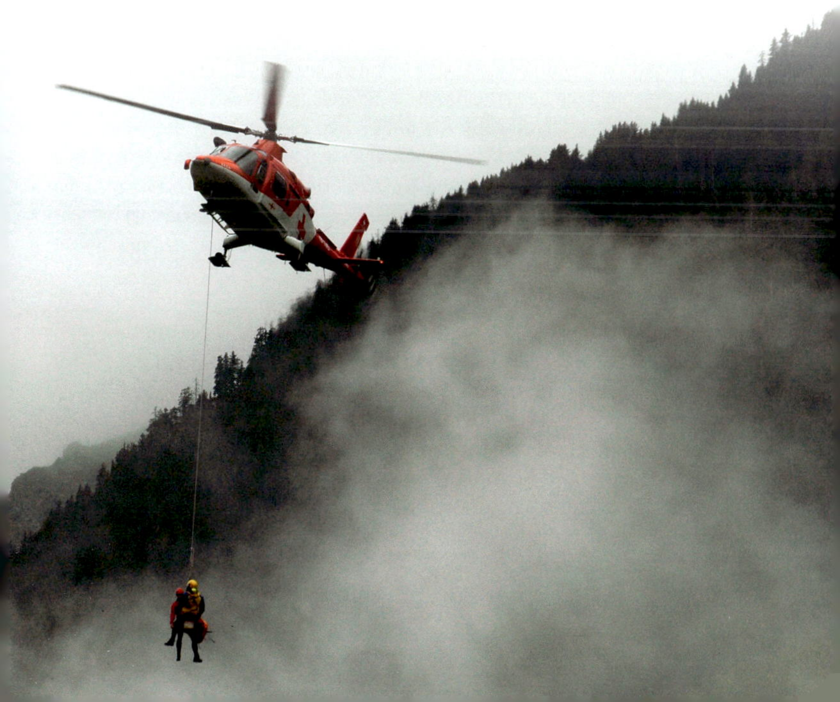

Der aquatische Teil beim Canyoning ist hauptsächlich für die spezifischen Unfälle und Verletzungen verantwortlich. Zusätzlich sehen sich die Retter mit der Tatsache konfrontiert, dass die Zugänglichkeit in Schluchten erschwert ist. Verunfallte sind häufig mit Helikopter nicht oder nur erschwert (mittels *Long-Line-Aktionen*) evakuierbar. Terrestrische Rettungen sind häufig notwendig und es können Bedingungen wie bei Höhlenrettungen herrschen.

14.1 Unterkühlung

Obwohl Neoprenanzüge einen gewissen Schutz bieten, kommt es doch häufig zu Unterkühlungen. In den Alpenländern herrschen meist tiefe Wassertemperaturen vor. Bei Blockierungen (Abseilen durch Wasserfälle) oder längerer Verweildauer im Wasser (nach erlittenen Verletzungen) kann der Prozess der Auskühlung sehr schnell ablaufen und erschwerend zu anderen vorliegenden Verletzungen hinzukommen.
Die Diagnostik und die Therapie bei Unterkühlung (Hypothermie) wird im Kapitel 18.2 (Seite 232) ausführlich beschrieben. Es gelten grundsätzlich die gleichen Richtlinien. Zu bedenken ist nur, dass die Auskühlung im Wasser, insbesondere bei ungenügendem Schutz, sehr viel schneller erfolgt als im Schnee.

14.2 Ertrinken

Der intensive Kontakt mit bewegtem Wasser (Strömung, Kehrwasser, Walzen, Unterspülungen) und die Überwindung von natürlichen Hindernissen durch Sprünge, Rutschbahnen usw. ins Wasser können gefährlich sein. Bei unkontrollierten Landungen kann durch Anschlagen des Kopfes (auch mit Helm) eine Bewusstlosigkeit eintreten, bei Fehleinschätzungen der Strömungen oder der Tragfähigkeit des Wassers kann eine Blockierung unter Wasser oder in einem Wasserfall eintreten und im Extremfall zum Ertrinken führen.

Der **Stimmritzenkrampf** – falsches Ertrinken – ist eine Vorform des Ertrinkens. Beim Eintauchen oder auch beim Schwimmen kann ein Fremdkörper (meist ein Wassertropfen) beim Einatmungsprozess in die oberen Luftwege eindringen und auf die Stimmbänder treffen, was zu einem reflektorischen Verschluss der Stimmritze führen kann. So soll verhindert werden, dass Wasser in die unteren Luftwege eindringt. Bei Eintreten eines derartigen Krampfes ist die Einatmung blockiert, die im Kreislauf verbleibenden Sauerstoffreserven reichen nur für kurze Zeit, im Maximalfall für einige Minuten, anschliessend erfolgt ein Bewusstseinsverlust. Falls man noch im Wasser ist, kommt es zum Versinken. Bis zu diesem Zeitpunkt sind die Lungen aber noch nicht mit Wasser gefüllt.

⇨ Falls die Bergung schnell erfolgt, kann der Patient mittels aktiver Beatmung wiederbelebt werden, (s. auch Kapitel 9.2 Seite 103) bei jungen und ansonsten gesunden Patienten kann die Herzaktion noch mehrere Minuten nach dem Atemstillstand erhalten sein.

Immersion, echtes Ertrinken: Bei einer Blockierung unter Wasser kommt es aber häufig zum aktiven Ertrinken. Falls kein Stimmritzenkrampf die unteren Luftwege schützt, kommt es durch die forcierte Einatmung zu einer Füllung der unteren Luftwege und der Lungen mit Wasser, zum **echten Ertrinken.** Der Sauerstofftransport kann nicht mehr stattfinden und der Bewusstseinsverlust tritt nach wenigen Minuten ein – auch hier kann die Herzaktion den Bewusstseinsverlust um mehrere Minuten überdauern. Anschliessend stellt auch der Herzmuskel seine Tätigkeit aufgrund von Sauerstoffmangel ein.

Bei früher Bergung kann der Verunfallte durch eine korrekte Reanimation häufig gerettet werden. Nach erfolgreicher Reanimation besteht nach Ertrinkungsunfällen im Süsswasser ein hohes Risiko für die Entwicklung eines *Lungenödems* aufgrund eines biochemischen Vorganges (Osmose).
Bei Ertrinkungsunfällen im Salzwasser treten am Anfang grundsätzlich die gleichen Phänomene auf. Der Sauerstoffmangel und dessen Folgen bestimmen den Ablauf. Aufgrund des höheren Salzgehaltes kommt es aber zu unterschiedlichen biochemischen Vorgängen im weiteren Verlauf.

14.3 Canyoning-spezifische Verletzungen

Interessanterweise kommt es beim Canyoning häufig zu **Schulterluxationen** und zwar bei verschiedenen Bewegungsabfolgen beim Klettern und auch bei Sprüngen ins Wasser. Die typische Schulterluxation nach vorne unten ist auch hier am häufigsten (s. Kapitel 9.4 Seite 142).
Erwähnenswert ist hier aber noch eine besondere Form der Schulterluxation, nämlich die ***Luxatio* erecta.** Bei dieser Form schaut der luxierte Arm nach oben. Diese Form der Luxation, die auch schon beidseitig beobachtet werden konnte, tritt ausschliesslich bei Sprüngen aus grösserer Höhe auf, wenn die Arme beim Aufprall nicht gut anliegen und nach aussen oben weggerissen werden. Das Repositionsmanöver bei dieser Luxationsform unterscheidet sich etwas von der klassischen Luxation, gelegentlich muss die Fehlstellung zuerst in eine vordere untere Luxation umgewandelt werden, bevor das Manöver gelingt.

Gelenkverrenkungen an Finger und Hand (Repositionen von Fingerluxationen (s. Kapitel 9.4 Seite 144) sind auch häufig beschriebene Unfälle beim Canyoning, begünstigt durch das Abstützen an Felsen mit gestreckten Fingern (statt mit der Faust).

Es wurden bei Sprüngen auch schon **Hodenprellungen** beobachtet, ebenfalls bedingt durch grosse Sprunghöhe und suboptimale Eintauchhaltung. Diese Verletzungen können äusserst schmerzhaft sein, haben aber meist keine ernsthaften Folgen. Ausser Kühlen und Schmerztherapie braucht es meist keine weitere Behandlung.

Beim Canyoning wird grundsätzlich ein Helm getragen. Bei Sprüngen und durch Hängenbleiben bei Rutschpassagen kann es auch zu helmbedingten Verletzungen kommen – wenn der Helm auf Zug belastet wird. Es kann so zu hässlichen **Verletzungen der Ohrmuscheln** kommen. Derartige Verletzungen können vermieden werden, wenn der Sitz und die Spannung der Halteriemen optimal ist.

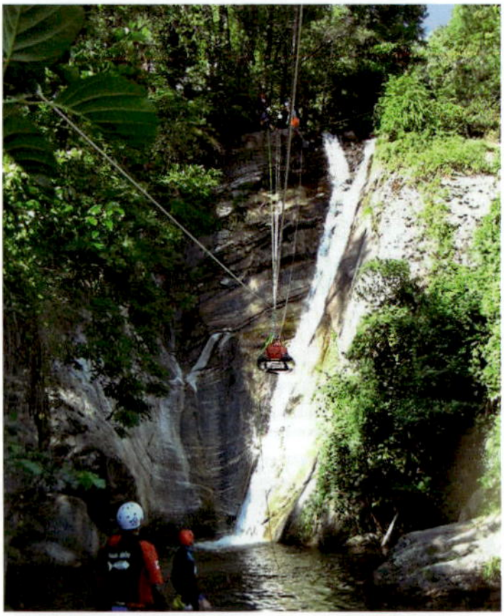

Abbildung 14.1: *Komplexer Rettungseinsatz mit Seilmanöver beim Canyoning (P. Koster).*

Bei Ausübung dieser Sportart in tropischen Gebieten werden nach längerer Exposition häufig **Bindehautentzündungen** (s. Kapitel 19.1 Seite 245) sowie **Entzündungen des äusseren Gehörganges** beobachtet. Wahrscheinlich ist in tropischen Gebieten aufgrund der höheren Wassertemperatur der Gehalt an Bakterien und anderen möglichen Krankheitserregern höher als in unseren alpinen, eher kühlen Gewässern. Diesen Problemen begegnet man am besten mit einem Pausentag, die lokale antibiotische Behandlung kann mitunter notwendig sein.

15. Höhlen (Speleologie)

M. Walliser

Das Erforschen von natürlichen Hohlräumen ist wahrscheinlich die älteste bekannte Sportart überhaupt – schon die Neandertaler haben sich intensiv damit beschäftigt. Höhlenrettungen zeichnen sich durch eine spezielle Problematik aus: Die häufig stark erschwerte Zugänglichkeit, der Platzmangel und die Sicherheitsaspekte machen jede Höhlenrettung zu einer grösseren Unternehmung – oft zu einer wahren Personal- und Materialschlacht – mit vielen Risiken für Patienten und Retter.

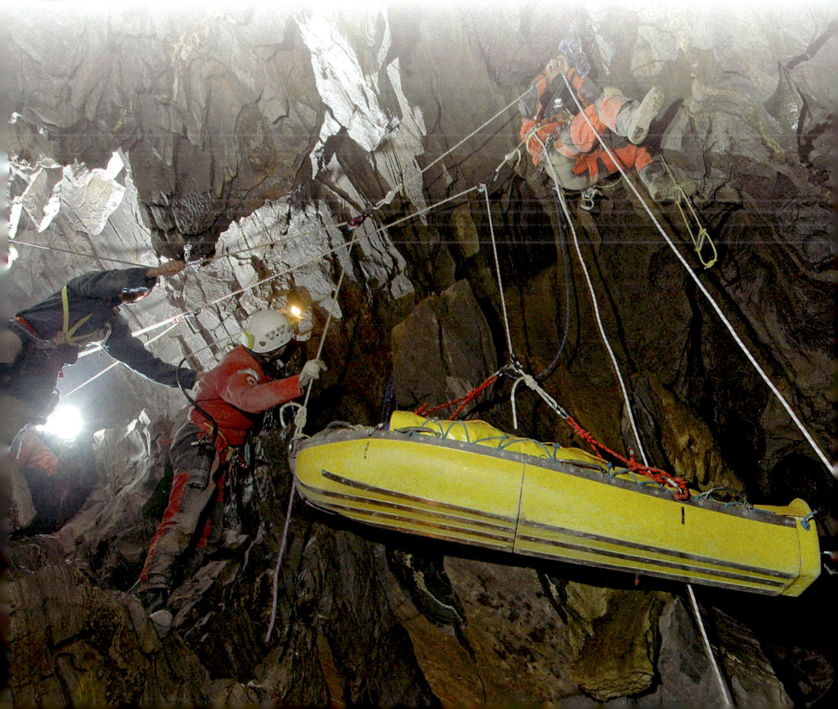

Die wichtigsten Aspekte der Höhlenrettung sind die eingeschränkte **Kommunikation** und **Orientierung:** Es ist möglich, dass nur wenige Meter von einer Gruppe entfernt ein Unfall passiert und ein Verletzter zurückbleibt, ohne dass es bemerkt wird. Besonders in Höhlen mit Wassergeräuschen ist die akustische Verständigung erschwert. Hinzu kommt, dass die Alarmierung bis zum Höhleneingang zu Fuss erfolgen muss, da die elektronische Kommunikation unter Boden (ausser mit speziellen technischen Mitteln) nicht funktioniert. Dies kann zu Verzögerungen im Rettungsprozess führen, vor allem wenn ein Unfall weit entfernt vom Höhleneingang passiert. Die Dunkelheit stellt ebenfalls ein Erschwernis der Situation dar, auch mit optimaler Ausrüstung ist die Sichtdistanz meist eingeschränkt. Der Verletzte verliert unter Umständen während des Unfalls sein Licht, er kann sich selber nicht optimal Versorgen oder in Sicherheit begeben.

⇨ Prävention gilt in der Speleologie noch viel mehr als in anderen Bereichen: Ein Unfall muss unter allen Umständen vermieden werden. Optimale Ausbildung, Ausrüstung und risikogerechtes Verhalten sind unumgänglich.

15.1 Typische Verletzungen und Verletzungsmuster

Aufgrund der Umgebung sind die typischen Verletzungen in den Höhlen recht ähnlich wie die Verletzungen beim Canyoning (s. Kapitel 14 Seite 190). In Höhlen mit Wasser sind sogar die wasserbedingten Unfälle ähnlich wie in den Schluchten – ausser dass in einer Höhle die Suche, Bergung und Behandlung eines im Wasser Verunfallten massiv erschwert ist.
Im Übrigen entstehen die Verletzungen häufig durch Stürze, Abstürze in engen Spalten, gelegentlich mit Einklemmungen. Die Erstversorgung dieser Verletzungen entspricht derjenigen am Tageslicht, ausser dass Dunkelheit und Platzmangel die Situation erschweren.

15.2 Stressreaktionen, Angstreaktionen, Hyperventilation

Aufgrund der Bedingungen unter Tag können vermehrt Stress- und Angstreaktionen bis hin zur *Hyperventilation* beobachtet werden, vor allem bei ungeübten und unerfahrenen Höhlengängern. Wenn die ersten Anzeichen einer Stressreaktion früh erkannt werden und man darauf eingehen kann, ist es in den meisten Fällen möglich, die Situation unter Kontrolle zu behalten. Beruhigendes Zureden reicht meistens schon (s. Kapitel 21.5 Seite 286). Im Anschluss muss aber immer noch der Auslöser der Angstattacke behandelt werden.

16. Trekking und Expeditionen

U. Wiget

Während eines Trekkings oder einer Expedition wird vor allem die Höhe Probleme bereiten (s. Kapitel 17 Seite 205). Dazu können diverse medizinische Probleme auftreten – häufig sind Reisedurchfälle – die meist mit wenigen medizinischen Kenntnissen und gesundem Menschenverstand gelöst werden können.
In diesem Kapitel finden Sie viele praktische Hinweise für die Vorbereitung, die Ausrüstung und die Lösung der häufigsten gesundheitlichen Probleme auf einem Trekking oder einer Expedition.

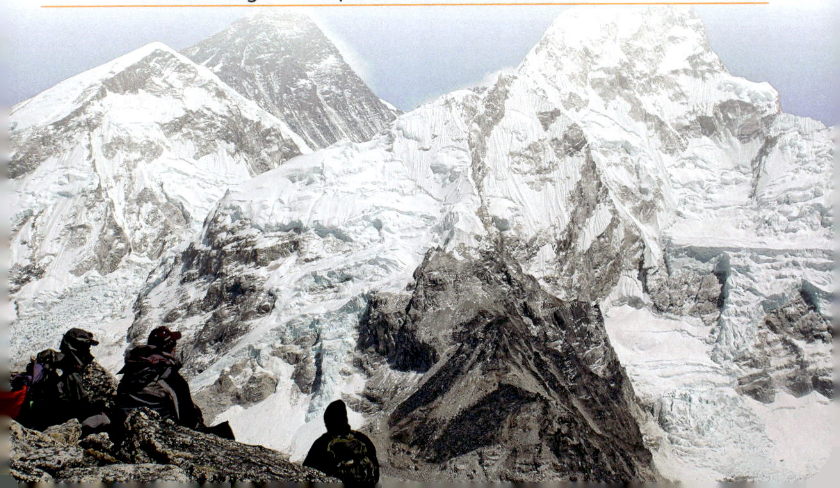

16.1 Einführung

Expeditionsbergsteigen und Trekken sind Aktivitäten, die meist in grosse Höhen führen und häufig eine Reise in tropische oder subtropische Gegenden mit sich bringen. Vom medizinischen Standpunkt aus gibt es jedoch einen grossen Unterschied: Auf Expeditionen hat man nach dem Anmarsch reichlich Zeit, um sich einzurichten und hat oft nur wenig Kontakt zur einheimischen Bevölkerung. Auf Trekking geht man meist jeden Tag an einen andern Ort und hat viel Kontakt mit der lokalen Bevölkerung.

Die Vorbereitung ist der Grundstein für ein gutes Gelingen des Abenteuers. Auf der Reise sind einige einfache reisemedizinische Grundsätze zu beachten.

Wir empfehlen ganz grundsätzlich, für die Vorbereitung den Kontakt zu einem erfahrenen Gebirgsmediziner zu suchen. Er ist vielleicht bereit, die Leitung des Unternehmens oder die ganze Mannschaft mit einigen wichtigen, medizinischen Elementen vor der Reise bekannt zu machen: Vorbeugung, Anzeichen und Behandlung der Höhenprobleme, erweiterte Erste Hilfe bei Krankheiten und Unfällen abseits medizinischer Hilfe.

16.2 Die Vorbereitung zu Hause

Sie hängt ganz wesentlich vom Expeditions/Trekking-**Ziel** und dem **Stil** der Expedition ab.

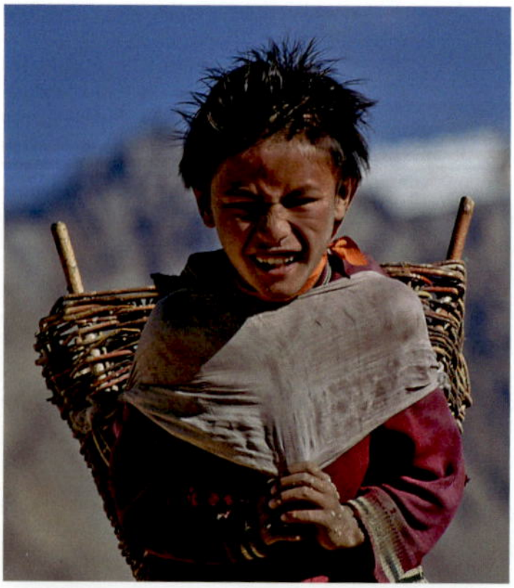

Abbildung 16.1: *Begegnungen unterwegs in Khumbu Valley Nepal (U. Wiget).*

Auf einer Expedition in Tibet, bei der das Basislager mit dem Fahrzeug erreicht werden kann, wird man nur wenig mit der lokalen Bevölkerung in Kontakt kommen und muss eigentlich nur mit den medizinischen Problemen der eigenen Mannschaft rechnen. Im Baltorogebiet Pakistans hingegen kann man während 5–10 Tagen sehr viele Träger um sich herum haben, die alle medizinische Hilfe beanspruchen.

Eine grosse Expedition auf einen Achttausender wird wohl eher einen Arzt mitnehmen als eine Kleinst-Expedition von zwei oder drei Kameraden, die dann medizinisch alle auf einander angewiesen sind.

Zur medizinischen Vorbereitung zu Hause gehören: Abklärungen und eventuell Behandlung vorbestehender Krankheiten oder Unfallfolgen des Teams.

⇨ Der **Hausarzt** muss auch entscheiden, ob spezielle Abklärungen von Herz und Kreislauf sinnvoll wären. Ein **Zahnarztbesuch** hat sich bewährt, um lockere Plomben oder Luftblasen darunter festzustellen, die beim Aufsteigen sich ausdehnen und ernsthafte Zahnschmerzen verursachen können (s. auch Kapitel 7 und 21.2 Seiten 75 und 274).

Dass die Mannschaft körperlich fit sein muss, versteht sich von selbst. Doch zeigt die Erfahrung, dass vor allem auf grossen Trekkings Personen angetroffen werden, die wirklich nicht dorthin gehören: Sie besitzen weder die notwendige körperliche Ausdauer noch ein Minimum an Trittsicherheit.
Die Mannschaft muss korrekt **versichert** sein: Rückholversicherung, Versicherungen gegen Krankheit und Unfallfolgen, die auch im betreffenden Land gelten. Am Besten nimmt jeder Teilnehmer Kontakt mit seiner eigenen Versicherung auf. Bei den meisten Versicherungen gehören heute Expeditionsbergsteigen und Trekking auch zu den versicherten Risiken.

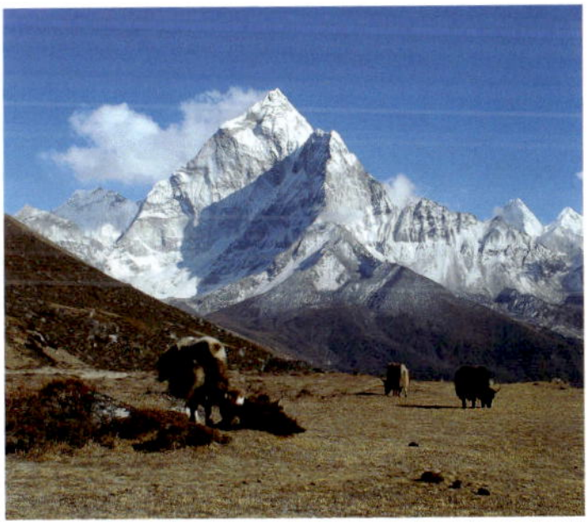

Abbildung 16.2: *Yakweide vor der Ama Dablam 6856 m, Khumbu/Nepal (U. Wiget).*

In der einschlägigen Literatur (Reiseführer) und/oder durch Kenner der angepeilten Region kann man sich über die **Rettungsmöglichkeiten** informieren. In vielen klassischen Trekking- und Expeditionsgebieten sind Helikopterrettungen möglich, jedoch nur, wenn man sie direkt bezahlen kann. So kostet etwa eine Helikopterrettung im Khumbu Gebiet (Nepal) zwischen 4000 und 5000 US Dollars. Wenn man diese Summe nicht bei der Trekkingorganisation hinterlegt hat, soll man mindestens eine **Kreditkarte** mitnehmen, die an vielen Orten als Garantie angenommen wird.

Zur Vorbereitung gehört unserer Meinung nach ebenso das Lesen einschlägiger Literatur über Sitten und Gebräuche der entsprechenden Gegend. In diesem Zusammenhang möchten wir auch darauf hinweisen, dass die Gefahr sexuell übertragbarer Krankheiten (HIV, Hepatitis B etc.) in gewissen Trekkinggebieten gross ist und entsprechende Regeln (safer sex, Kondome etc.) unbedingt befolgt werden müssen.

Für die notwendigen oder empfohlenen **Impfungen** soll man Rat in einer reisemedizinischen Auskunftsstelle holen, die Infektionssituation ändert sich dauernd. Einen ersten Hinweis kann die Webseite **www.safetravel.ch** geben.

Falls man eine einheimische Mannschaft engagiert, ist man auch für diese Menschen verantwortlich und muss sich um die technische und medizinische Ausrüstung kümmern. Ein minimaler Versicherungsschutz durch die lokale Reiseagentur auch für die einheimische Mannschaft ist zwingend, und hilft auch, in der Auswahl seriöse von unseriösen Anbietern zu unterscheiden (s. auch **www.ippg.net)**.
Auch die **Trekking-/Expeditionsapotheke** hängt ganz wesentlich vom Expeditionsziel, der Grösse der Mannschaft und dem Kenntnisstand der Teilnehmer ab. Ganz prinzipiell muss jeder Teilnehmer die Medikamente mitnehmen, von denen er weiss, dass er sie vielleicht brauchen wird. Auch ist es vorteilhaft, für die Mannschaft eine kleine Reiseapotheke zusammenzustellen, die dann auch den Tagesrucksack des Leiters während des Anmarsches oder des Trekkings nicht allzu sehr belastet.

Auf Expeditionen und Trekkings mit vielen Teilnehmern hat es sich bewährt, die «grosse» **Basisapotheke** auf mindestens zwei identische Traglasten aufzuteilen, da doch ab und zu ein Yak genau die Last verliert, in der die Apotheke steckt…

Auf Expeditionen kann dazu noch eine kleine Apotheke für die **Höhenlager** zusammengestellt werden. Ein erfahrener Arzt oder Apotheker ist da eine grosse Hilfe – die angegebenen Listen sind nur Denkanstösse.

Grundsätzlich müssen auch die Angaben der Hersteller auf den Beipackzetteln beachtet werden: Für alle Medikamente sollten diese Angaben mitgenommen werden. Ganz wesentlich ist eine ausführliche Gebrauchsanleitung für den Inhalt der Apotheken. Diese sollte von einem erfahrenen Arzt oder Apotheker entsprechend dem genauen Inhalt verfasst werden.

Beim Zusammenstellen einer Trekking-/Expeditionsapotheke muss auch berücksichtigt werden, dass die lokale Bevölkerung einen vertretbaren Anspruch auf medizinische Behandlung hat. Deshalb müssen die Mengen an Schmerz-/Fiebermitteln, Mitteln gegen Magenbrennen und Verbandstoff an die zu erwartenden Kontakte angepasst werden (Apotheke-Beispiel s. Anhang Seite 289).

Eine zweckmässige **Ausrüstung** hilft, Unfälle zu vermeiden und Krankheiten vorzubeugen. Hier einige Ideen für grössere Trekkings:

- **Bekleidung:** wenig mitnehmen(man kann immer waschen...), Sportunterwäsche und leichten Faserpelz-Pullover oder Pulli/Hemd, Anorak
- **Sonne/Hitze:** kann trotz Höhenlage enorm werden. Ein kleiner Schirm kann helfen. Ein gutes Sonnenmittel (z.B. Daylong®, Spirig) ist unentbehrlich: Es sollte den ganzen Tag wirksam sein und keine Allergie auslösen. Ein Hut mit breiter Krempe und ein dünner Schal helfen auch. Zwei gute Sonnenbrillen und ein wirksamer Lippenschutz dürfen nicht vergessen werden.
- Für Flussüberquerungen helfen **Badeschuhe** (Surfschuhe) aus Neopren – man hat damit einen wesentlich besseren Halt im kalten, reissenden Wasser als etwa mit Tevas oder Sandalen.
- **Gepäckgewicht:** wenn das Gewicht wegen des Fluges ein Problem ist, daran denken, dass man in allen grösseren Orten, von denen aus Trekkings unternommen werden (Kathmandu, Manali, Leh...), so ziemlich alles kaufen kann, was man braucht – und dazu noch billiger...Zahnpasta, Duschzeug, Seife, Kleiderwaschmittel. Daunenjacken, Matratzen, Faserpelzbekleidung und anderes Material sind sehr einfach und oft billig zu haben – dazu kann man sie am Schluss des Trekkings noch den «horse men», den Trägern oder dem Koch überlassen und macht damit diesen genügsamen und ehrlichen Menschen eine Freude...
- **Schlafsack:** je nach Trekking/Expedition nimmt man Daunen oder synthetische Fasern als Füllmittel. Daunen sind wärmer, lassen sich besser klein zusammenpressen, ertragen jedoch Nässe schlechter als synthetische Fasern. Ein Innenschlafsack aus Seide oder Baumwolle ist empfehlenswert. Ein **Katzenhalsband** im Innenschlafsack vertreibt recht zuverlässig ungebetene Gäste wie Flöhe, Wanzen und Läuse....
- In den meisten Hotels und Lodges sind die Betten so hart, dass auch die kleinste Hüftarthrose dazu führt, dass man wegen der Schmerzen schlecht schläft – unbedingt eine kleine, kurze, aufblasbare **Matte** mitnehmen (z.B. kleine Thermarest®).
- Für die Hygiene haben sich leichte Badetücher aus synthetischem Material bewährt.
- Nicht vergessen sollte man diverse **Feuchttücher,** die man nach Gebrauch im Gelände verbrennt.

- Wir empfehlen, hohe **Trekkingschuhe** auszuwählen, auch wenn viele Trekker mit Turnschuhen unterwegs sind: Die Gefahr einer Verstauchung der Fussgelenke im unwegsamen Gelände ist gross. Zudem sind plötzliche Wetterumschwünge häufig.
- **Snacks:** es hat sich bewährt, von zu Hause einige Päckchen Nüsse, Mandeln, Schokolade oder «Studentenfutter» mitzunehmen, von denen man dann während des Gehens knabbern kann. Bei grossem Durst und Wassermangel kann damit auch Schnee gegessen werden: Ein kleines Stück Schokolade und ein Mundvoll Schnee geben Flüssigkeit, ohne den Gaumen auszutrocknen.

Ein spezielles Kapitel der Ausrüstung ist die gesamte Elektronik. In diesem medizinischen Ratgeber können wir nur einige kurze Angaben dazu machen:

- Ein **Satellitentelefon** kann für eine schnelle Hilfeleistung entscheidend sein. Welches System (Iridium oder Turaya) im betreffenden Gebiet am Besten funktioniert, kann die Trekkingorganisation des entsprechenden Landes angeben. Diese Geräte können auch gemietet werden.
- Ob ein **GPS-Gerät** von Nutzen ist, hängt davon ab, ob man sich in weitgehend unbekanntem Gebiet ohne «Touristenstrom» bewegt oder nicht. In gewissen Krisengebieten (Baltoro – Pakistan) ist das Mitführen eines GPS-Gerätes oft verboten.
- In gewissen, stark frequentierten Trekkinggebieten kann man die eigenen diversen Akkus (Kamera, Handy, MP3-Player usw.) in den Lodges gegen Bezahlung aufladen.
- Ein (leider recht teures) System zum Aufladen aller möglichen Geräte (inklusive Computer) ist der «Sunbag L» von Off-Grid, der sich auf einem langen Trekking hervorragend bewährt hat.

⇨ Gewisse Länder erlauben die Einfuhr von Funkgeräten nicht (Oman 2008).

16.3 Während der Reise

Einige einfache Regeln helfen mit, auf Reisen in tropische Gegenden ohne Durchfall und damit Schwächung des Allgemeinzustandes das Trekking oder den Anmarsch einer Expedition zu beginnen.

- **«Boil it, cook it, peel it or forget it»** gilt auch heute noch: Vermeide, was du nicht kochen oder schälen kannst! Trinke nur abgekochtes Wasser oder Flaschengetränke, die vor dem Konsument aufgemacht werden.

Übrigens: Bier ist nur mit reinem Wasser herzustellen, sonst wird es trübe. Bier ist auf der ganzen Welt unbedenklich, wenn die Flasche verschlossen war.

⇨ Ein **Reisedurchfall** heilt am schnellsten, wenn man möglichst schnell mit einem Antibiotikum (Chinolon, z.B. Ciprofloxacin®, ausser in Südostasien, wo Azithromycin das Mittel der Wahl ist), eventuell mit Zusatz von kleinen Dosen von Loperamid (Imodium® oder ähnliche) behandelt.

Üblicherweise reicht eine Einzeldosis aus. Diät ist obsolet, der Patient darf essen, wonach ihn gelüstet. Kaffee (und auch Colagetränke) sind wegen des die Motilität steigernden Coffeins allerdings kontraindiziert. Vor allem bei Dehydrierung ist auf genügende Flüssigkeits- (z.B. Tee mit etwas Zucker für bessere Resorption) und Elektrolytzufuhr (z.B. Suppe, Salzgebäck) zu achten.

Die genauen Dosierungen und die Dauer der Antibiotika-Anwendung müssen vom Arzt kurz vor der Reise erklärt werden, weil diese Angaben häufig ändern. Loperamid (Imodium® und andere) kann zusätzlich helfen, dass der Patient nicht zu viel Wasser verliert; zu Beginn einer Durchfallerkrankung ohne Fieber kann man auch 3 x 1–2 Kapseln Carbolevure® schlucken: Häufig wird durch die Verbindung von Aktivkohle und Hefe der Durchfall innert 24 Stunden gestoppt.

- Auf langen Flugreisen kann die Zirkulation in den Beinen beeinträchtigt werden und im Extremfall sogar zu einem Verschluss einer grossen Beinvene **(Thrombose)*** führen. Wer schon zu Hause bei längerem Stehen über leicht geschwollene Beine klagt, kann mit Vorteil leichte Stützstrümpfe für den Flug anziehen. Dazu muss möglichst viel getrunken werden und man sollte möglichst herumgehen und/oder mindestens häufig Füsse und Beine bewegen.
- Die REGA kann in gewissen (Not-)Fällen auch spezifische Angaben über Spitäler und Ärzte vor Ort machen (0041 333 333 333), (s. Kapitel 9.1 Seite 95).
- Viele deutsche Botschaften (z.B. in Delhi) haben einen in Reisekrankheiten sehr versierten Regionalarzt, der bei grösseren Gesundheitsproblemen helfen kann (**www.auswaertiges-amt.de**).

16.4 Einige häufige medizinische Probleme auf Trekkings und Expeditionen

Fussblasen: Für die Vorbeugung von Fussblasen gibt es unzählige Tricks und Tipps. Es ist sicher von Vorteil, wenn die Trekkingschuhe nicht am Abend vor Abmarsch zum ersten Mal getragen werden – wir empfehlen, die Schuhe möglichst einige Tage (oder am Abend…) zu Hause zu tragen, wenn ein richtiges Einlaufen nicht möglich ist. Die bekannten Stellen können mit dünnen, elastischen, selbstklebenden Verbänden abgedeckt werden (Fixomull® stretch zum Beispiel), dabei muss darauf geachtet werden, dass die Verbände gross genug gewählt werden, um sie beim Gehen nicht aufzurollen. Das Gleiche gilt auch für die «second skin» wie zum Beispiel Spenco®. Vor längeren Touren und Trekkings ist es von Vorteil, die Füsse nicht allzu häufig zu waschen – und das vor allem nicht mit warmem Wasser. Während des Marsches haben sich dünne Strümpfe unter den normalen Socken gut bewährt: Sie bilden eine Gleitschicht zwischen Haut und Socken. Wir denken auch, dass man so häufig wie möglich barfuss gehen sollte – zu Hause und draussen.

Behandlung: Wenn sich einmal eine Blase gebildet hat, darf deren Haut auf keinen Fall weggeschnitten werden. Die Blase wird entleert, indem mit einer sterilen Injektionsnadel oder einer Skalpellklinge der Blasengrund an mehreren Orten eingestochen wird. Das Gleiche kann mit einer Nähnadel ausgeführt werden, die man über einer Kerzenflamme sterilisiert hat – der meist noch anhaftende, feine Russbelag ist ohne Bedeutung. Die Blase wird so lange als möglich an der offenen Luft gehalten und die

* Unter Umständen ist auch das Vorbeugen (Thromboseprophylaxe) mit Fraxiparin® oder Fragmin® oder ähnlichen Medikamenten sinnvoll: dazu den Haus- oder Expeditionsarzt konsultieren!

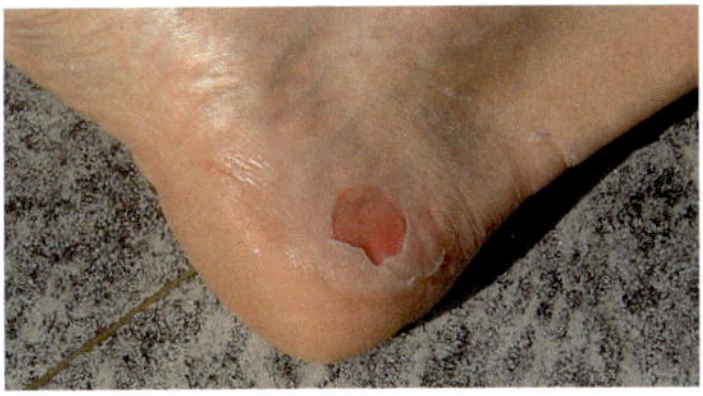

trockene Haut auf der Blase belassen. Offene, frische Blasen sind sehr schmerzhaft und können das Weitergehen ernsthaft beeinträchtigen.

Abbildung 16.3: *Unangenehmer Trekkingsbegleiter: Fussblase (U. Wiget).*

Eine einfache und wirksame Behandlung im Felde:

Nach Desinfektion der Wunde wird ein Stück eines (sauberen!) Plastiksackes (nicht bedruckte Seite) direkt auf die Wunde gelegt und festgebunden oder -geklebt. Alle 12 Stunden muss der Verband, der nicht klebt, weggenommen werden, die gelbliche Schicht auf der Wunde mit einer Gaze oder einem sauberen Tuch weggewischt werden, und die Wunde, nach erneuter Desinfektion, so lange wie möglich an der Luft gelassen werden*.

Wenn wieder ein Verband nötig ist (Nacht, Weitergehen...), kann das gleiche Prozedere mehrmals wiederholt werden bis die Wunde verschorft ist.
Eine etwas teurere Variante bieten **Hydrokolloid-Pflaster**, die die Funktion einer zweiten Haut leisten (Compeed® und ähnliche). Sie fördern den Selbstheilungsmechanismus und beschleunigen somit den Heilungsprozess der Haut. Durch den Schutz der Nervenenden lindern sie ab sofort den Schmerz.

Hämorrhoiden: sind eine sehr lästige Komplikation des Gehens mit einem Rucksack, bei dem die Bauchpresse ungewohnt lange arbeiten muss, um die Gewichtsverlagerung des Oberkörpers auszugleichen. Dadurch wird der Druck im Bauchraum über längere Zeit erhöht und begünstigt die Entstehung von Hämorrhoiden. Der Hygienemangel trägt das Seine zur Verstärkung der Krankheit bei.
Beim Austreten eines schmerzhaften Hämorrhoidalknotens empfehlen wir, keine Zäpfchen und Salben anzuwenden, weil diese häufig eine zusätzliche Entzündung der sehr empfindlichen Haut dieser Gegend verursachen. Die unserer eigenen Erfahrung nach einfachste und beste Behandlung liegt beim Trekking und der Expedition sozusagen gerade vor dem Patienten: eiskaltes Wasser und/oder Eis oder Schnee.

* Die Methode stammt von Dr. Dave Allan, Chirurge in Bangor/Wales. Der Autor selber ist ein begeisterter Anwender dieser Methode und hat in 20 Jahren noch nie Infektionen beobachtet. Plastik kann wohl mittels Biofilm Träger von Bakterien sein, deshalb scheint es sinnvoll, die Wunde regelmässig zu kontrollieren und zu desinfizieren. Allenfalls kann man die Blase nach dem Aufstechen noch mit Betadine «füllen», sodass der Wundgrund besser verschorft, ist aber schmerzhaft!

Man kühlt die schmerzende Stelle so lange als man es erträgt, und das mehre Male pro Tag. Nicht-reizende Feuchttüchlein (für Babys) leisten hervorragende Dienste. Alle diese Massnahmen kann man auch anwenden, wenn die Hämorrhoiden bluten. Zusätzlich sollte man darauf achten, keine Verstopfung zu bekommen. Wenn es vorkommt, soll man möglichst viele Nahrungsfasern durch Gemüse, Roggenmehl (Tsampa) usw. essen und eventuell mit einem pflanzlichen Mittel gegen Verstopfung nachhelfen. Zusätzlich kann ein entzündungshemmendes Mittel wie Brufen® 2 – 3 x pro Tag 400 oder 600 mg helfen, dass die Schmerzen rasch abklingen.

Höhenhusten: Bei längeren Expeditionen oder Trekkings kann dieser sehr lästige Reizhusten auftreten, dessen Behandlung auch für den Arzt schwierig bis unmöglich ist. Es ist ein trockener Husten ohne nennenswerten Auswurf, ohne Fieber oder andere körperliche Anzeichen. Er stört die Patienten vor allem in der Nacht und spricht leider auf kein Medikament richtig an. Noch am besten bewährt haben sich häufige Inhalationen von heissem Wasserdampf (mit Nasobol®), was auch im Hochlager machbar ist. Zusätze sind eigentlich nicht nötig, wenn man will, kann man auch Kräutertee dazu nehmen.

Hautschrunden: Vor allem die Träger, die barfuss gehen, aber auch Teilnehmer von Trekkings und Expeditionen entwickeln ab und zu sehr schmerzhafte, tiefe Hautschrunden an den Füssen und/oder Fingern. Salben und andere Hautmittel bringen die Schrunden während des Trekkings nicht zur Abheilung. Am besten hat sich da das Zukleben mit einem Hautkleber (zum Beispiel Histoacryl®) bewährt: Man schneidet die Kleberphiole auf und gibt vorsichtig einen Tropfen direkt in die Hautspalten. Der Kleber verteilt sich sofort, schliesst den Spaltengrund wasserdicht ab und so kann die Schrunde von innen heraus ausheilen, da kein Wasser und Schmutz mehr hineinkommt. Ab und zu muss man nach einigen Tagen die Anwendung wiederholen.

⇨ Der Kleber darf auf keinen Fall in die Augen kommen! Beim Aufschneiden und Applizieren sehr vorsichtig sein – am besten arbeitet man mit einer Brille.

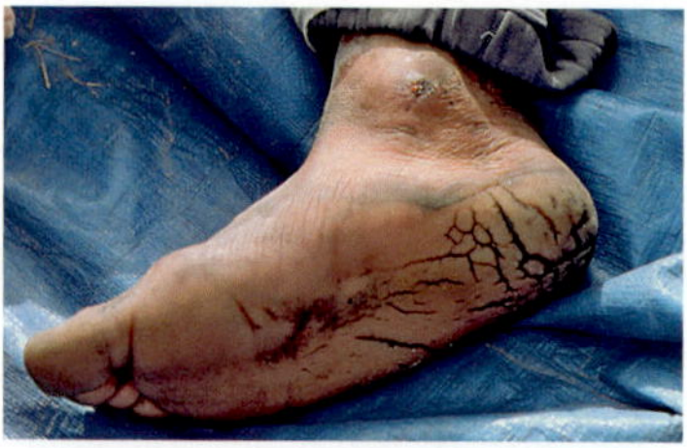

__Abbildung 16.4:__ Tiefe schmerzhafte Hautschrunden eines pakistanischen Trägers (U. Wiget).

Schmerzbehandlung: Bei allen Schmerzen gilt, dass die Ruhigstellung und der Kälteschutz die wichtigsten Massnahmen sind, das gilt auch für nicht unfallbedingte Schmerzen. Bei der medikamentösen Behandlung ernsthafter Schmerzen sollten nur Medikamente zur Anwendung kommen, die der Helfer oder der Patient kennt. Bei den meisten Schmerzen wirken Paracetamol (Dafalgan®, Tylenol® usw.) allein oder in Kombination mit einem entzündungshemmenden Mittel wie Ibuprufen (Brufen® usw.), dabei müssen die Angaben des Beipackzettels beachtet werden. Auch **krampfartige Schmerzen** wie Nierenkoliken oder Menstruationsbeschwerden können durch entzündungshemmende Mittel, wie oben beschrieben, beeinflusst werden. Stärkere Mittel haben auch stärkere Nebeneffekte, wie zum Beispiel das Erbrechen beim Tramal®.

Es gibt jedoch eine ganze Palette von uralten Hausmitteln, die eine gewisse Wirkung aufweisen und überall gefahrlos angewandt werden können (s. Tabelle 15.1).

Halsweh, Husten	häufig Wasserdampf (Tee…) einatmen (inhalieren)
Bauchweh	ein grosses Tuch in heisses Wasser tauchen, auswinden und so heiss als möglich direkt auf die Bauchhaut legen und mit einer Decke abdecken; sehr häufig wechseln (oder warme Trinkflasche…)
Rückenweh	eine straff angezogene Bauchbinde improvisieren (lange Unterhosen, Schal, Binde, wenn vorhanden)
Kopfweh	kalte, feuchte Umschläge auf Stirn und Nacken
Fieber	kalte, feuchte Wadenwickel – mit dicken Socken abdecken
Augen	nasse Schwarzteesäckchen auf die (geschlossenen) Augen
Ohrenweh	Nasentropfen (in die Nase!)
Verstauchung	lokale Kühlung mit Schnee, Eis (über Binde oder Socken)
Muskelschmerz	gleiche Behandlung wie Verstauchung, mindestens während der ersten zwei Tage

Tabelle 15.1: *Einfache medizinische Behandlungsmittel.*

17. Bergsteigen in grossen Höhen

T. Merz, M. Maggiorini

It is not the mountain we conquer but ourselves.
Sir Edmund Hillary

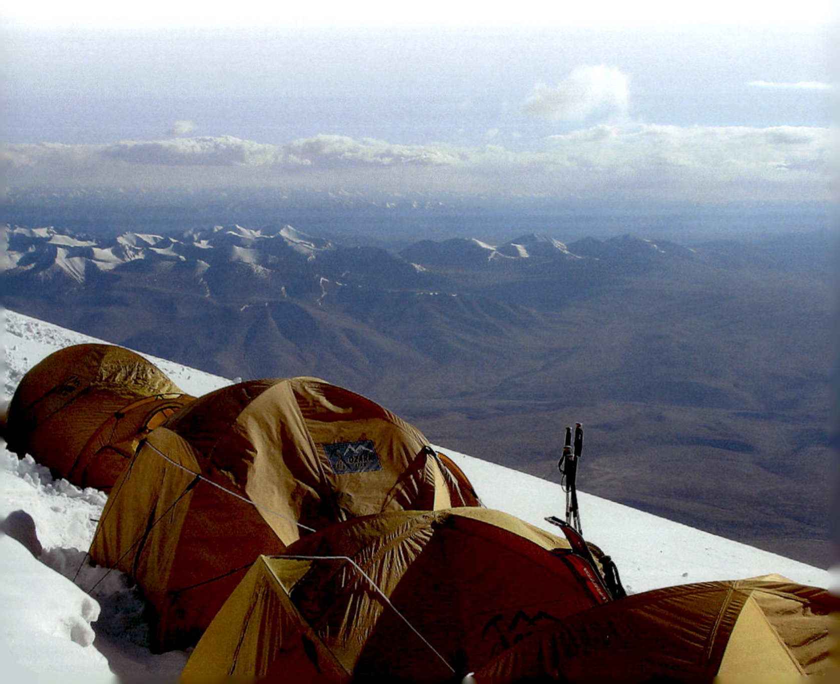

17.1 Physikalische und physiologische Grundlagen

Der Luftdruck ist definiert als die Kraft pro Flächeneinheit, die auf eine Oberfläche ausgeübt wird. Das Gewicht der Luftsäule über dieser Fläche (Kraft) bestimmt den Luftdruck und lässt das Quecksilberbarometer auf Meereshöhe auf 760 mmHg ansteigen (Experiment von Torricelli). Andere Faktoren wie Lufttemperatur und relative Feuchtigkeit beeinflussen das Gewicht der Luftsäule über dem Messpunkt. Der Luftdruck ist auf Meereshöhe am grössten und nimmt in zunehmender Höhe ab, da die Höhe und somit das Gewicht der Luftsäule über dem Messpunkt abnimmt. Die Mächtigkeit der Atmosphäre und damit die Höhe der Luftsäule ist nicht überall gleich; durch die Erdrotation und höhere Lufttemperaturen besteht über dem Äquator eine dickere Atmosphäre, welche sich gegen die Pole abflacht. Dieser Effekt ist beim Bergsteigen in Polarregionen durchaus spürbar. Es gibt verschiedene Masseinheiten zur Quantifizierung des Luftdruckes; er kann auf Meereshöhe angegeben werden als 101.32 Kilopascal (kPa), bzw. 1013.25 millibar (mbar), 760 mmHg oder 760 Torr.

Der Sauerstoffanteil der Luft ist 21%, dies unabhängig vom Luftdruck. Der Anteil an Sauerstoff des Luftdruckes wird Sauerstoffpartialdruck genannt und entspricht in Meereshöhe 159.6 mmHg (oder 21% von 760 mmHg) und auf 5000 m bei einem Luftdruck von 40.6 mmHg nur noch 85mmHg (21% von 406 mmHg).

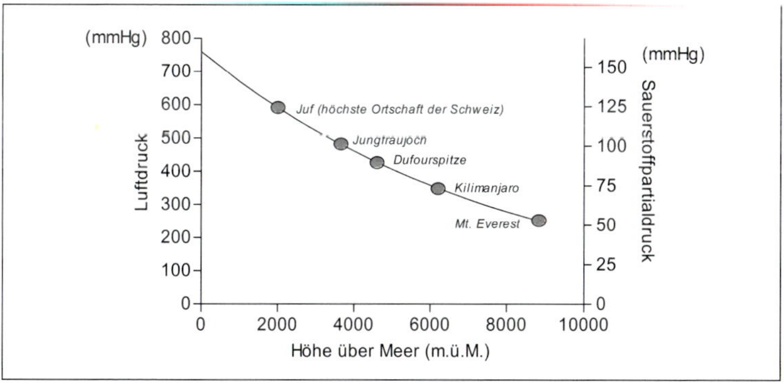

Abbildung 17.1: *Luftdruck (linke Diagrammachse) und Sauerstoffpartialdruck (rechte Diagrammachse) in Abhängigkeit der Höhe über Meer.*
Auf 5500 m ü.M entspricht der Luftdruck und Sauerstoffpartialdruck in etwa der Hälfte und in 8848 m ü.M in etwa einem Drittel des Druckes auf Meereshöhe. (Annahme: 0% Luftfeuchtigkeit)

⇨ Nur der Sauerstoffpartialdruck in der Einatmungsluft ist von Bedeutung für den menschlichen Stoffwechsel; er kann erhöht werden, indem entweder der Gesamtluftdruck (Überdruckkammer) oder der Sauerstoffanteil (durch Zumischung von Sauerstoff aus Sauerstoffflasche) erhöht wird.

In Meereshöhe und bis circa 1500 m ü.M. wird das durch die Lunge fliessende Blut zu nahezu hundert Prozent mit Sauerstoff gesättigt, d.h. jedes Blutkörperchen (Sauerstoffträger mit Hämoglobinmolekülen) wird mit Sauerstoff besetzt. Aufgrund des sinkenden Sauerstoffpartialdruckes in der Höhe tritt der Sauerstoff mit weniger Druck in das Blut über. Dadurch kann das Blut nicht mehr vollständig mit Sauerstoff gesättigt werden und manche Sauerstoffträger verlassen die Lunge, ohne mit Sauerstoff beladen worden zu sein; die Sauerstoffdiffusion vom Lungenbläschen ins Blut ist hiermit begrenzt. Dies führt zu einer niedrigeren Sauerstoffsättigung des arteriellen Blutes, insbesondere bei körperlicher Belastung (Abbildung 17.2).

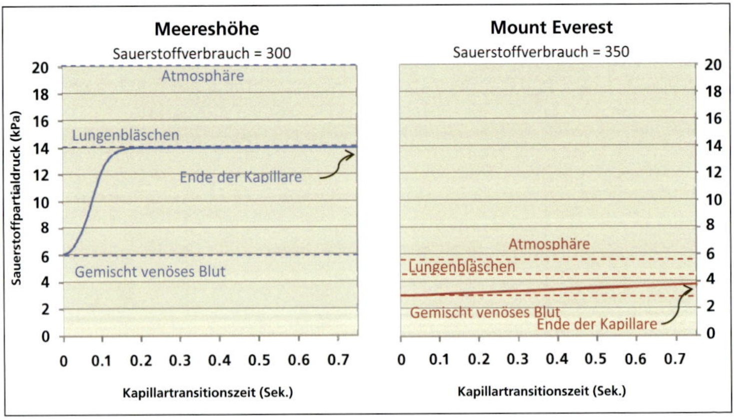

Abbildung 17.2: *Berechnete Veränderung des Sauerstoffpartialdruckes während der Passage durch die Lungenkapillaren.*
Auf Meereshöhe steigt der Sauerstoffpartialdruck des Blutes sehr rasch an und gleicht sich demjenigen der Luft in den Lungenbläschen an. Auf dem Gipfel des Mount Everest fällt der Sauerstoffpartialdruck der Atmosphäre und in den Lungenbläschen erheblich, der Gradient zwischen dem gemischtvenösen Blut und der Alveole wird kleiner und das Blut vermag sich nicht mehr vollständig mit Sauerstoff anzureichern. Diese Veränderungen sind für die begrenzte Sauerstoffdiffusion in der Höhe verantwortlich (Diffusionslimitation). Adaptiert von J.B. West und P. D. Wagner, Resp. Physiol 1980, 42:1-16.

Sauerstoff ist von vitaler Bedeutung für den menschlichen Organismus, da die Energiebereitstellung in den Körperzellen im Wesentlichen auf der Oxydierung (Verbrennung) von Zucker, Fett oder Eiweiss beruht. Das geringere Sauerstoffangebot in der Höhe führt zu einer Einschränkung der Energiebereitstellung in den Muskelzellen und damit zu einer Reduzierung der Leistungsfähigkeit.

⇨ Schon auf einer Höhe von 3000 m entspricht die maximale körperliche Leistungsfähigkeit nur noch ungefähr 85 % der **Leistungsfähigkeit** auf Meereshöhe. Auf 6000 m erreicht der Bergsteiger noch etwa 60 % seiner Leistung auf Meereshöhe, diese sinkt auf dem Gipfel des Mt. Everest auf 20 % ab.

Abbildung 17.3 illustriert den Zusammenhang zwischen Höhe und Sauerstoffsättigung am Beispiel eines Expeditionsbergsteigers bei der Besteigung des Shisha Pangma (8046 m).

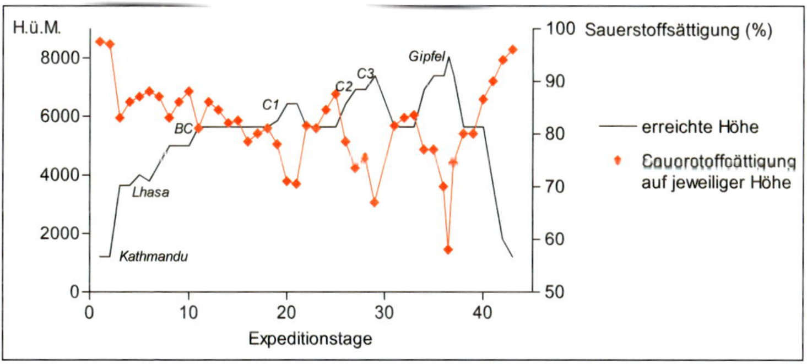

***Abbildung 17.3:** Abhängigkeit der Sauerstoffsättigung von jeweiliger erreichter Höhe. Dieses Diagramm zeigt die täglich mittels eines Pulsoxymeters gemessene Sauerstoffsättigung eines Bergsteigers während einer Expedition zur Shisha Pangma (8046 m), Tibet. Die Expedition führte über Kathmandu (1200 m) nach Lhasa (3650 m) und von dort weiter ins Basecamp (BC, 5650 m). Zur Besteigung des Berges wurden 3 Höhenlager eingerichtet (C1, 6430 m; C2, 6920 m; C3, 7400 m). Die arterielle Sauerstoffsättigung beträgt zwischen 98 % in geringen Höhen (Kathmandu) und 58 % (Berggipfel).*

17.2 Akklimatisation

Der menschliche Körper reagiert auf den geringeren Sauerstoffgehalt im Blut mit Adaptationsmechanismen, die das Überleben sichern und die Leistungseinbusse in der Höhe verringern helfen. Die Gesamtheit dieser Adaptationsvorgänge nennt man (Höhen-) Akklimatisation. Der Akklimatisationsvorgang ist vielseitig und komplex, beginnt innerhalb von Stunden nach Erreichen einer neuen Höhe und dauert bis zu 14 Tage. Die Akklimatisation verbessert die eingeschränkte Leistungsfähigkeit, kann diese jedoch aufgrund der eingeschränkten Sauerstoffdiffusion in der Lunge nicht vollständig wiederherstellen.

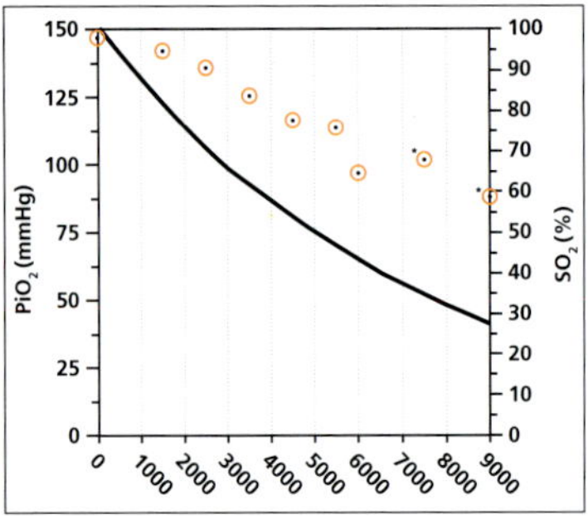

Abbildung 17.4: *Veränderungen der Sauerstoffsättigung in Prozent in Bezug auf Sauerstoffpartialdruck in der Höhe. Die zunehmende Differenz zwischen dem Sauerstoffpartialdruck (PiO_2) und der Sauerstoffsättigung (SO_2) mit zunehmender Höhe ist Folge der Hyperventilation (* = simulierte Höhe).*

Hyperventilation: Der wichtigste Anpassungsmechanismus ist die Vertiefung und Beschleunigung der Atmung, Hyperventilation genannt. Diese innert Minuten nach Erreichen einer neuen Höhe vermehrte Atmung wird durch Chemorezeptoren getriggert, die auf den verringerten Sauerstoffpartialdruck im arteriellen Blut reagieren. Die vertiefte Atmung führt zu einer besseren Belüftung der Lunge und zur vermehrten Abatmung von Kohlendioxidgas aus den Lungenbläschen (Alveolen). Insgesamt erhöhen diese Vorgänge den Sauerstoffgehalt in den Lungenbläschen, sodass mehr Sauerstoff in das Blut übertreten kann (Abbildung 17.4).

Veränderungen des Herzkreislaufes: Der Abfall der Sauerstoffsättigung im Blut führt über die Anregung des *autonomen Nervensystems* zu einem Anstieg der Herzfrequenz (Puls) und des Herzminutenvolumens (Anzahl Liter Blut, die vom Herz in einer Minute befördert werden). Diese physiologische Reaktion des Körpers dient dazu, mehr sauerstoffbeladene Blutkörperchen pro Zeiteinheit in den unter Sauerstoffmangel leidenden Organen und Muskeln zu Verfügung zu stellen. Der Anstieg der Herzfrequenz und des Herzminutenvolumens geht parallel zum Abfall der Sauerstoffsättigung im Blut.

⇨ Die unter Sauerstoffmangel leidenden Bergsteiger haben einen höheren **Puls.**

Bemerkenswert ist, dass die unter Belastung erreichte maximale Herzfrequenz mit der Höhe abnimmt. Ob dies mitverantwortlich ist für die eingeschränkte Leistungsfähigkeit in der Höhe ist noch ungeklärt.

Veränderungen des Lungenkreislaufes: Der höhenbedingt niedrige Sauerstoffpartialdruck in der Einatmungsluft führt über einen physiologischen Reflex zu einer Verengung und damit Widerstandserhöhung der Lungengefässe (Euler-Liljestrand-Reflex). Da das Blutvolumen, das pro Minute durch die Lunge fliesst, gleich bleibt, muss das Herz eine grössere Kraft (=Druck) aufwenden, um den gesteigerten Widerstand zu überwinden. Dieser erhöhte Druck ist als gesteigerter Blutdruck in den Lungenarterien messbar. Durch den höheren Druck im Lungenkreislauf werden Gefässe in vorher nicht durchbluteten Lungenarealen eröffent, gleichzeitig schützt dieser Reflex vor der Durchblutung nicht belüfteter Lungenabschnitte.

Veränderungen im Säure-Basen-Gleichgewicht: Der Säuregehalt des Körpers (pH) wird vom menschlichen Organismus präzis und in engen Grenzen reguliert. Sowohl eine Untersäuerung *(Alkalose)* als auch eine Übersäuerung *(Azidose)* beeinflussen biochemische Vorgänge erheblich und müssen so schnell wie möglich korrigiert werden. Die im vorherigen Abschnitt beschriebene, durch den Sauerstoffmangel verursachte Hyperventilation führt zu einer vermehrten Abatmung von Kohlesäurengas und damit zu einem starken Säureverlust des Körpers. Die resultierende Alkalose wird innerhalb von Stunden bis Tagen vom Körper korrigiert, indem er vermehrt alkalotischen Urin ausscheidet (Höhendiurese).

Vermehrung der roten Blutkörperchen (Polyglobulie): Ein weiterer Effekt des verminderten Sauerstoffgehaltes im Blut ist die vermehrte Produktion von roten Blutkörperchen. Dies erhöht zwar nicht die Sauerstoffsättigung (noch immer ist nur ein gewisser Anteil der Sauerstoffträger mit Sauerstoff beladen), doch mit der erhöhten Gesamtmenge der Sauerstoffträger vermehrt sich auch die Menge des transportierten Sauerstoffs. Allerdings nimmt diese Blutbildung Tage bis Wochen in Anspruch und ist deshalb für die kurzfristige Akklimatisation nicht von Bedeutung. Längere Höhenaufenthalte (z.B. im Rahmen von Himalayaexpeditionen über viele Wochen) führen jedoch zu einer deutlichen Vermehrung der Anzahl von roten Blutkörperchen (Polyglobulie) und hiermit, besonders in Kombination mit dem vermehrten Flüssigkeitsverlust, auch zu einem vermehrten Risiko für die Bildung von Blutgerinnseln (Thrombosen, Embolien).

Akklimatisationstaktik

Der menschliche Körper braucht eine gewisse Zeit, um sich an den Aufenthalt in einer grösseren Höhe zu akklimatisieren. Je schneller der Aufstieg und je grösser die Höhendifferenz, desto grösser das Risiko, dass die Akklimatisationsvorgänge nicht ausreichen, um den Körper von den Folgen des Sauerstoffmangels zu schützen. Neben Erschöpfung und vermehrter Verletzungsanfälligkeit ist vor allem das Auftreten von Höhenkrankheiten die Folge von vernachlässigter Akklimatisation. Um Höhenkrankheiten zu vermeiden muss, vor allem bei Aufenthalten über 3000 m ü. M., eine bewusste Akklimatisation durchgeführt werden. Es ist festzuhalten, dass Höhenkrankheiten erst einige Stunden nach Ankunft in einer grösseren Höhe auftreten. Somit gelten die im Folgenden beschriebenen Regeln nicht für Tagesaufenthalte in der Höhe (z.B. Skisport mit Übernachtung im Tal), sondern für Höhenaufenthalte von mehr als 24 Stunden.

Aufstiegsgeschwindigkeit: Ab einer Höhe von 2500 m ü. M. sollte pro Tag nicht mehr als 600 m aufgestiegen werden. Dies bezieht sich auf die Höhe, auf der die Nacht verbracht wird **(Schlafhöhe),** im Tagesverlauf können durchaus Aufstiege in grössere Höhen stattfinden (z.B. zur Besteigung eines Gipfels). Nach Erreichen von 1200 m Höhendifferenz ist ein zusätzlicher Ruhetag zu erwägen. Nach dem Überschreiten der Höhe von über 5000 m sind generell, bevor man Höhen von über 6000 m besteigt, mehrere Akklimatisationstage dringend empfohlen. Es kann nicht genug betont werden, dass die Akklimatisation die wichtigste Massnahme zur Prävention der Höhenkrankheit darstellt!

Körperliche Belastung: Starke körperliche Belastung erhöht das Risiko von Höhenkrankheiten und sollte vermieden werden. Es empfiehlt sich, ein langsames, ruhiges Gehtempo zu wählen und unnötige starke Anstrengungen zu vermeiden. Schlafmangel, Flüssigkeitsmangel oder Erkrankungen (Erkältungen, Magen-Darm-Probleme) erhöhen ebenfalls das Risiko einer Höhenkrankheit.

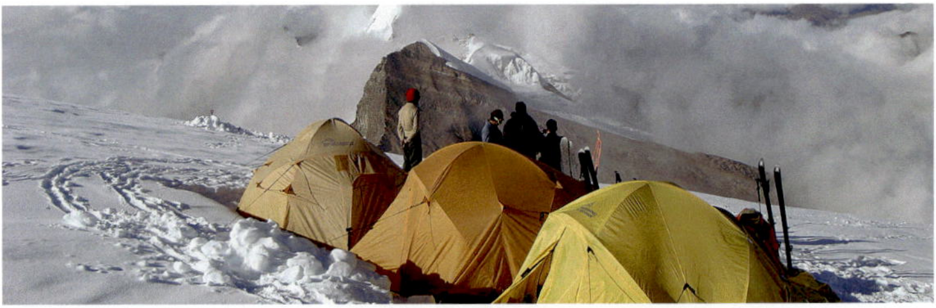

Abbildung 17.5: *Abendsstimmung auf 6400 m. Letztes Hochlager Richtung Gipfel des Putha Hiunchuli (Dolpo/Nepal) (A. Brunello).*

Akklimatisationsregeln

- Ab 3000 m ü. M die Schlafhöhe nicht um mehr als 600 Höhenmeter pro Tag steigern
- Nach 1200 Höhenmetern einen zusätzlichen Ruhetag erwägen
- Bei Besteigungen über 6000 m sind mehrere Akklimatisationstage in einer Höhe um die 5000 m dringend empfohlen
- Unnötige und starke körperliche Belastungen vermeiden

17.3 Höhenkrankheiten

Die Ursache aller Höhenkrankheiten ist letztendlich der tiefe Sauerstoffpartialdruck und der damit verringerte Sauerstoffgehalt im arteriellen Blut. Missachten der Akklimatisationsregeln führt unweigerlich zur Entwicklung der Höhenkrankheit. Die Höhenkrankheit kann die Lunge und/oder das Gehirn betreffen:

- **Höhenlungenödem** = High Altitude Pulmonary Edema *[HAPE]*
- **Akute Bergkrankheit** = Acute Mountain Sickness *[AMS]*
- **Höhenhirnödem** = High Altitude Cerebral Edema *[HACE]* (Endstadium der Akuten Bergkrankheit)

Die AMS und das HACE sind unterschiedlich schwere Manifestationen eines wahrscheinlich gleichen Krankheitsgeschehens, wobei zunächst leichtere Krankheitssymptome auftreten, aus denen sich letztendlich aber das gefürchtete HACE entwickeln kann, dessen Ausgang letal sein kann. Das HAPE hat einen anderen pathophysiologischen Mechanismus und kann entweder alleine oder in Kombination mit AMS und HACE auftreten.

Akute Bergkrankheit (AMS) und Höhenhirnödem (HACE)

Pathophysiologischer Krankheitsmechanismus: Das Gehirn reagiert sehr empfindlich auf einen Abfall der Sauerstoffversorgung, da ein Sauerstoffmangel in wenigen Sekunden zur Bewusstlosigkeit und in wenigen Minuten zu bleibenden Schäden oder gar zum Hirntod führt.

Sauerstoffmangel und Hirndurchblutung: Um das Sauerstoffangebot trotz geringerem Sauerstoffgehalt des Blutes aufrecht zu halten, wird die Hirndurchblutung durch eine Erweiterung der Hirnarterien (Hirnschlagadern) ***(Vasodilatation)*** gesteigert, was zu einer Erhöhung des zerebralen Blutvolumens führt. Die sauerstoffmangelbedingte Hyperventilation (Vertiefung und Beschleunigung der Atmung s. Akklimatisation Seite 210) mit Abatmung von Kohlendioxid und Alkalose führt zu einer Verengung (Vasokonstriktion) der Hirngefässe und wirkt der Vasodilatation durch Sauerstoffmangel entgegen. Die Hirndurchblutung ist somit das Resultat einer Balance zwischen Vasodilatation wegen Sauerstoffmangel und Vasokonstriktion durch Alkalose (Untersäuerung). Dabei überwiegt jedoch die Gefässerweiterung, sodass das Hirn trotz Sauerstoffmangel in der Regel ausreichend mit Sauerstoff versorgt wird.

Die Mehrdurchblutung der Hirngefässe führt zur Erhöhung der Gefässwanddurchlässigkeit (Leckage) und somit zum **Flüssigkeitsaustritt** aus den Blutgefässen ins Hirngewebe, womit dieses an Volumen zunimmt (Hirnödem). Im fortgeschrittenen Stadium kann die Gefässdurchlässigkeit derart gestört sein, dass neben Flüssigkeit und Proteinen auch kleine Blutungen entstehen können. Zusätzlich führt der Sauerstoffmangel im Hirngewebe zu einer Störung des Stoffwechsels der Hirnzellen, was zu einer **Anschwellung** der Zellkörper und somit auch zu einer Volumenzunahme des Gehirns führt. Die Veränderungen an der Hirngefässwand und die Stoffwechselstörung der Hirnzelle sind die Ursache der klassischen Symptome der AMS und deren Endstadiums HACE.

⇨ Da im knöchernen Schädel nur wenig Reserveraum zur Ausdehnung des Gehirnes vorhanden ist, führt eine zunehmende Schwellung bald zu einem Druckanstieg im Schädelinneren, was die Hirnfunktion weiter beeinträchtigt.

Im Extremfall kann der Schädelinnendruck den arteriellen Blutdruck überschreiten, womit die Durchblutung des Gehirns unterbrochen wird und der Hirntod eintritt.

Erkennen der Symptome: In der Regel treten die Beschwerden 6 bis 12 Stunden nach Beginn des Höhenaufenthaltes auf. Der Übergang der AMS in ein HACE ist fliessend und ist durch die grösstmögliche Steigerung der im Folgenden beschriebenen Symptome gekennzeichnet.

- **Kopfschmerz** ist das Leitsymptom der AMS und kann sich vom leichten Druck bis hin zum vernichtenden Gefühl eines «zerplatzenden» Kopfes entwickeln. Typischerweise treten die Kopfschmerzen besonders nachts oder morgens auf.
- Parallel dazu entsteht eine zunehmende **Appetitlosigkeit** und Übelkeit bis zum (unstillbaren) **Erbrechen.**
- Eine leichte Abgeschlagenheit und Müdigkeit wird oft durch den Patienten verharmlost und anderen Ursachen zugeschrieben; in schweren Fällen steigert sich dies zur **Lethargie** (Schläfrigkeit, Teilnahmslosigkeit) und bis zur völligen Handlungsunfähigkeit.
- Einschlafstörungen bis zur völligen **Schlaflosigkeit**
- sowie **Schwindelgefühle** und Gleichgewichtsstörungen sind weitere Zeichen der AMS.
- Oft kommt es nach einiger Zeit zu einem Anstieg der Körpertemperatur.

Die zunehmende Hirnschwellung führt zuletzt zu klar ersichtlichen Funktionsstörungen des Gehirnes, die dann auch den Symptomkomplex des HACE definieren. Dazu gehören:

- Gangstörungen bis zur **Gehunfähigkeit**
- Zunehmende **Verwirrtheit**
- Euphorie (Hochgefühl) und Agitation (Aufregung), und schliesslich **Bewusstlosigkeit.**

Ein einfacher Test, um eine Gangstörung zu diagnostizieren, ist der **Strichgang.** Hierbei wird der Patient aufgefordert Ferse zu Zehe auf einer geraden Linie zu gehen, beginnende Gleichgewichtsstörungen äussern sich in Stolpern oder dem Unvermögen, auf dem Strich zu bleiben.

Tabelle 17.1 fasst die wichtigsten Symptome und Befunde der AMS und des HACE nach Schweregrad geordnet zusammen.

Schweregrad		Symptome	Befunde
Acute Mountain Sickness (AMS)	leicht	leichte Kopfschmerzen, wenig Appetit, leichte Übelkeit, Schlafstörungen	
	mittel	Kopfschmerzen, Appetitlosigkeit, Übelkeit, Schlaflosigkeit, Schwindelgefühl	
	schwer	starke Kopfschmerzen (reagieren nicht auf Kopfschmerztabletten), Erbrechen, starker Schwindel, Antriebslosigkeit, Schwäche	Temp>37.4°
High Altitude Cerebral Edema (HACE)		stärkste Kopfschmerzen, ständiges Erbrechen, starker Schwindel, Benommenheit	Temp>37.4°, Verwirrtheit, Gehstörungen, Gangunfähigkeit, Bewusstlosigkeit

Tabelle 17.1: *Symptome und Befunde der AMS und des HACE*

Vorbeugung:

⇨ Eine sorgfältige Akklimatisation ist die wichtigste Massnahme zur Vorbeugung von AMS und HACE.

Alpinistischer Ehrgeiz oder Zeitmangel führen oft dazu, dass sämtliche akklimatisationstaktischen Überlegungen in den Wind geschlagen werden. Dies führt im besten Fall zu unangenehmen Krankheitssymptomen, die auch bei Erreichen des Gipfelzieles die Freude deutlich vergällen können; im schlechtesten Fall aber zu lebensbedrohlichen Situationen. Es kann nicht genug betont werden, dass die im Folgenden beschriebenen medikamentösen Vorbeugungsmassnahmen **nie** ein Ersatz für eine sorgfältige Akklimatisation sind!

Falls eine langsame Höhenanpassung nicht möglich ist (z.B. bei Direktflügen in höhere Regionen) kann mittels Acetazolamid (Diamox®) 125 mg alle 12 Stunden begonnen am Abend vor dem Aufstieg, die Ausscheidung von Bikarbonat im Urin gefördert und damit die Akklimatisation gefördert werden.

Die vermehrte Ausscheidung von Bikarbonat erzeugt eine metabolische Azidose (Übersäuerung durch Erhöhung der Wassestoffionen-Konzentration im Blut), welche zu einer Anregung der Atmung (Hyperventilation) und somit zur Erhöhung der Sauerstoffsättigung im Blut führt. Die prophylaktische vorbeugende Wirkung von anderen Medikamenten, insbesondere auch aus dem alternativmedizinischen Bereich, wird immer wieder beschrieben; bis anhin ist deren Wirkung aber nicht in klinischen Studien bewiesen worden.

Es empfiehlt sich, bei Projekten an hohen Bergen oder bei immer wieder auftretenden starken Höhenbeschwerden, einen höhenmedizinisch erfahrenen Arzt um Rat zu fragen. Die Schweizerische Gesellschaft für Gebirgsmedizin SGGM kann auf Anfrage (**www.sggm.ch**) entsprechende Kontakte vermitteln.

Behandlung: Während die leichtere Form der AMS oft auftritt und zwar lästig, aber soweit harmlos ist, ist eine schwere AMS und insbesondere das HACE eine absolute Notfallsituation und sämtliche Therapiemassnahmen müssen unverzüglich eingeleitet werden. Abstieg ist immer die beste Therapie, nicht nur wegen des höheren Luftdruckes im Tal, sondern auch wegen der meist besseren medizinischen Versorgungsmöglichkeiten. Die Therapie der AMS und des HACE beruht auf drei verschiedenen Wirkungsmechanismen:

- Die Erhöhung des **Sauerstoffpartialdruckes** der Atemluft und damit des Sauerstoffangebots führt zur Reduktion der gesteigerten Hirndurchblutung und zur Rückbildung des Hirnödems.
- Dies kann durch Erhöhung des Umgebungsluftdruckes (Abstieg, mobile hyperbare Kammer) oder durch Erhöhung des Sauerstoffgehaltes in der Einatmungsluft (Flaschensauerstoff) erzielt werden.
- **Kortikosteroide** wie Dexamethason (Decadron®, 4 mg 4x tgl.) führen über noch weitgehend ungeklärte Mechanismen zur Stabilisierung der Gefässwand der Hirngefässe und somit zu einer Verringerung des Flüssigkeitsaustritts ins Hirngewebe.
- Dexamethason kann im Notfall (falls der Patient erbricht oder bewusstlos ist) auch intravenös oder intramuskulär gespritzt werden (Dosis: 8 mg iv./im.; 2 Ampullen). Das Dexamethason hat auch eine starke antiemetische Wirkung und wirkt leicht euphorisierend. Die längere Einnahme von Dexamethason ist wegen seinen unerwünschten Wirkungen (Erhöhung des Blutdruckes, Blutzucker und Infektionsanfälligkeit) nicht zu empfehlen.

- **Acetazolamid** (Diamox®, 250 mg 2x tgl.) wirkt der Atmungshemmung entgegen, die durch das Absinken des Kohlendioxidgehaltes im Blut entsteht, bewirkt eine tiefere und effektivere Atmung und verhindert die für die Höhe typischen Atempausen. Die höhenbedingte Alkalose wird schneller korrigiert und die Akklimatisation beschleunigt. Azetazolamid eignet sich für die Therapie der lästigen leichten bis mittelgradigen AMS (anhaltender Kopfschmerz, Übelkeit, Müdigkeit und Schlaflosigkeit), Dexamethason ist für die Therapie der schweren AMS und des HACE reserviert.

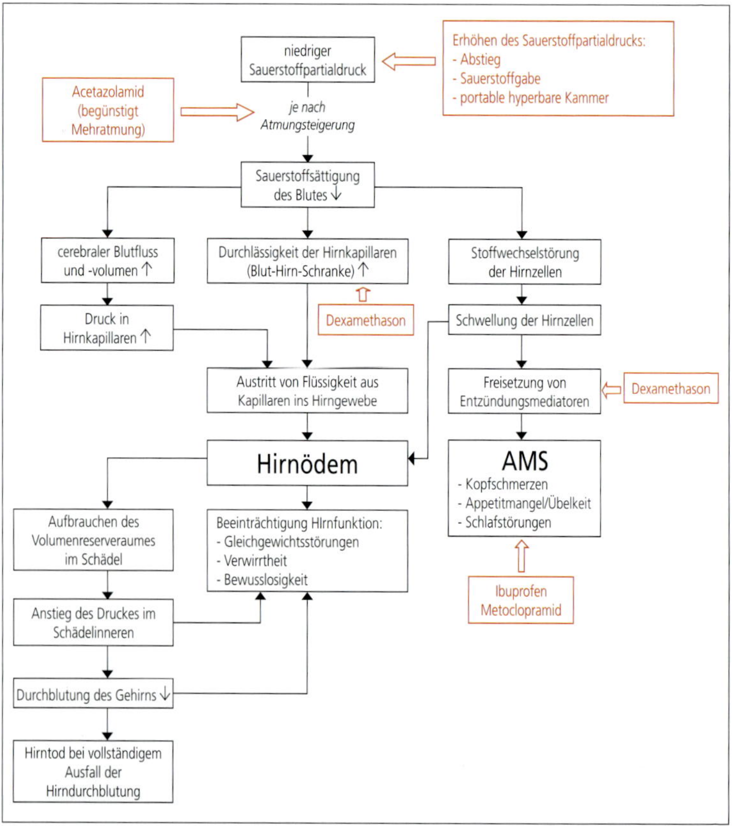

Abbildung 17.6: *Pathophysiologie und Therapie der Acute Mountain Sickness (AMS) und des High Altitude Pulmonary Edema (HACE).*

Neben der obigen Therapie der AMS und des HACE sollten die zum Teil sehr unangenehmen Begleiterscheinungen auch symptomatisch behandelt werden. Dazu gehören insbesondere Schmerzmittel (Analgetika, z.B. Ibuprofen [Brufen®], 500 mg 3-4x tgl.) gegen Kopfschmerzen und Mittel gegen Übelkeit und Erbrechen (Antiemetika, z.B. Metoclopramid [Paspertin®] 10 mg 3–4x tgl.). Medikamente wie Sildenafil (Viagra®) oder Nifedipin (Adalat®) haben in der Prophylaxe und Therapie des AMS und des HACE nichts zu suchen da wirkungslos!
Abbildung 17.6 Seite 218 zeigt einen Überblick über die pathophysiologischen Zusammenhänge und die therapeutischen Möglichkeiten bei AMS und HACE.

Tabelle 17.2 fasst die wichtigsten Massnahmen zur Therapie bei AMS und HACE zusammen.

Schweregrad		Therapie	Massnahmen
Acute Mountain Sickness (AMS)	leicht	keine spezifische Therapie erforderlich	keine unnötigen Anstrengungen, Ruhetag erwägen
	mittel	Acetazolamid Analgetika und Antiemetika bei Bedarf	keine unnötigen Anstrengungen weiteren Anstieg vermeiden
	schwer	Dexamethason Analgetika bei Bedarf Sauerstoff 2–4 l/min.	unverzüglicher Abstieg (min. 1000 m) falls nicht möglich, hyperbare Kammer
High Altitude Cerebral Edema (HACE)		Dexamethason Analgetika bei Bedarf Sauerstoff 2–4 l/min.	unverzüglicher Abstieg/ Abtransport (min. 1000 m) falls nicht möglich, hyperbare Kammer

Tabelle 17.2

⇨ Eine schwere AMS und das HACE sind lebensbedrohliche Situationen! Ein Patient mit HACE kann innert wenigen Stunden versterben. Die Therapie und der Abtransport in tiefere Lagen haben höchste Priorität und müssen so schnell als möglich erfolgen.
schweres AMS und HACE –> Abstieg – Sauerstoff – Dexamethason *

* Nach Priorität

Höhenlungenödem (High Altitude Pulmonary Edema [HAPE])

Personen mit einer Prädisposition zu HAPE weisen in der Höhe einen übermässigen Anstieg des Gefässwiderstandes (hypoxische Vasokonstriktion) im Lungenkreislauf auf, was zu einem hohen Blutdruck im Lungenkreislauf *(pulmonale Hypertonie)* führt. Zudem scheint der Widerstandsanstieg ungleichmässig zu sein, d.h. gewisse Lungenabschnitte weisen eine vermehrte hypoxische Vasokonstriktion auf, während andere Lungenabschnitte weniger Reaktion zeigen. Da die Widerstandserhöhung vor allem in den Lungenarterien erfolgt, kann dies dazu führen, dass Lungenkapillaren in Lungenabschnitten ohne Vasokonstriktion dem vollen Anstieg des Blutdruckes ausgesetzt sind (Abbildung 17.7 A und B).

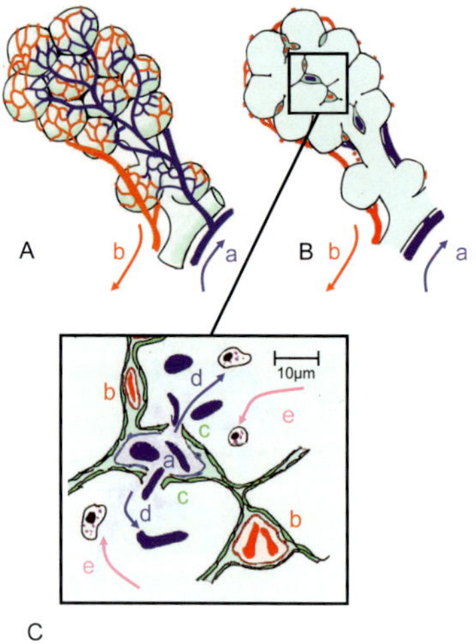

Abbildung 17.7: *Pathophysiologie des High Altitude Pulmonary Edema (HAPE) A (Aufsicht) und B (Querschnitt) zeigen die kleinsten Luftwege (Bronchiolen) mit Aufzweigung in Lugenbläschen (Alveolen). In den Alveolen findet der Austausch von Sauerstoff und Kohlendioxid zwischen Blut und Luft statt. Die Alveolen sind von einem dichten Netz von Blutgefässen umgeben: a) Lungenarterien führen sauerstoffarmes Blut aus dem Körperkreislauf zu den Alveolen; b) Lungenvenen transportieren das mit Sauerstoff angereicherte Blut von den Alveolen in den Körperkreislauf zurück. Der Abfall des Sauerstoffpartialdrucks in der Höhe führt zu einem Anstieg des Blutdruckes in den Lungenarterien. C zeigt eine Detailansicht des Querschnitts durch die Lungenbläschen mit den eingelagerten Blutgefässen. Das HAPE wird verursacht durch einen Anstieg des Blutdruckes in den Lungenarterien. Dieser führt zu mechanischen Verletzungen der sehr dünnen Membran (wenige tausendstel mm dick) zwischen den Blutgefässen und dem luftgefüllten Alveolarraum (c), worauf Flüssigkeit und Blutzellen in den Alveolarraum übertreten können (d). Die dadurch ausgelöste Entzündungsreaktion mit Ansammlung von Entzündungszellen und Freisetzung von Entzündungsmediatoren kann die Alveolarwand weiter schädigen (e).*

Durch den hohen Druck auf die Gefässwand entstehen Druck- und Scherkräfte, welche die nur wenige tausendstel Millimeter dicke Membran zwischen Lungengefässen und Alveolarraum beschädigen. Es treten kleinste Verletzungen auf, die einen Austritt von eiweissreicher Flüssigkeit und Blutzellen ermöglichen. Der nun flüssigkeitsgefüllte Alveolarraum steht für den Gasaustausch nicht mehr zur Verfügung und die Funktion der Lunge wird beeinträchtigt. Die Blut- und Einweissbestandteile im Alveolarraum führen in der Folge zu Entzündungsreaktionen, welche die Alveolarmembran weiter schädigen und einen weiteren Flüssigkeitsaustritt aus den Lungenkapillaren begünstigen (s. Abbildung 17.7 C Seite 219). Diese Vorgänge führen zu einer weiteren Reduktion des Sauerstoffpartialdrucks im Blut, was wiederum im Sinne eines Teufelskreises zu einer weiteren Druckerhöhung in den Lungenarterien und zu weiteren Verletzungen der Alveolarwände führt.

Erkennen: Die Symptome des HAPE werden weitgehend vom Ausmass der Einbusse der Lungenfunktion und des resultierenden Sauerstoffmangels bestimmt.

- Das initiale Symptom ist oft ein plötzlicher, unerklärlicher **Leistungsabfall.**
- Erst in der Folge tritt eine **Atemnot** unter Belastung und später auch in Ruhe auf (Orthopnoe = vermehrt Atemnot im Liegen mit Besserung beim Aufsitzen).
- Der Patient beginnt zu **Husten** und verspürt oft ein **Engegefühl im Brustraum,** er versucht mit rascher Atmung dem Sauerstoffmangel entgegenzuwirken.
- Trotzdem kommt es aufgrund des geringen Sauerstoffgehaltes im arteriellen Blut zur Blaufärbung von Lippen und Fingernägeln **(Zyanose).**
- Im fortgeschrittenen Stadium führt die Flüssigkeitsansammlung in der Lunge zum Abhusten von **blutigem Schaum.**
- Oft kommt es wie beim AMS und HACE nach einiger Zeit zu einem Anstieg der **Körpertemperatur.**

Tabelle 17.3 fasst die wichtigsten Symptome und Befunde des HAPE zusammen.

Schweregrad	Symptome	Befunde
beginnendes HAPE	plötzlicher Leistungsabfall (Leitsymptom!)	
↓	Schwäche, Müdigkeit	hohe Herzfrequenz
	Engegefühl in der Brust	Blaufärbung von Lippen und Fingernägeln, periphere Sauerstoffsättigung deutlich tiefer als für die Höhe üblich oder am Vortrag bei gleicher Höhe
	Atemnot bei Belastung	sehr rasche Atmung bei geringer Belastung, Leistungsabfall!
	Husten, trocken	
schweres HAPE	Atemnot und Orthopnoe in Ruhe	Atemnot beim Abliegen, sehr rasche Atmung (> 25 Atemzüge/Minute)
	Husten, mit schaumig-blutigem Auswurf	hörbares, feuchtes Rasseln bei Atmung
		Fieber

Tabelle 17.3: *Symptome und Befunde.*

Vorbeugen: Eine sorgfältige Akklimatisation ist die wichtigste Massnahme zur Vorbeugung des HAPE. Dies gilt insbesondere für Personen, die bereits in der Vergangenheit HAPE-Symptome bei Höhenexposition bemerkten.

⇨ Das Risiko ein erneutes HAPE bei zu raschem Aufstieg auf über 3000 m zu entwickeln, liegt bei Personen, die bereits eines gehabt haben bei über 50 %.

Bei solchen Personen ist eine medikamentöse Prophylaxe nach Konsultation eines höhenmedizinisch ausgebildeten Arztes empfohlen.
Die Schweizerische Gesellschaft für Gebirgsmedizin SGGM kann auf Anfrage (www.sggm.ch) entsprechende Kontakte vermitteln.
Das Konzept der medikamentösen Prophylaxe beim HAPE beruht auf der Hemmung des überschiessenden Anstiegs des Blutdruckes im Lungenkreislaufes.

Vorbeugungsmedikamente: Nifedipin (Adalat® CR 30-60) oder Tadalafil (Cialis® 20 mg), eine Tablette/Tag begonnen 24 Stunden vor dem Aufstieg. Beide Medikamente können die AMS-assoziierten Kopfschmerzen verstärken. Kürzlich konnte gezeigt werden, dass mit einer prophylaktischen Einnahme einer hohen Dexamethason-Dosis (2x8 mg/Tag) das HAPE verhindert werden konnte. Für längere Aufenthalte in der Höhe ist von einer Prophylaxe mit Dexamethason wegen ihrer unerwünschten Nebenwirkungen dringend abzuraten.

Behandlung: Das HAPE kann sich rasch zu einem lebensbedrohlichen Lungenversagen entwickeln. Darüber hinaus ist ein HAPE mit schwerstem Sauerstoffmangel verbunden, was das Risiko anderer Höhenerkrankungen (AMS/HACE) deutlich erhöht.

⇨ Bei Verdacht auf ein HAPE muss deshalb die Therapie unverzüglich begonnen und der Abstieg geplant werden.

- **Nifedipin** (Adalat CC®; 20 mg 3 x tgl.) ist ein Blutdrucksenker, der auch im Lungenkreislauf wirkt und so die Symptome zu verbessern hilft. Selektiver auf den Lungenkreislauf wirkt das Sildenafil (Viagra®), die empfohlene Dosis ist 3x25 mg.
- Bei gleichzeitigem Vorliegen von mittelschwerem bis schwerem AMS und HACE ist die Therapie mit **Dexamethason** (Decadron®, 4 mg 4x/tgl.) zu ergänzen.
- Falls vorhanden, ist **Sauerstoff** 4–6 l/min zu geben, dies mit dem Ziel die Sauerstoffsättigung auf über 88 % zu heben.
- Als wichtige nächste Massnahme ist der **sofortige Abstieg** um mindestens 1000 Höhenmeter anzustreben.

Falls möglich sollte der Patient getragen werden, da körperliche Anstrengung den Druck in den Lungengefässen weiter erhöht.

- Bei Transportverzögerungen sollte der Patient in eine portable **hyperbare Kammer** gelegt werden.

⇨ Die Überwachung des Patienten ist in der hyperbaren Kammer erschwert. Der Patient darf nicht alleine gelassen werden; die Sauerstoffsättigung, der Puls und sein Bewusstsein müssen regelmässig überwacht werden.

Die portable hyperbare Kammer ist jedoch **nie** Ersatz für einen Abstieg, da die Symptome bei Verlassen der Kammer sofort wieder auftreten.

Ein HAPE ist lebensbedrohlich! Die Therapie und der Abtransport in tiefere Lagen haben höchste Priorität und müssen so schnell als möglich erfolgen.

HAPE –> Abstieg – Sauerstoff – Nifedipin oder Sildenafil – Dexamethason (–> evtl. hyperbare Kammer) *

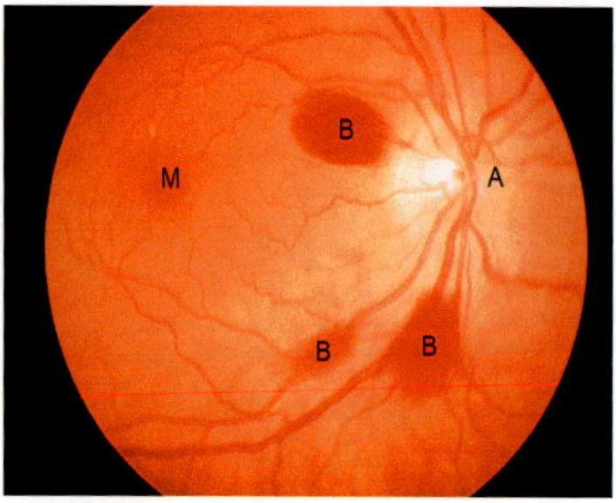

Abbildung 17.8: *Netzhautblutungen. Dieses Bild zeigt die Netzhaut eines Bergsteigers im Aufstieg zum Muztagh Ata (7545 m ü.M). Die Aufnahme wurde im Rahmen einer medizinischen Forschungsexpedition mittels einer Spezialkammer aufgenommen.*
A: Sehnervenkopf; B: mehrere Netzhautblutungen; M: Makula (Ort des zentralen Sehens) (M. Bosch).

Netzhautblutungen (High Altitude Retinal Haemorrhage [HARH])

Die Netzhaut ist ein Teil des Zentralnervensystems und unterliegt ähnlichen Regulationsmechanismen hinsichtlich Durchblutung. Der Sauerstoffmangel in der Höhe führt auch zu einer Mehrdurchblutung der Netzhautgefässe. Diese Mehrdurchblutung, allenfalls kombiniert mit einer durch den Sauerstoffmangel bedingten Schädigung der Gefässwände, führt oft zu kleinen, flächenförmigen Blutungen in der Netzhaut. Solange die Blutungen in der Netzhautperipherie liegen, bleiben sie meist unbemerkt oder führen zu wenig störenden Ausfällen am Rande des Gesichtsfelds. Betrifft die Blutung allerdings die Macula (Ort des zentralen Sehens), so führt dies zu störenden **blinden Flecken** (Skotomen) (Abbildung 17.8).

Vorbeugung und Behandlung: Es ist nicht bekannt, ob eine genügende Akklimatisation das Risiko für HARH verringert, Blutungen treten bei mehr als 50 % aller Bergsteiger über 5000 m auch bei sorgfältiger Akklimatisation auf. Es gibt keine Therapie, die Blutungen verschwinden innert Wochen von selbst.

* Nach Prioritäten

4 goldene Regeln des Höhenbergsteigens:

- Bis das Gegenteil bewiesen ist, sind in der Höhe alle gesundheitlichen Beschwerden und Symptome von einer Höhenkrankheit verursacht.
- Bei Symptomen einer Höhenerkrankung Akklimatisation verbessern.
- Wenn du krank bist und wenn sich dein Zustand verschlechtert indem deine Kopfschmerzen nicht weggehen und/oder du wiederholt erbrechen musst, oder deine Leistungsfähigkeit stark abfällt, steige sofort ab.
- Ein Patient mit einer Höhenerkrankung darf nie alleine gelassen werden oder alleine absteigen.

18. Die Kälte

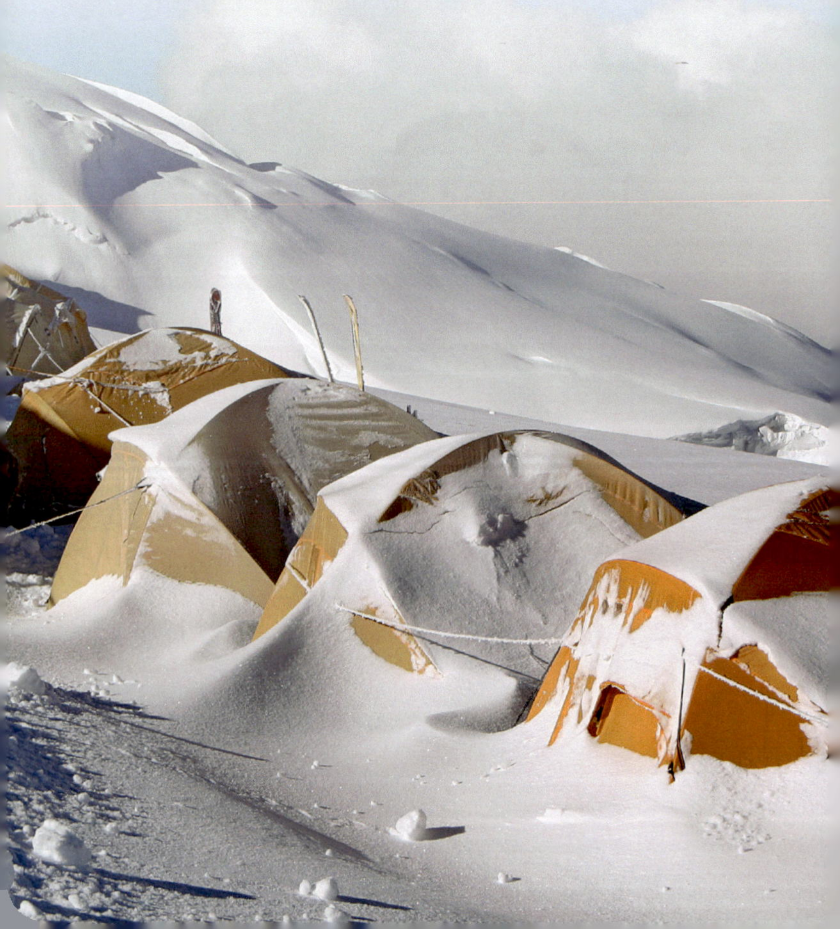

18.1 Lokale Erfrierungen

Vorbeugung

Primäres Ziel muss es für einen Bergsteiger sein, Erfrierungen bei sich oder seinen Kollegen zu verhindern. Bei Temperaturen um Null Grad oder darunter müssen warme Kleider getragen werden, ein ausreichender Windschutz vorhanden sein, nasse Kleider gewechselt werden, der Bergsteiger muss richtig und genügend Trinken und Essen und Unerfahrene müssen kontrolliert werden. Bergsteiger, welche schon einmal eine Erfrierung hatten, müssen speziell vorsichtig sein. Zudem sollte auf alle bewusstseinsverändernden Medikamente, aber auch auf Alkohol und Drogen, verzichtet werden.

⇨ Unterkühlung kommt vor der Erfrierung! Patienten mit Erfrierungen sind meistens unterkühlt. Diese Patienten sofort in Sicherheit bringen und aufwärmen und erst dann die Erfrierungen behandeln. Professionelle Hilfe!

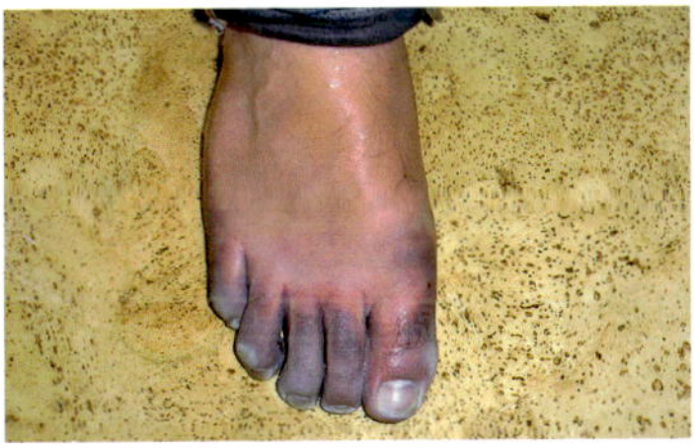

Abbildung 18.1.1: *Tiefe (4°) Erfrierungen eines unterkühlten Bergsteigers, der Ende Dezember in den schweizerischen Alpen biwakieren musste (B. Durrer) (s. Fallbeispiel Kapitel 18.2 Seite 237).*

Definition

Bei Minustemperaturen, zusammen mit Wind, aber auch bei Temperaturen über null Grad, kann es vor allem im Bereich von exponierten Körperstellen wie **Händen, Füssen, Nase, Ohren,** zu Erfrierungen kommen. Aufgrund der Kälte bilden sich einerseits Eiskristalle im Gewebe, welche dann die einzelne Zelle durch Zerplatzen der Zellmembran direkt schädigen können. Anderseits kommt es zu Veränderungen der Fliesseigenschaften des Blutes mit stockendem Blut, Zellwandschäden und *Thrombosen* (Blutgerinnseln). Im Rahmen von Erfrierungen kommt es immer zu einer lokalen Entzündungsreaktion. Abgestorbenes Gewebe ist unwiderruflich verloren, der Verlust von Fingern, Zehen, Nasenspitze etc. kann die Folge sein.

Erkennen

Erfrierungen können in verschiedene Grade eingeteilt werden. In der Praxis hat sich die Einteilung in oberflächliche (Haut) und tiefe (Muskeln, Sehnen, Nerven, Knochen) Erfrierungen bewährt.

Erfrierungen erkennen kann man an weisslich verfärbten, tauben Hautarealen, an Blasenbildungen bis hin zu livid-schwarz verfärbtem, hartem Gewebe. Eingefrorenes Gewebe schmerzt primär nicht sehr stark oder gar nicht. Erst nach dem Auftauen können die Schmerzen aber vor allem bei noch nicht definitiv geschädigtem Gewebe sehr stark sein.

⇨ Wenn also nach dem Auftauen Schmerzen auftreten, ist dies ein günstiges Zeichen, die Gewebsschädigung ist nur oberflächlich und hat die knapp unter der Haut liegenden Nerven nicht definitiv geschädigt.

Oberflächliche Erfrierungen	1°	Weisslich-marmorierte Haut	Folgenlose Ausheilung nach Auftauen
	2°	Blasenbildung, klarer Inhalt	Gefühlsveränderungen möglich
Tiefe Erfrierungen	3°	Blasenbildung, blutiger Inhalt, gerötete Umgebung, Muskeln, Sehnen etc. mitbeteiligt	Bleibende Schäden. Ausmass erst nach Tagen sicher beurteilbar
	4°	Zelluntergang (Nekrose)	Verlust von Gewebe Amputation im Verlauf

Tabelle 18.1.1: *Erfrierungsschweregrade.*

Gefahren

Die Schädigung ist durch das Gefrieren des Gewebes gesetzt worden. Bei der Wiedererwärmung kommt es zu Verschiebungen von Flüssigkeit und Elektrolyten, es kommen Stoffwechselvorgänge ohne und mit Sauerstoff wieder in Gang. In dieser Phase ist das Gewebe extrem anfällig für erneute Kälteexposition. Wenn jetzt eine erneute Erfrierung auftritt, ist mit einer massiven Schädigung des Gewebes zu rechnen!

⇨ Ein erfrorenes Körperteil darf erst aufgewärmt werden, wenn ein Wiedereinfrieren ausgeschlossen ist!

Nach dem Auftauen drohen auch noch allgemeine Gefahren wie Thrombosen, aber vor allem gefürchtet sind **Infektionen.** Im Normalfall grenzt sich das abgestorbene Gewebe ab (Demarkation), der betroffene Körperteil wird vollständig gefühllos und schwarz. Diesen Zustand nennt man **trockene Gangrän.** Die Amputation wird in der Regel erst nach vollständiger Demarkation durchgeführt, das heisst nach Wochen bis Monaten.

Falls es aber zu einer Infektion (sog. **feuchte Gangrän**) kommt, muss früher als erwünscht operativ vorgegangen werden. Eine Amputation sollte nie in den ersten Tagen durchgeführt werden.

Erfrierungen wie eine **Wunde** behandeln, also steril einpacken, allenfalls Antibiotika geben, und durch einen Spezialisten zu Hause beurteilen lassen. Keine Amputationen im Ausland.

Behandlung

In der Behandlung unterscheidet man verschiedene Zeitpunkte; so spricht man von einer **präklinischen Phase,** also der Therapie unterwegs auf der Tour, einer **Aufwärmphase** sowie einer **Phase nach dem Aufwärmen** bzw., Auftauen.
Die Erwärmungsphase und die Phase nach dem Auftauen werden, sofern möglich, in einem Spital durchgeführt. Auf Expeditionen muss dies unter Umständen auch unterwegs unter einfachen Bedingungen erfolgen.
Folgende Grundsätze gelten für die einzelnen Phasen:

Präklinische Phase: Am wichtigsten ist das frühe Bemerken einer Erfrierung. An sichtbaren Körperstellen zeigt sich eine beginnende Erfrierung mit:

- Weissverfärbung der Haut
- Gefühllosigkeit
- Schmerz vor Gefühllosigkeit (Füsse)

Im Zweifelsfall sollten die Füsse überprüft und wieder aufgewärmt werden. Im Gelände darf diese Massnahme nur durchgeführt werden, wenn noch keine allgemeine Unterkühlung vorliegt und eine weitere Auskühlung des Opfers vermieden werden kann und es auch nicht zu einer weiteren lokalen Schädigung kommt – ansonsten ist die sofortige Umkehr zwingend! Falls (insbesondere an den Füssen) eine Erfrierung im Anfangsstadium bemerkt wird und die Wiedererwärmung erfolgreich ist, kann die Tour möglicherweise sogar fortgesetzt werden.

Erfolgreiche Wiederaufwärmung heisst: Innerhalb von 10 Minuten muss der Fuss wieder gut durchblutet sein und die Gefühlsstörungen müssen vollständig verschwinden.

- Ist eine Wiederaufwärmung oder Schutz vor weiterer Auskühlung im Gelände nicht möglich: umkehren!
- Schutz vor mechanischen Zusatzschäden; also z.B. kein Einreiben mit Schnee, den Patienten nicht auf den erfrorenen Füssen herumlaufen lassen.
- Auftauen nur falls ein erneutes Einfrieren ausgeschlossen ist.
- Ruhigstellung, Abtransport (bei Erfrierungen an den Füssen kein selbstständiges Gehen mehr!)
- In Extremsituationen besteht die Möglichkeit, dass eine Erfrierung spät bemerkt wird oder in der Situation nicht direkt behandelt werden kann. Hier kann das Absteigen mit einem gefrorenen Fuss sinnvoll sein (Zeitersparnis, weniger Schmerzen, erneutes Einfrieren nach Erwärmen, Lebensrettung).

Die Beurteilung der Extremitäten am Berg ist nicht zwingend notwendig. Falls eine Erfrierung (insbesondere eines Fusses) schon manifest ist und der Entscheid zur Umkehr getroffen ist, muss der Patient nicht ausgezogen, die Schuhe dürfen nicht entfernt werden, vor allem wenn der Patient noch weiter selber absteigen muss. Der Schutz vor weiterer Auskühlung ist von zentraler Bedeutung. Die Unterkühlung ist lebensbedrohlich, eine Erfrierung zu Beginn nie.

Erwärmungsphase: Das Aufwärmen darf nur in **geschützter Umgebung** erfolgen! Die betroffene Extremität in ca. 40–42°C heisses Wasser legen, einige Tropfen einer jodhaltigen Desinfektionslösung dazugeben; idealerweise einige Minuten über das Auftauen in der Lösung liegen lassen, damit auch tiefere Strukturen sicher aufgetaut sind.

⇨ Das Bad sollte aber nicht länger als 30–45 Minuten dauern, da ansonsten die Hautschicht komplett durchgeweicht und so das Eindringen von Keimen und somit von Infektionen begünstigt wird.

- Keine Massage der Extremität oder der Nase, der Ohren etc.
- Patienten zu trinken geben, damit viel Flüssigkeit im Körper und im Blutkreislauf ist.
- **Schmerzbekämpfung** (oft starke Mittel notwendig). In dieser Situation ist auch die Gabe von Acetylsalycylsäure (Aspirin® 100 mg po, bis max. 300 mg po) angezeigt, durch die Hemmung der Blutplättchen kann die Durchblutung im erfrorenen Körperteil verbessert werden.

Phase nach dem Auftauen: Ziele der Therapie sind:

- Schmerzlinderung
- Eindämmen der Entzündungsreaktion
- Verhindern von Infektionen
- Optimieren der Gewebedurchblutung

Für die Schmerzlinderung und die Entzündungshemmung sind nichtsteroidale Antirheumatika (z.B. Brufen® 400 mg alle 8 Stunden) evtl. in Kombination mit Paracetamol (z.B Dafalgan® 4× 1g) sinnvoll. Für sehr starke Schmerzen kann Tramal bei Bedarf zusätzlich verabreicht werden. Die betroffene Extremität muss hochgelagert werden. Bei Infektverdacht oder hohem Infektrisiko vorbeugende Behandlung mit einem Antibiotikum in Tablettenform (z.B. Augmentin® 2× 1 g oder 3× 625 mg täglich perorale Medikation), sofern kein Arzt in nützlicher Frist besucht werden kann. Weitere Massnahmen zur Infektionsvorbeugung sind:

- Täglich Verbandwechsel und Wundinspektion
- Sparsames und sauberes Entfernen der Blasen
- Steriler Verband
- Tetanusauffrischung (Booster) oder Immunisierung

Eine Durchblutungsoptimierung erreicht man mit genügender Flüssigkeitszufuhr. Blutverdünnende Medikamente (Aspirin®) sind ebenfalls empfohlen. In diesem Zusammenhang ist absolutes **Rauchverbot** während der Genesung einer Erfrierung angezeigt.

⇨ Bei übermässig starken Schmerzen und/oder neu aufgetretenen Missempfindungen, Schwellung und Hautrötung des betroffenen Körperteils, Arzt konsultieren (Gefahr eines **Logensyndroms**)!

Es handelt sich dabei um ein gefährliches Krankheitsbild indem sich aufgrund einer gestörten Blutzirkulation und entsprechender Entzündungsreaktion das Muskelvolumen vergrössert. Da der Muskel in einem Muskelschlauch gefangen ist, entsteht ein grosser Druck im betroffenen Muskel, welcher den Muskel beschädigen kann. Dies ist sehr schmerzhaft, und eine notfallmässige Operation kann erforderlich sein.

⇨ Erfrierungen müssen einem erfahrenen Arzt gezeigt werden. Eine Amputation sollte so lange als möglich hinausgezögert werden. Nur bei einer lebensbedrohlichen Infektion ist eine solche auch im Ausland sinnvoll. Die Erfrierungen sollten jeden Tag fotografiert und dokumentiert werden.

18.2 Unterkühlung

Kälteeinwirkung kann zu allgemeiner Unterkühlung (Abkühlen des gesamten Körpers) und lokalen Erfrierungsschäden (Abkühlung einzelner Gliedmassen) führen. Beide können kombiniert auftreten.

Was passiert in der Kälte?

Für das Leben wichtige Stoffwechselvorgänge sind nur innerhalb bestimmter Temperaturlimiten (24–42 °C) möglich. Wärme wird durch Stoffwechselvorgänge und durch Muskelarbeit produziert. Der Wärmeverlust ist durch Konvektion (Verlust des warmen Luftmantels um den Körper bei Wind), Leitung (im Wasser, auf kaltem Boden), Strahlung und Verdunstung möglich.
Folgende Faktoren können zu Unterkühlung und lokaler Erfrierung führen:

Natur

- Temperatur: Kälteschäden können auch bei Temperaturen über 0 °C auftreten.
- Der Wind bläst beständig den erwärmten Luftmantel vom Körper weg. Wind/Kälte-Index: mit zunehmender Windgeschwindigkeit wird die Kälteeinwirkung auf den Körper grösser und beschleunigt die Auskühlung.
- Nässe kann die Auskühlungsgeschwindigkeit um ein Vielfaches beschleunigen.

Mensch

- Kleidung: mehrschichtige, lockere Kleidungsschichten isolieren besser.
- Erschöpfung, schlechter Ernährungs- und Trainingszustand: Die Energie, Wärme zu produzieren, fehlt. Eine körperlich gut trainierte Person kann länger aktiv Wärme produzieren.
- Verletzungen, Krankheiten, Vergiftung (Alkohol): Aktive Wärmeproduktion durch Bewegung ist nicht mehr möglich.
- Alkohol, gefässerweiternde Medikamente: Durch die Gefässerweiterung wird schneller und mehr Wärme abgegeben.
- Nikotin: durch die Gefässverengung besteht ein grösseres Risiko für lokale Kälteschäden.
- Alter: Kinder und ältere Leute haben ein erhöhtes Auskühlungsrisiko.

⇨ Gleichzeitige **Nässe** und **Wind** führen bei einem Verletzten zu schnellerer Auskühlung.

Praktische Empfehlungen für die Vorbeugung von Kälteschäden

- Windschutz: Bereits geringe Windstärken führen zu rascherer Auskühlung.
- Schutz vor Nässe: Nasse Kleider führen zu rascherer Auskühlung.
- Mehrere lockere, dünne Kleidungsschichten isolieren besser als nur eine einzige, dicke.
- Bewegungsübungen halten warm. Bei Gefährdung soll man sich gegenseitig überwachen und wachhalten.
- Keine alkoholischen Getränke oder gefässerweiternde Medikamente. Kein Nikotin.
- Ausreichende Ernährung mit genügend warmer Flüssigkeit.
- Gefährdete Körperstellen soll man immer wieder in Richtung zum Herzen ausmassieren und aktiv bewegen.

Allgemeine Unterkühlung (Hypothermie = HT)

Bei Kälteeinwirkung versucht der Körper zunächst durch Muskelzittern, gesteigerte Atmung und Kreislauf die Wärmeproduktion zu erhöhen und die normale Temperatur aufrechtzuerhalten. Sobald dieser Regulationsmechanismus nicht mehr ausreicht, kommt es zum Absinken der Körperkerntemperatur. Dabei wird die Körperschale weniger durchblutet und kühlt entsprechend schneller ab. Dies führt zu einer Zentralisation des Kreislaufs, d.h. der Körper versucht, möglichst lange die Temperatur im Körperkern (Kopf und Rumpf) zu erhalten.

In der schweren allgemeinen Unterkühlung sind Atmung und Kreislauf des Körpers verlangsamt und können aussetzen (Scheintod). Die Unterkühlung schützt dabei aber die lebenswichtigen Organe vor Sauerstoffmangel. Deshalb können leblose Unterkühlte sogar nach mehrstündigem Herzkreislaufstillstand in Spezialkliniken erfolgreich wiederbelebt werden. Bei der tiefsten bisher erfolgreich wiederbelebten allgemeinen Unterkühlung wurde eine Kerntemperatur von 13,7 °C gemessen.

Definition

Sinkt die Körperkerntemperatur unter 35 °C, dann spricht man von allgemeiner Unterkühlung. Im Gebirge tritt die allgemeine Unterkühlung durch Erschöpfung/Blockierung, Sturz in kaltes Wasser, beim Gletscherspaltenunfall und in der Lawine auf.

Der Schweregrad der allgemeinen Unterkühlung (Hypothermie, HT) wird anhand der Bewusstseinslage, des Muskelzitterns sowie der Herzkreislauffunktion (vorhanden/fehlend) eingeteilt. Neuerdings erlaubt die zusätzliche Messung der Körperkerntemperatur am Notfallort den Rettungsdiensten eine genauere Zuteilung.

Grad	Zeichen	Temperatur C°
HT I	Klares Bewusstsein mit Muskelzittern	35 – 32
HT II	Getrübtes Bewusstsein i.R. ohne Muskelzittern	32 – 28
HT III	Bewusstlosigkeit, langsamer Puls und Atmung	28 – 24
HT IV	Scheintod (Herzkreislaufstillstand, keine Pupillenreaktion)	24 – 13,7 ?
HT V	Tod	<13,7 ?

Tabelle 18.2.1: *HT= Hypothermie (allgemeine Unterkühlung). Bei Leblosen wird die Kerntemperatur in der Speiseröhre gemessen) (Quelle: B. Durrer et al 1998[1])*

⇨ **Daran denken!**

Eine «leblose» Person kann im Stadium IV einer HT sein. Ein medizinischer Laie darf deshalb am Notfallort nie den Tod feststellen. Das Rettungspersonal muss immer vor der Diagnosestellung des Todes eine schwere HT ausschliessen, v.a. im Gelände und bei kalter Umgebungstemperatur. Für den Laien gilt:

⇨ Ein Unterkühlter ist nicht tot bis er warm und tot ist.

Erste Hilfe

Bei allen unterkühlten Patienten ist im Gelände der Schutz vor der weiteren Auskühlung absolut notwendig, vor allem bei Nässe und Wind.

Massnahmen zum Schutz vor weiterer Auskühlung:

- Verbringen des Patienten an windgeschützten, warmen Ort.
- Einschlagen in Isolationsdecke zum Schutz vor Kälte, Feuchtigkeit und Wind und u.U. zweckmässige Improvisationen (Wolldecke, Biwacksack, warme Kleidungsstücke, Bettflaschen usw.).
- Evtl. Wechseln von nasser Kleidung durch trockene und warme Kleider.
- Auflegen von chemischen Wärmebeuteln auf den Rumpf (nicht direkt auf die Haut, da Verbrennungsgefahr!).

Hypothermie Grad I

- Heisse, gezuckerte Getränke
- Aktive Bewegungen sind erlaubt, um Wärme zu produzieren
- Schutz vor weiterer Auskühlung s. oben
- Falls keine Verletzungen vorhanden sind, ist ein Abtransport in ein Spital nicht nötig.

Hypothermie Grad II

⇨ Mögliche Lebensgefahr! Nach Möglichkeit ist ein Notarzt beizuziehen.

- Der Patient darf nicht zu aktivem Bewegen aufgefordert werden, da dadurch ein *Bergungstod* (Herzstillstand durch vermehrte Vermischung des warmen Kernblutes mit kaltem Schalenblut) provoziert werden kann. Brüske Bewegungen bei und nach der Bergung sind zu vermeiden.
- Liegender Transport unter strenger Überwachung und Wiederbelebungsbereitschaft. Sauerstoffgabe nach Möglichkeit.
- Schutz vor weiterer Auskühlung. Solange der Unterkühlte richtig schlucken kann, sind auch hier warme Getränke neben den anderen Massnahmen zum Schutz vor weiterer Auskühlung angezeigt.

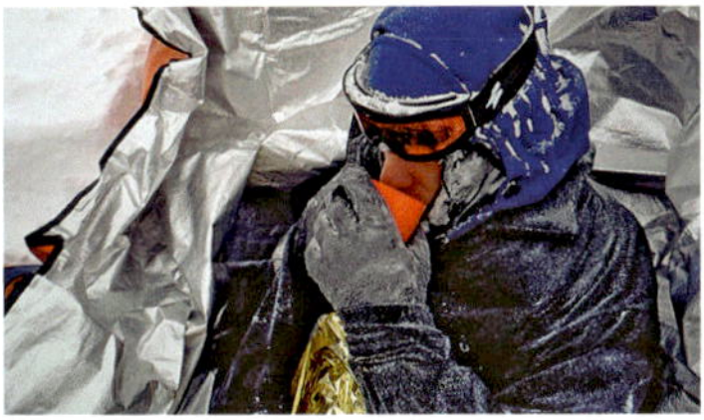

Abbildung 18.2.1: *Hypothermie Grad II Erstversorgung am Lauitor, Berner Oberland (B. Durrer).*

Hypothermie Grad III

⇨ Unmittelbare Lebensgefahr! Das Risiko des Bergungstodes ist höher als bei HT II.

- Schutz vor weiterer Auskühlung
- Stabile Seitenlage unter strenger Überwachung (s. Kapitel 9.4 Seite 127)
- Hohe Bereitschaft zu Wiederbelebungsmassnahmen!
- Transport in ein spezialisiertes Spital (aktive Erwärmungsmöglichkeiten: z.B. Herz-Lungen-Maschine)

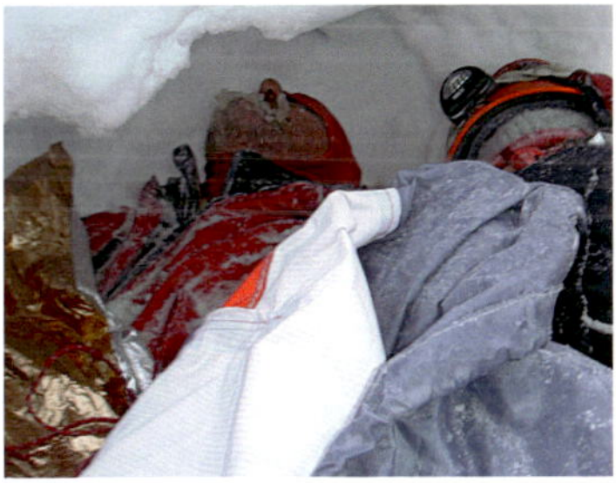

Abbildung 18.2.2: *Hypothermie Grad III bewusstlos und unterkühlt auf 4000 m (B. Durrer).*

Hypothermie Grad IV

- Wiederbelebungsmassnahmen gemäss Kapitel 9.2 Seite 102
- Schutz vor weiterer Auskühlung
- Transport in ein spezialisiertes Spital (aktive Erwärmungsmöglichkeiten: z.B. Herz-Lungen-Maschine)

Bei Patienten mit einer HT II und III droht während all dieser Massnahmen und auf dem Transport der akute Kreislaufstillstand durch einen Bergungstod.

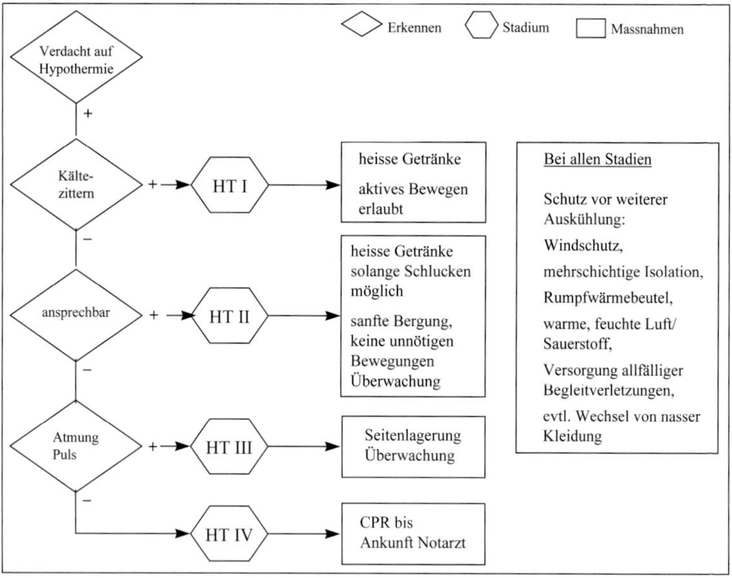

Abbildung 18.2.3: *Algorithmus für Nichtprofessionelle Helfer angepasst von Brugger H. et al 2001[2].*

Fallbeispiel

Zwei Brüder wollen Ende Dezember mit den Ski vom Jungfraujoch über das Lauitor zur Hollandiahütte. Während der Abfahrt am Seil bricht XX beim Einnachten in einen Gletscherspalt. XY, der improvisierten Spaltenrettung unkundig, fixiert das Seil an seinen eingesteckten Ski. Nachdem er keine Antwort aus dem Spalt erhält, gerät er in Panik und steigt bei Nacht zu Fuss retour auf das Lauitor, um von dort mit seinem Mobilphone zu alarmieren. Dort ist er ohne Biwakausrüstung einem Schneesturm mit Windgeschwindigkeiten von bis zu 150 km/h ausgesetzt. Die kombinierte terrestrische/Luft-Rettung gelingt erst nach 23 Stunden bei schlechter Sicht und Sturmwind. XY ist noch knapp ansprechbar ohne Kältezittern (HT II) und hat lokale Erfrierungen an den Händen und Füssen. XX konnte selber am fixierten Seil aus der Spalte aufsteigen und hat nach drei Nächten in Schneehöhlen ohne Unterkühlung und lokale Erfrierungen im Schneesturm die Hollandiahütte erreicht.

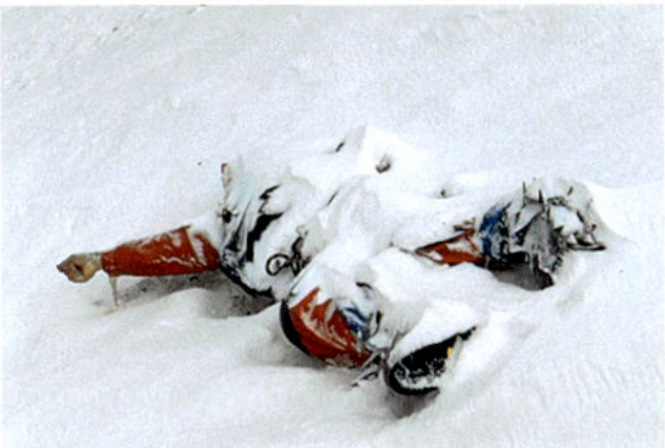

Abbildung 18.2.4: *Hypothermie Grad IV (B.Durrer).*

Literatur:

1) Durrer B, Brugger H, Syme D (1998) The Medical On Site Treatment of Hypothermia. Recommendation REC M 0014 of the Commision for Mountain Emergency Medicine (ICAR)
2) Brugger H, Durrer B, Adler-Kastner L. On-site triage of avalanche victims with asystole by the emergency doctor. Resuscitation 31;11-6 (1996)

19. Augen und Haut unter alpinen Bedingungen

D. Barthelmes, R. Meyrat

Only mad dogs and Englishmen go out in the midday sun
Noel Coward, 1928

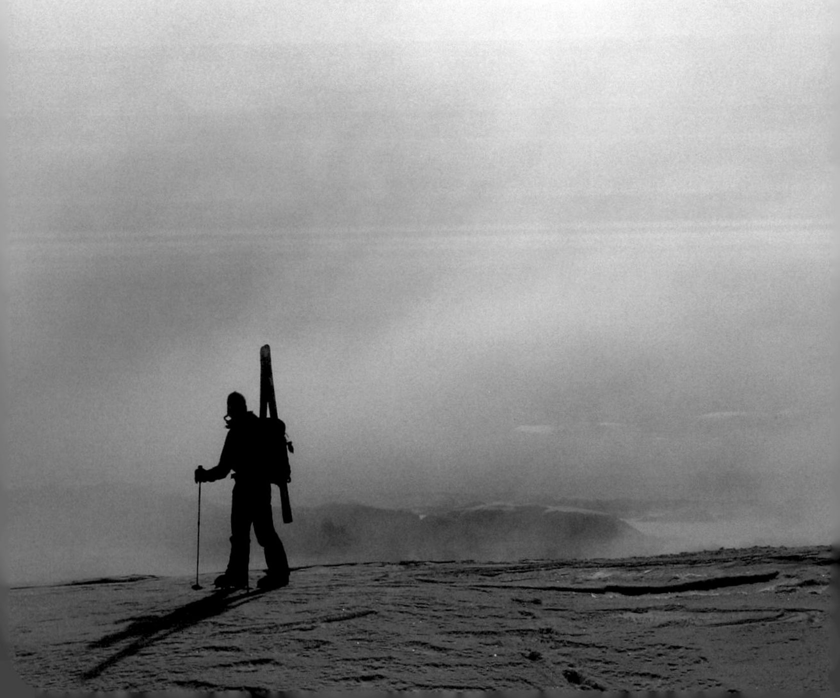

19.1 Das Auge

Wie der gesamte Körper, so ist auch das Auge unter alpinen Bedingungen besonderen Belastungen ausgesetzt, die zu Veränderungen der Funktion, d.h. einer Sehverschlechterung, führen können. In der Regel stehen Fachpersonal und Gerätschaften zur Diagnostik und allenfalls Therapie von Augenerkrankungen auf Trekking-Expeditionen oder Mehrtagestouren nicht zur Verfügung. Deshalb soll im Folgenden kurz auf wenige wichtige Probleme, mit denen viele Bergsteiger konfrontiert werden können, eingegangen und mögliche Lösungsansätze aufgezeigt werden.

Veränderungen in der Höhe

In grosser Höhe variiert die Luftfeuchtigkeit extrem und bewegt sich dabei in Abhängigkeit von Temperatur, Wind und anderen Faktoren zwischen sehr niedrigen und sehr hohen Werten. Zusammen mit vermehrtem Schwitzen und verstärkter Atmung kann es zu einer Austrocknung des Körpers kommen. Am Auge ist davon in erster Linie die Bindehaut betroffen, in geringerem Masse die Tränensekretion insgesamt. Diese Veränderungen führen in der Summe zum **«trockenen Auge».**
Die **Netzhaut (Retina)** am Augenhintergrund ist sehr gut mit Blutgefässen versorgt und erhält auch unter extremen Bedingungen in der Höhe ausreichend Sauerstoff. Die Hornhaut des Auges, die keine Blutgefässe besitzt, wird hauptsächlich über den Luftsauerstoff versorgt. Dies ist insbesondere für Kontaktlinsenträger wichtig, da alle Kontaktlinsen die Sauerstoffversorgung der Augenoberfläche vermindern und dazu beitragen können, dass durch Schädigung der Augenoberfläche im Rahmen des Sauerstoffmangels Infektionen entstehen.

UV-Exposition

UV-Strahlung kann im gesamten Spektrumbereich für das Auge schädigend wirken. Bei Nebel und Bewölkung gelangen je nach Höhenlage bis > 50 % der Strahlen auf die Erdoberfläche. UVB-/C-Strahlen treffen vornehmlich Hornhaut und Bindehaut des Auges, UV-A und B-Wellen dringen bis zur Augenlinse vor und das sichtbare Licht bis zur Netzhaut (Retina).

⇨ Je jünger der Mensch, desto grösser ist die Absorption der Strahlung im vorderen Augenabschnitt.

Eine häufige, akute Schädigung des ungeschützten Auges durch UV-Strahlung, vor allem im Hochgebirge oder am Meer, ist die durch Quellung und Entzündung der Hornhaut entstehende **«Schneeblindheit»,** verbunden mit diffuser Bindehautentzündung (Photokeratitis actinica corneae).

Die Symptome äussern sich verzögert nach einigen Stunden (z.B. nachts) in starken beidseitigen Augenschmerzen, Tränen, Bindehautrötung und Lidkrampf. Meistens lassen die Beschwerden nach 48–72 Stunden nach. Kontaktlinsen müssen unbedingt entfernt werden. Lokale betäubende Tropfen (nicht zuviel, höchstens sechs Mal pro Tag, da diese die Heilung behindern!) und kühle Auflagen können Linderung bringen. Chronische, über Jahre wirksame Schädigungen betreffen die Bindehaut und Regenbogenhaut mit chronischen Entzündungen. Im Linsenbereich wird die Trübung beschleunigt, was zusammen mit Hornhautentzündungen zum vorzeitigen Grauen Star beiträgt.

Augenschutz

⇨ Auch an trüben Tagen sollte eine Sonnenbrille mit ausreichendem Sonnenschutz getragen werden. Der seitliche Strahleneinfall und die Strahlung von unten, vor allem auf Schnee, sollten berücksichtigt werden.

Die Sonnenbrille sollte eine CE-Zertifizierung haben und einen 100%-igen Schutz bis zu einer Wellenlänge von 400 nm gewähren. Im Hochgebirge sollte zusätzlich auf einen ausreichenden Blaulichtfilter geachtet werden. Die sogenannten «Blueblocker» gewähren einen 100%-igen Schutz, allerdings muss hier beachtet werden, dass die Farbwahrnehmung verfälscht wird.
Ein eingearbeiteter Polarisationseffekt der Gläser schützt vor unangenehmen Blendreflexen, vor allem herrührend von Schnee, Eis und Wasseroberflächen.

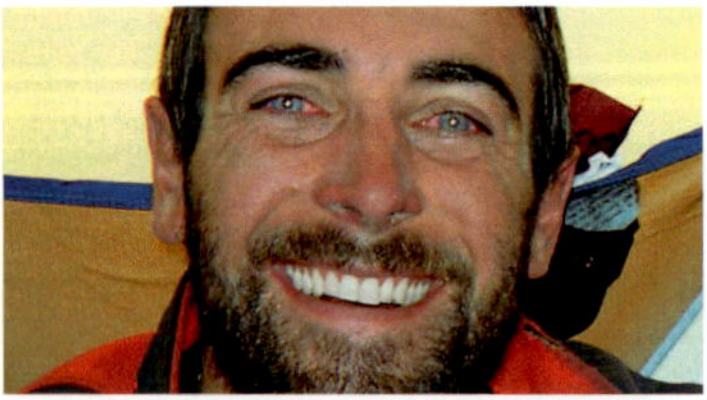

***Abbildung 19.1.1:** Stark gerötete, trockene Augen eines jungen Bergsteigers nach Besteigung des Cerro Aconcagua (6962 m, Mendoza, Argentina) (F. Brunello).*

Durch Austrocknung bedingte Probleme

Frühzeichen sind gehäuftes Blinzeln und Neigung zum Tränen, vor allem bei Wind. Verstärkt sich die Symptomatik, kommen Brennen und Rötung der Bindehaut hinzu. Oft besteht ausserdem ein ausgeprägtes Fremdkörpergefühl («als ob etwas im Auge ist»). Die Sehschärfe ist in der Regel nicht oder nur minim beeinträchtigt.

⇨ Im Extremfall kann die Oberfläche der Hornhaut durch die Austrocknung so stark geschädigt werden, dass es zu Sehverschlechterung und sehr starken Schmerzen kommt.

Es muss nach einem Fremdkörper oder Kontaktlinsen gesucht werden, gegebenenfalls das Auge mit Wasser (auf Trekking-Expedition abgekochtes Wasser) spülen.

Behandlung:

- befeuchtende Augentropfen: Lacrycon®, Oculac®, mind. 6–8-mal/Tag
- befeuchtende Gels: Viscotears®, Vismed® Gel, 3–4-mal/Tag
- Vitamin A oder Bepanthen Augensalbe (v.a. nachts)

Wasser alleine ist nicht zu empfehlen, da es die Fette, die die Augenoberfläche braucht, auswäscht und damit die Symptomatik weiter verschlechtert. Eventuell rundum geschlossene Brille tragen, um die Verdunstung auf der Augenoberfläche zu limitieren.

Kontaktlinsenassoziierte Probleme

Weiche Kontaktlinsen verschlechtern die Befeuchtungssituation der Hornhaut oft, da sie Wasser von der Augenoberfläche aufnehmen und zusammen mit einem verminderten Reiz zum Blinzeln zu einer erhöhten Verdunstung führen. Dieser Effekt ist schon auf Meereshöhe sehr häufig zu beobachten.

Wenn kein Fremdkörper die Ursache für die Beschwerde ist, besteht die Behandlung aus Kontaktlinsenkarenz / Brille tragen wenn möglich und Augentropfensalbe wie bei «trockenem Auge».

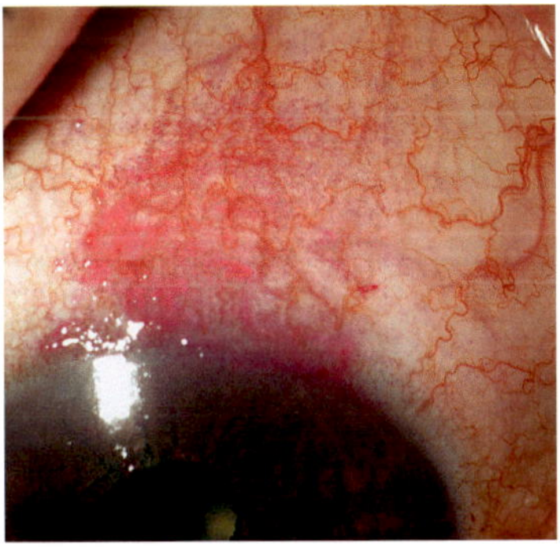

Abbildung 19.1.2: *Trockenheitsbedingte Schädigung der Hornhaut und Bindehaut (Keratokonjunktivitis Sicca).*

Kontaktlinsenassoziierte Keratitis (= bakterielle Entzündung der Hornhaut durch Tragen von Kontaktlinsen)
Meist sehr starke Schmerzen, das Auge ist sehr stark gerötet, es bestehen ausgeprägtes Tränenlaufen und extreme Lichtempfindlichkeit, so dass das Auge nur mit grosser Überwindung geöffnet werden kann.

⇨ Der Patient leidet sehr!

Eventuell ist die Sehschärfe deutlich reduziert. In der Regel ist nicht die Hygiene der Kontaktlinsen das Problem, sondern die Austrocknung der Oberfläche des Auges zusammen mit der verminderten Sauerstoffversorgung, die die Augenoberfläche anfällig für Infektionen macht. Eventuell kommen möglicherweise noch hygienische Probleme hinzu.
Diese Probleme kommen nur bei Kontaktlinsenträgern vor und entwickeln sich häufig innerhalb von 12–24 Stunden mit zunehmenden, starken Schmerzen. Die Linse muss entfernt, die Hornhaut beobachtet werden: Eventuell findet sich ein kleiner weisslicher Punkt in der Hornhaut, wenn ja, ist die Diagnose relativ sicher.

Behandlung: Kontaktlinsen meiden.

⇨ Kontaktlinsenkarenz = **Keine Linsen tragen!** Das weitere Tragen der Linse kann den Verlauf sehr ungünstig beeinflussen.

In der Regel wird bei Infektionen dieser Art eine intensive Therapie mit antibiotischen Augentropfen notwendig, wie folgt:

- Floxal® Trpf.: 48 Stunden alle 30 Minuten, solange wie möglich (auch nachts)
- Floxal® Augensalbe (um die Zeit ohne Tropfen-Gabe zu überbrücken)
- ab 48 Stunden 5–6 Mal 1 Tropfen für 7 Tage und Floxal® Augensalbe nachts
- Alternative: Vigamox® 4–5 Mal pro Tag für 7 Tage

⇨ Die Therapie kann bei Infektion mit **Pilzen** oder aussergewöhnlichen Keimen (aus dem Wasser!) wirkungslos sein. Auch unter Normalbedingungen und bei guter medizinischer Versorgung (z.B. im Spital) können diese Infektionen einen schnellen Verlauf nehmen und zur Erblindung oder gar zum **Verlust des Auges** führen.

Die Kontaktlinsenkarenz sollte mindestens zwei Monate eingehalten werden und sobald wie möglich sollte ein Augenarzt aufgesucht werden.

Probleme nach Operationen an der Hornhaut

(Transplantation, LASIK = Behandlung der Hornhaut mit einem Laser zur Korrektur einer Kurz- oder Weitsichtigkeit)

Da bei einer Hornhauttransplantation und bei einer LASIK die feinen Hornhautnerven zerstört werden, ist die Empfindlichkeit der Hornhaut reduziert. Sehr oft leiden die Patienten an einem **trockenen Auge** und haben in der Regel schon befeuchtende Augentropfen. Diese Symptome des trockenen Auges können sich in der Höhe noch verstärken. Erkennung und Behandlung siehe «Trockenes Auge».

Hornhaut und Sauerstoffmangel: Die Hornhaut besteht aus mehreren Schichten. Die innerste Schicht, das Endothel, hat die Aufgabe, den Wassergehalt der Hornhaut konstant zu halten, indem es Wasser aus der Hornhaut herauspumpt. Damit wird die Transparenz der Hornhaut gewährleistet. Das Endothel reagiert sehr empfindlich auf einen Sauerstoffmangel. Wird es unterversorgt, kommt es zu einer Funktionsminderung und damit zu einer Wassereinlagerung in die Hornhaut und einer Gewebeschwellung. Dadurch wird die Transparenz vermindert und die Sehschärfe kann sich unter Umständen massiv verschlechtern, so dass z.B. nur noch Hell-dunkel-Wahrnehmung möglich ist. Normalerweise ist dieser Vorgang schmerzlos. Sobald die Sauerstoffversorgung wieder normal ist, klart die Hornhaut auf und der Patient sieht in der Regel so wie vorher.

Auch in anderen verschiedenen Situationen, z.B. nach Hornhauttransplantationen (komplettes Transplantat), bei älteren Patienten, Erkrankungen des Endothels und vorangegangenen Operationen am Auge, kann es zu einer Funktionsminderung des Endothels kommen, so dass eine Wassereinlagerung auftreten kann. Besteht bereits eine solche Funktionsminderung, kann die schlechte Sauerstoffversorgung in der Höhe sehr viel schneller zu einer Sehverschlechterung führen.
Erkennbar macht sich dieses Krankheitsbild durch einen deutlichen Sehverlust, ohne Rötung des Auges und in der Regel ohne Schmerzen.

Behandlung: Sauerstoffzufuhr geben, falls vorhanden, absteigen, gegebenenfalls 5 % NaCl-Tropfen zum Abschwellen und Entwässern der Hornhaut, sofern verfügbar.

⇨ Wenn gleichzeitig Acetazolamid (Diamox) eingenommen wird, sollte es gestoppt werden, da es die Funktion des Endothels weiter beeinträchtigt und eben genannte Probleme auslösen kann.

Spezielle Probleme nach LASIK – Flap-Verlagerung

Plötzliche Sehverschlechterung, Schmerzen, starke Lichtempfindlichkeit. Bei einer LASIK wird ein kleiner Schnitt in der Hornhautoberfläche erzeugt (wie ein Deckel = Flap). Nach der Laserbehandlung wird der Flap auf die Operationsstelle zurückgeklappt und dort gehalten. Der Schnitt verheilt nicht komplett, man kann noch Jahre später den Flap wieder anheben und z.B. eine neue Laserbehandlung vornehmen. Bei Unfällen oder bei extremer Trockenheit kann es zu einer Verlagerung des Flaps kommen, was die anfangs beschriebenen Symptome verursacht.

Behandlung: Augenarzt aufsuchen, am besten Ophthalmochirurg zur Flap-Reposition. Das Auge sehr gut befeuchten (häufig befeuchtende Augentropfen oder Vitamin-A-Augensalbe, s. Seite 241) und wenn möglich geschlossen halten, um weitere Schäden zu vermeiden. Allenfalls Augenbinde anziehen.

Plötzlicher Sehverlust

Ein plötzlicher schmerzloser Sehverlust kann innert weniger Minuten bis Stunden auftreten und ist meistens einseitig.

⇨ Das Auge sieht von aussen völlig normal aus.

Die genaue Ursache kann meistens nur vom Augenarzt im Rahmen einer kompletten Untersuchung festgestellt werden, d.h. unter Expeditions- oder Trekking-Bedingungen ist das in der Regel nicht möglich. Häufig sind die Ursachen am Augenhintergrund zu finden, z.B. als Verschluss von Blutgefässen oder sogar einer Ablösung der Netzhaut, was allerdings sehr selten auftritt. Eine allgemeine Notfalltherapie für Expeditionsbedingungen gibt es nicht. Ein Augenarzt muss rasch aufgesucht werden.

Schmerzhafter Sehverlust (Glaukom)

In der Regel entwickelt sich zügig eine Verschlechterung des Sehens verbunden mit Schmerzen. Oft tritt ein Glaukom nach einer Augenverletzung auf. Zeichen sind Rötung der Bindehaut, Tränen, Lichtempfindlichkeit und eine Erhöhung des Augeninnendrucks. Diesen kann man mit einem Finger mit einem leichten Druck auf dem geschlossenen Augenlid spüren. Das betroffene Auge fühlt sich im Vergleich zur Gegenseite «steinhart» an.

Behandlung: Absteigen und Augenarzt aufsuchen. Notfallmässige Medikation:

- Diamox® 2x500 mg per os pro Tag
- Im weiteren Verlauf bis 4x250 mg pro Tag (auch wenn sich die Schmerzproblematik gebessert hat)
- Schmerzmedikation (z.B. Brufen)

Entzündungen

Bindehautentzündungen

Sie sind sehr häufige Erkrankungen, die in der überwiegenden Mehrheit der Fälle durch **Viren** ausgelöst werden. Bei viralen Infektionen ist das Auge gerötet, der Patient klagt über ähnliche Beschwerden wie beim trockenen Auge (siehe oben). Morgens finden sich manchmal gelbliche Krusten am Auge. Die Sehschärfe ist normal, Schmerzen sind sehr selten. In wenigen Fällen kann es auch zu einer Infektion mit **Bakterien** kommen. Dann ist das Auge ebenfalls gerötet, es gibt viel weisslich-gelblichen Ausfluss. Das Auge schmerzt, die Sehschärfe kann sehr schlecht sein, vor allem dann wenn die Hornhaut mitbetroffen ist. Die Bindehaut ist gerötet und oft auch etwas geschwollen.
Das Vorliegen eines Fremdkörpers muss ausgeschlossen sein. Gab es eine Verletzung? Kontaktlinsen? Kontakt zu Personen, die eine Infektion haben?

Behandlung:

- Befeuchtende Tropfen (Lacrycon®, Oculac®) einmal pro Stunde (Solange die Sehschärfe gut und keine Schmerzen vorliegen).
- Antibiotische Augentropfen (Floxal® 5 Mal einen Tropfen pro Tag und Augensalbe nachts, Neosporin® oder Vigamox® 3–4 Mal pro Tag).

⇨ Besteht der Verdacht, dass es sich um eine bakterielle Infektion handelt (Schmerzen, Eiter, schlechte Sehschärfe), sollte schnellstmöglich ein Augenarzt aufgesucht werden.

Wichtig ist die **Händehygiene,** so dass es nicht zu einer Ansteckung anderer Personen oder des anderen Auges kommt. Kontaktlinsenkarenz!

Sehschärfe und Augendruck in der Höhe

Die Sehschärfe verändert sich am normalen Auge in der Höhe nur minim, allenfalls kommt es zu einer leichten vorübergehenden Verbesserung.
Der Augendruck ist in der Höhe relativ stabil, es gibt leichte Schwankungen, die jedoch klinisch keine Rolle spielen.

Empfehlungen für eine Expedition

Kontaktlinsenträger: Grundsätzlich können Kontaktlinsen auf einer Expedition in grossen Höhen getragen werden.

> Linsenbehälter mit Linsen nachts warm aufbewahren, z.B. im Schlafsack (Gefriergefahr!).

Die hygienischen Empfehlungen sind die gleichen wie auf Meereshöhe (Handhygiene, Behälter sauber halten, Reinigungsflüssigkeiten vorschriftsmässig gebrauchen). Da, wie oben beschrieben, aber auch nicht zu unterschätzende Probleme auftreten können, sollte jeder Kontaktlinsenträger eine normale Brille und eine Brille mit Sonnenschutzgläsern – mit geschliffenen Gläsern oder eine, die über die normale Brille gezogen werden kann – mit auf die Expedition nehmen. Ausserdem sollte man Ersatzlinsen mitnehmen.

Medikamente: Da bei einer Expeditons-/Trekkingvorbereitung viele Dinge beachtet werden müssen und nicht für alle Eventualitäten vorgesorgt werden kann, sind die folgenden Empfehlungen als Kompromiss zwischen Möglichem und Machbarem zu verstehen.

- Für Personen die keinerlei Probleme mit den Augen haben und keine Kontaktlinsen tragen, sollten befeuchtende Augentropfen (Lacrycon®, Oculac®) und allenfalls ein Antibiotikum (z.B. Neosporin®) ausreichend sein.
- Für **Kontaktlinsenträger** ist es sicher sinnvoll, befeuchtende Augentropfen sowie allenfalls antibiotische Augentropfen (s. Anhang Seite 288) sowie eine normale als auch eine (korrigierte) Sonnenbrille sowie Ersatzlinsen mitzunehmen.
- Personen, die wegen **Erkrankungen der Augen** in regelmässiger augenärztlicher Kontrolle sind, sollten vor einer geplanten Expedition oder längeren Tour in den Bergen ihren Augenarzt konsultieren.

Eine Erkrankung der Augen kann einen Unterbruch der Reise bzw. eine Repatriierung notwendig machen!

Zum Ausspülen des Auges können neben abgekochtem Wasser im Notfall auch Tee, Mineralwasser oder NaCl 0.9 % verwendet werden. Auf keinen Fall sollte Milch oder ähnliches gebraucht werden.

Literatur:

1) Bloch, K. E., A. J. Turk, et al. (2009). «Effect of ascent protocol on acute mountain sickness and success at Muztagh Ata, 7546 m.» High Alt Med Biol 10(1): 25-32.
2) Bosch, M. M., D. Barthelmes, et al. (2009). «New Insights into Corneal Thickness Changes in Healthy Mountaineers during a Very High Altitude Climb to Mt Muztagh Ata.» Arch Ophthalmol.
3) Bosch, M. M., D. Barthelmes, et al. (2008). «High incidence of optic disc swelling at very high altitudes.» Arch Ophthalmol 126(5): 644-50.
4) Bosch, M. M., D. Barthelmes, et al. (2009). «Intraocular Pressure During a Very High Altitude Climb.» Invest Ophthalmol Vis Sci.
5) Bosch, M. M., T. M. Merz, et al. (2009). «New insights into ocular blood flow at very high altitudes.» J Appl Physiol 106(2): 454-60.

19.2 Die Haut

Sonne und UV-Strahlung

Im gigantischen Feuerball Sonne werden in jeder Sekunde 564 Mio. Tonnen Wasserstoff durch thermonukleare Vorgänge bei 20 Mio. °C in 560 Mio. Tonnen Helium umgewandelt. Der Masseverlust von 4 Mio. Tonnen pro Sekunde wird als reine Strahlungsenergie frei, von der glücklicherweise nur ein kleiner Bruchteil die Erdoberfläche erreicht.
Diese Strahlung weist ein Spektrum unterschiedlichster Wellenlängen auf. Die längeren Wellen «Infrarot» empfinden wir als Wärme. Kürzere Wellenlängen nehmen wir als das für den Menschen sichtbare Licht wahr, also Licht im engeren Sinne. Das kurzwelligste energiereichste «Licht» ist das «Ultraviolett» (UV). Problematisch ist dabei, dass UV-Strahlungen für den Menschen weder sichtbar noch fühlbar sind.

Sonnenexposition und Klimaeinflüsse

Das UV-Spektrum lässt sich wie folgend teilen:

- **UVA**-Anteil (320–400 nm langwellig): bewirkt eine direkte, jedoch instabile Bräunung der Haut.

- **UVB**-Bereich (285–320 nm kurzwellig): führt in den oberen Hautschichten zu Zellstimulation, Entzündung («Sonnenbrand») und indirekter, jedoch beständiger Bräunung.

Diese biophysikalischen Effekte auf die Haut sind komplex und vielschichtig. Man schätzt eine durchschnittliche Zunahme der sonnenbrand- und krebsauslösenden UV-B-Strahlung von 10 +/- 5 % pro Jahrzehnt seit den 80er-Jahren, mit Maximum in den Winter- und Frühjahrsmonaten (auf dem Jungfraujoch 3570 m gemessen). Während die Ozonwerte in den hohen Stratosphärenschichten jahreszeitlich schwanken und eine tagesabhängige Zunahme der solaren UV-B-Strahlung bewirken, können die hohen Ozonkonzentrationen in den unteren Luftschichten (Troposphäre) zusammen mit Luftverschmutzung in tief gelegenen Regionen derart zunehmen, dass sie zu einer unterschiedlichen Abnahme der UV-Globalstrahlung führen. Weitere Einflüsse bestimmen die biologische/pathologische Wirksamkeit der UV-Strahlen auf der Haut:

- **Geografische Breite:** Bei Reisen in südlichen Breiten nimmt die UV-Strahlung pro tausend Kilometer gegen den Äquator um 10–15 % zu.
- **Höhe über Meer:** Bei zunehmender Höhenlage steigt die Intensität der UV-Strahlen pro 1000 m ebenfalls um 10–15 %, mit leicht stärkerer Zunahme für den UV-B-Bereich. Grund dafür ist die abnehmende Filterwirkung atmosphärischer Schichten (s. Tab. 19.2.1).
- **Tages- und Jahreszeit** in Abhängigkeit des Sonneneinstrahlwinkels: Je Stunde vor und nach dem Sonnenhöchststand rechnet man mit Zu- bzw. Abnahme der UV-Strahlung um 10%. Bei steigendem Sonnenstand im Jahreslauf in mittleren Breiten kommt es zu einer monatlichen Zunahme um 15% zwischen März bis Juni und analog zu einer Abnahme zwischen Juli bis Oktober.
- **Meteorologische Bedingungen** spielen eine ganz wesentliche Rolle in der Veränderung der UV-Exposition: Die Strahlenreflexion auf Schnee zum Beispiel kann bis zu über 50% die UV-Belastung verstärken, besonders dann, wenn sich intensiv bestrahlte Flächen über Kilometer in die Umgebung hinein erstrecken (Albedo: Reflexion der Bodenstrahlung).

	UVA	UVB
Meereshöhe	100 %	100 %
1000 m Höhe	117 %	120 %
2000 m Höhe	127 %	135 %
3000 m Höhe	134 %	150 %

Tabelle 19.2.1: *Die Ultraviolettstrahlintensität in Abhängigkeit von der Meereshöhe.*

⇨ Beim Skifahren wirken Sonne, Kälte, Wind, Lufttrockenheit auf die Haut. Regen und Schneefall befeuchten die Gesichtshaut und reduzieren die Strahlenabwehr. Wolken und Nebel können trotz Kälte für mehr als 80 % der UV-Strahlung durchgängig sein.

Eine Kombinationsschädigung der Haut durch unbemerkten Temperaturabfall kann zusätzlich durch Wind und Austrocknung stattfinden. Als Beispiel ergibt sich bei einer Windstärke von 18 km/h und einer Aussentemperatur von -10 °C eine Hauttemperatur von -20 °C.

Hautschädigungen durch UV-Strahlung

Unsere Haut ist lebenslang dem Sonnenlicht und damit der UV-Strahlung ausgesetzt und zwar in abnehmender Intensität von Kopf, Handrücken, Vorderarmaussenseiten, Beine zum Rumpf. Hierbei ist wichtig zu unterscheiden zwischen physiologischen Alterserscheinungen der Haut (Pigmentierung, Erschlaffung und Faltenbildung) einerseits und eine vorzeitige krankhafte **Alterung** durch vermehrte UV-Schädigung der Zellen als Summationsschaden über Jahre und Jahrzehnte hinweg.

⇨ «Die Haut vergisst nichts».

UVB ist daran in viel stärkerem Masse beteiligt als UVA, das wegen grösserer Eindringtiefe zu einem Elastizitätsverlust, zu Schrumpfung und Faltenbildung führt. UVA dagegen wirkt vor allem auf die rasch regenerierenden Oberhautzellen (sogenannte Epidermis) und kann Immunschwäche und Entartungsprozesse verursachen. Diese beginnen bereits bei Erreichen von ⅔ der Erythem-Schwellendosis (MED) von UVB (entsprechend der Zeitperiode bis zum Sichtbarwerden einer Rötung), also schon vor Auftreten eines Sonnenbrandes.

Sonnendosis in MED%	Akute Folgen	Spätfolgen
Höher als die Erythem Schwelldosis (MED)	Sonnenbrand	Immunsuppression Gefahr von Melanomen und Epitheliomen
Zwischen 66 und 99 % der MED	Irreparable Schädigung der Zelle im Moment ohne sichtbare Wirkung	Chronischer Sonnenschaden, Umweltalterung, aktinische Keratosen, Hautkarzinome
Kleiner als 66 % der MED	Keine	Keine

Tabelle 19.2.2: *Die Erythem-Schwellendosis (MED) von UVB entsprechend der Zeitperiode bis zum Sichtbarwerden einer Rötung und die unmittelbaren und langfristigen Folgen.*

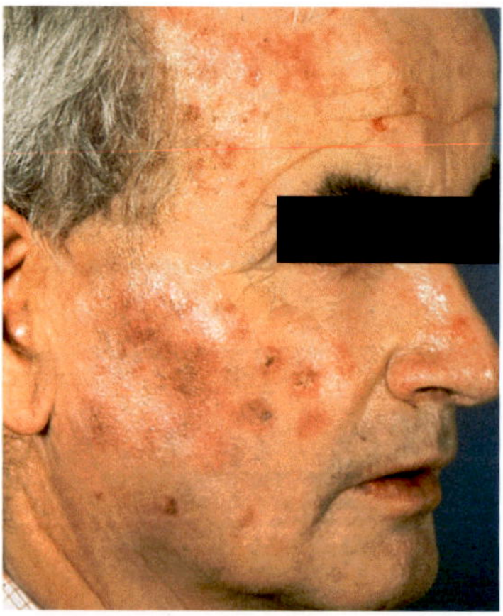

Abbildung 19.2.1: *Vorstufe eines Hauttumors (Präkanzerose) (R. Meyrat).*

Diese Risiken sind wie erwähnt zuerst im Gesichtsbereich zu erwarten, und zwar in Abhängigkeit vom **Pigmentierungstyp*,** von der lebenslangen UV-Exposition, von Nikotinwirkungen auf die Haut, von genetischen Faktoren.

Oberhautzellen sind durch ständige Neuentstehung – Wachstum – Tod einem besonders starken Entartungsrisiko ausgesetzt, das allerdings über Jahre hinweg unsichtbar verläuft. Zudem erschöpfen sich mit zunehmendem Alter die Reparatursysteme, welche Defekte der genetischen Informationsträger wieder instandsetzen. Dadurch werden die Schädigungen sichtbar und entstehen Vorstufen von Hauttumoren (Präkanzeröse oder aktinische Keratosen) und bösartige Zellveränderungen (Basalzellkarzinom und Spinalzellkarzinom).

* 1975 von dem amerikanischen Dermatologen Thomas Fitzpatrick. Der wichtigste Faktor für die Bestimmung des Hauttyps ist die Farbe der unbestrahlten Haut bei Tageslicht, gleichwohl sind beobachtetes Bräunungsverhalten und Sonnenbrandneigung relativ zuverlässige Indikatoren (abhängig von der Menge des individuell produzierten Melanins). Die Gruppe (I-IV) teilen sich von sehr hellem Hauttyp (I) bis negroide-dunkele Hautfarbe (IV) ein.

⇨ Alle drei Formen treten vorzugsweise nach dem 40. Lebensjahr an belichteten Körperstellen zunehmend in Erscheinung.

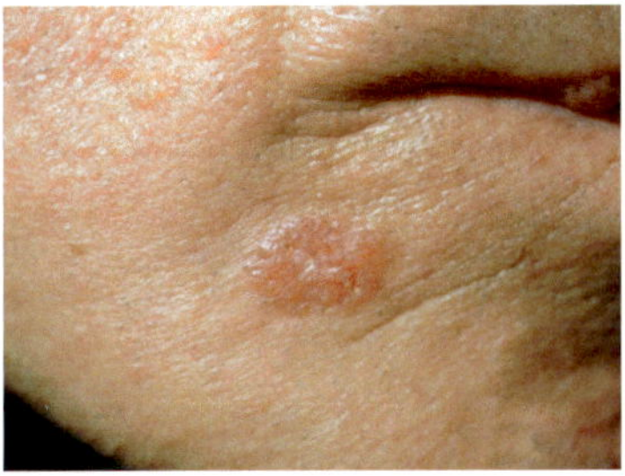

Abbildung 19.2.2: *Basalzellkarzinom (R. Meyrat).*

Präkanzerosen (sehr häufig!) entwickeln sich meist multipel, selten einzeln mit einer zunächst rosa-blassen Farbbildung, oberflächlicher Schuppung und leichter Verdickung.

Basalzellkarzinome (sehr häufig!) sind Einzelherde mit verschiedensten Aspekten, meist bestehend aus einer verhärteten Knötchenbildung, hautfarben bis rosa, mit glatter oder höckeriger Oberfläche, bei Grössenzunahme über Monate und Jahre von einem Randwall umgeben, mit Blutungstendenz. Sie sind die häufigsten Hautkrebse, lokal zerstörend, jedoch ohne Neigung zur Metastasenbildung.

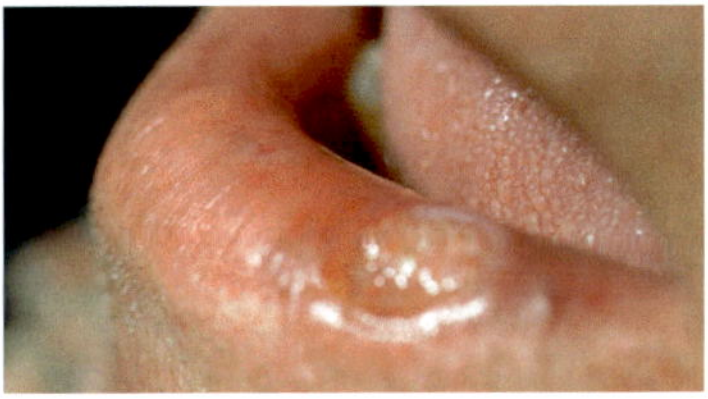

Abbildung 19.2.3: *Schädigung der Unterlippe bei Spinalzellkarzinomen. Die Unterlippen sind viel mehr als die Oberlippe der Sonnenwirkung ausgesetzt (R. Meyrat).*

Spinalzellkarzinome entstehen aus den Stachelzellen der Oberhaut oft auf dem Boden einer vorbestehenden Präkanzerose auf lichtgeschädigter Haut bei älteren Menschen. Der Tumor zeigt sich als warzenartig verhornend oder als kraterförmiges Geschwür und kann bei tiefem Wachstum metastasieren.

⇨ Jede umschriebene Entzündung, Verdickung, Wunde, die innert Monaten nicht heilt, muss ärztlich untersucht und behandelt werden.

Beim **Melanom,** dem «schwarzen Hautkrebs», das von den melaninbildenden Pigmentzellen der Oberhaut ausgeht, liegen die Verhältnisse anders. Seine Entstehung ist – mit wenigen Ausnahmen – nicht so eng an die direkte UV-Belastung gebunden wie Spinalzellkarzinom und Basalzellkarzinom.

Das Melanom ist unberechenbar: Es kann als unregelmässiger dunkler Fleck langsam über Jahre zunehmen oder auch rasant rasch knotig wachsen, frühzeitig in andere

Organe streuen und über Wochen bis Monate zum Tode führen. Melanome treten nach Wachstumsabschluss in allen Lebensaltern auf und können an allen, auch unbelichteten Körperstellen entstehen.

Als wichtigste **Risikofaktoren** für das maligne Melanom gelten: weisslich-heller Pigmentierungstypus, Häufung von Sonnenbränden in der Kindheit, überdurchschnittlich viele, unregelmässige Nävi (Muttermale) am ganzen Körper, familiäres Vorkommen von Melanomen.

⇨ Das Melanom ist der einzige tödliche Tumor des Menschen, der in einem heilbaren Frühstadium einfach erkannt und operativ entfernt werden kann.

Eine jährliche (Selbst-) Untersuchung auf die A- B- C- D-Regel der ganzen Körperhaut hat das Augenmerk zu richten:

- **A**symmetrie des Flecks
- unregelmässige Rand-**B**egrenzung
- **C**olor-Farbveränderung fleckig braun, dunkel bis schwarz
- **D**urchmesser mit günstiger Prognose bei Durchmesser </=5mm

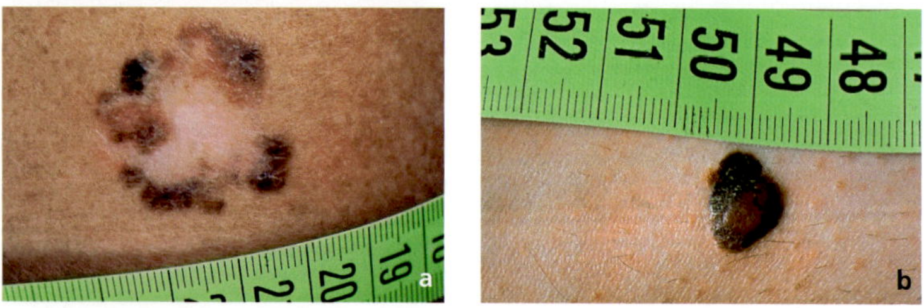

Abbildung 19.2.4, a–b: *Supercial Spreading Melanoma (a) und noduläres Melanom (b), Melanome können sich in sehr unterschiedlichen Aspekten präsentieren (R. Meyrat).*

Melanome sind nicht spürbar, jucken nicht, sind nicht entzündet, im Frühstadium flach, kaum erhaben. Eine Verletzung eines Muttermals stellt kein Melanomrisiko dar. Melanome verzeichnen mit Abstand die grösste Zunahme in der weisshäutigen Bevölkerung weltweit in den letzten 50 Jahren. Fachleute sind sich weltweit einig, dass das geänderte **Freizeitverhalten** zu einer zunehmenden Hautkrebsepidemie geführt hat. An der Spitze steht Australien (die schwarzen Aborigines haben keine Melanome!), in Europa kennt die Schweiz die höchste Zunahmerate beim Melanom.

Hautadaption und Schutzmassnahmen

Von den **hauteigenen Schutzmöglichkeiten** stellt der genetisch vorgegebene Bräunungstyp, bzw. die erworbene Pigmentierung (Bräunung durch Melaninneubildung) den wirksamsten Teil gegen UV-A- und UV-B-Schädigung dar, ist jedoch zur Verhinderung von Zellschädigungen bei heute üblicher Exposition, vor allem im Gesichtsbereich, viel zu schwach. Trockene und gealterte Haut mit dünner oder chronisch geschädigter verdünnter Hornschicht erhöht die UV-B-Empfindlichkeit, ebenso kosmetische Peelingprozeduren oder externe/interne Vitamin-A-Säure-Präparate, etwa bei Aknetherapie. Nach mässiger permanenter Sonnenexposition bildet die Haut eine reaktive Verdickung der oberen Hornhautschicht (sogenannte **«Lichtschwiele»**), die nach ca. 3 Wochen voll entwickelt ist und eine ca. 4-fach erhöhte UV-Toleranz darstellt.

Externe Schutzmassnahmen: Neben der Meidung unnötiger Sonnenexposition (Mittagszeit von 10 bis 15 Uhr / 3x H: Hemd, Hose, Hut) existiert heute eine unübersehbare Vielzahl von wirksamen Sonnenschutzpräparaten im UV-A- und UV-B-Bereich, die korrekt angewendet werden sollten. Die Auswahl des Mittels erfolgt nach individueller Empfindlichkeit und voraussehbarer Belastung der Haut.

Sonnenfilter: Es existieren chemische und physikalische Filtersubstanzen, wobei erstere biochemisch eine UV-Absorption in verschiedenen Bandbreiten bewirken, letztere als «biologische» Substanzen in einer extrem fein dispersen Form durch Streuung, Reflexion und Absorption zu einem breitbandigen Schutz im UV-A- und UV-B-Bereich führen mit guter Hautverträglichkeit, Stabilität und fehlender Resorption. Der Nachteil einer weisslichen Pigmentierung durch diese Substanzen kann inzwischen durch neue Formulierungen weitgehend behoben werden.

Bezüglich den deklarierten **Schutzfaktoren** herrscht Verwirrung. USA-Normen sind von europäischen verschieden, es sind EU-Bestrebungen im Gange, noch 4 Klassen zwischen «schwach» und «sehr hoch» anzugeben. Eine heutiger Lichtschutzfaktor 10 bedeutet z.B. eine 50%-ige UV-Reduktion, ein Faktor 20 eine solche um 95%, ein Faktor 50 ergibt eine 98%-ige UV-Reduktion.
Wasserfeste Präparate fixieren sich in der Hornschicht, für Winterbedingungen eignen sich besser Wasser-in-Öl-Emulsionen, die einen zusätzlichen Kälteschutz leisten.

⇨ Drei speziell gefährdete Gesichtsregionen stellen **Nase, Ohrränder und Lippen** dar. Letztere entwickeln praktisch kein Pigment und es fehlt ihnen die Hornschicht.

Wachsstifte erfüllen mit hohen Schutzfaktoren und mehrmaliger täglicher Anwendung zusätzlichen Schutz vor Austrocknung und Rissbildung. Farbgebende Lippenstifte für Frauen wie auch deckende Make-up-Pigmente bilden ebenfalls einen hochgradigen UV-Schutz.
Ein derartiger konsequent angewendeter Lippenschutz vermindert auch das UV-bedingte Auftreten von Fieberbläschen (Herpes simplex solaris).

Bei **Exposition im Gebirge** ist vor allem ein konsequenter UV-Schutz des Gesichtes gegen sonnenbedingte Rötung, und damit Schädigung, lebenslang notwendig.

- Bei hellem Hauttyp, starker UV-Exposition, vorbestehenden, UV-bedingten Hautschäden sind Präparate mit höchster Schutzwirkung im UV-A- und UV-B-Bereich zu wählen (Sunblocker, medizinischer UV-Schutz).
- Alle UV-Schutzmittel sollten morgens eine Stunde vor Sonnenexposition auf die trockene, nicht behandelte Haut/Lippen eingerieben werden, evtl. mit wiederholter Anwendung in der Mittagszeit.
- Auf eine sonnenbedingte wiederholte Bräunung ist zu verzichten. Selbstbräunende Kosmetika sind für die Haut unbedenklich, ihre Verwendung ergibt aber keinerlei UV-Schutz!

Lippen-Herpes (Herpes simplex solaris)

Herpesbläschen treten nach Erstinfektion über Jahre hinweg wiederholt in Erscheinung, meistens lokalisiert im Lippen-/Kinnbereich. Ihr Auftreten wird neben Sonneneinstrahlung begünstigt durch Stress, grippale Infekte, Schlafmangel, Alkohol, Menstruation u.a.m. Im akut-nässenden Stadium besteht durch direkten Kontakt eine Übertragungsmöglichkeit. Die Spontanheilung beträgt 8–10 Tage, falls keine Komplikationen auftreten.

⇨ Sofort beim Einsetzen von Symptomen (Kribbeln, Überempfindlichkeit und Schwellung der betroffenen Stelle) kann eine lokale intensive Behandlung erfolgen mit Auftragen von antiviralen Substanzen alle 1–2 Stunden, wenn möglich vor Entwicklung des Bläschenstadiums.

Bei bekannten schweren Rückfällen sind zudem orale Herpesmedikamente verfügbar, die ebenfalls sofort beim Einsetzen der Symptomatik für einige Tage eingenommen werden müssen.

19.3 Notfälle: Sonnenstich, Hitzschlag, Sonnenbrand

Sonnenstich und Hitzschlag

Vor allem feucht-heisse Wetterbedingungen, Windstille, langdauernde Exposition und übermässige körperliche Anstrengung, ungünstige, wärmestauende Bekleidung (dunkle Farben, Helme!) und Flüssigkeitsmangel können bei fehlender Kühlung und Verdunstungsmöglichkeit zu leichten bis schwersten Gesundheitsstörungen führen.

⇨ Ältere Menschen und Kinder sind besonders gefährdet.

Beide Erscheinungen beginnen meist mit Schwindelgefühl, Übelkeit und Kopfschmerzen. Beim **Sonnenstich** entsteht durch direkte Wärmeeinstrahlung oder Wärmestauung eine Reizung des zentralen Nervensystems. Bei einem hochrot-heissen Kopf fühlt sich die übrige Haut kühl an, eine allgemeine Unruhe wird begleitet von Schwäche, evtl. Erbrechen und Kollaps.
Ein **Hitzschlag** andererseits kann auch ohne direkte Sonneneinwirkung eintreten durch längere Wärmeeinwirkung und Stauung, gefolgt vom Ansteigen der Körpertemperatur bis über 40 °C, Blutdruckabfall, Flimmern vor den Augen, Verwirrtheit, Bewusstlosigkeit. Die Behandlung ist:

- Lagerung des Patienten an einem schattigen, kühlen Ort, Öffnen der Kleider.
- Abdecken der erhitzten Körperstellen, insbesondere des Kopfes mit im kalten Wasser getränkten Tüchern.
- Konstantes Trinken von salzhaltigen Flüssigkeiten (ein Kaffeelöffel Kochsalz pro Liter Wasser/Tee).
- Engmaschige Überwachung und lebensrettende Massnahmen (s. Kapitel 9.2 Seite 99) wenn nötig.

⇨ An einem Hitzschlag kann man sterben! Frühzeitig ärztliche Hilfe anfordern!

Sonnenbrand

Der unter alpinen Bedingungen entstehende Sonnenbrand zeigt sich mit einer Latenzzeit von 2–4 Stunden nach UV-Schädigung vorwiegend im Gesichts-/Kopfbereich, an Handrücken und Armaussenseiten. Je nach Schweregrad entwickelt sich eine schmerzhafte Rötung, verbunden mit unterschiedlicher Schwellung des Gewebes, möglicherweise mit ausgeprägten Lidschwellungen (Augenöffnen unmöglich) ähnlich auch grotesk-wulstige Lippenschwellungen. Bei starker Strahlenschädigung können sich gleichzeitig auch diffuse kleine oder grössere, mit heller Flüssigkeit gefüllte Blasen auf sämtlichen gerötet-entzündeten und heissen Hautstellen bilden. Die Behandlung ist:

- Meiden von Sonne und Anstrengungen.
- Im akuten Stadium möglichst rasches Auflegen von kalten und nassen Tüchern, Schnee, etc. für jeweils 1–5 Minuten zur Vermeidung von zusätzlicher Schwellung und Entzündung.
- Anschliessend häufiges regelmässiges Auftragen von kühlenden Cremen, Schaum, Lotionen, wenn möglich mit Kortikoidzusatz halbstündlich bis stündlich.

Fettende Salbenprodukte sind kontraindiziert! In einer subakuten Phase nach 12–24 Stunden neue Beurteilung der Hautoberfläche: Bei Blasenbildung oberflächliches vorsichtiges Öffnen der Blasendecke und Entleerung des Wundsekretes ohne Abtragen der Blasendecke, bei nässenden Wundflächen Verbrennungsbehandlung mit desinfizierenden/antibiotischen Externa (Lotionen, Cremen), lockere Tüll-Gazeverbände, nach 3–4 Tagen bei Austrocknung der Wundfläche Übergang auf fettende Externa.

⇨ Die stark sonnengeschädigte Haut entspricht einer Brandwunde und benötigt zu ihrer Regeneration 1–2 Monate. Je nach Schweregrad kann die Stelle (vor allem Gesicht, Nase, Ohr) jahrelang extrem überempfindlich und UV-intolerant bleiben.

20. Spezielle alpine Notfälle

B. Durrer

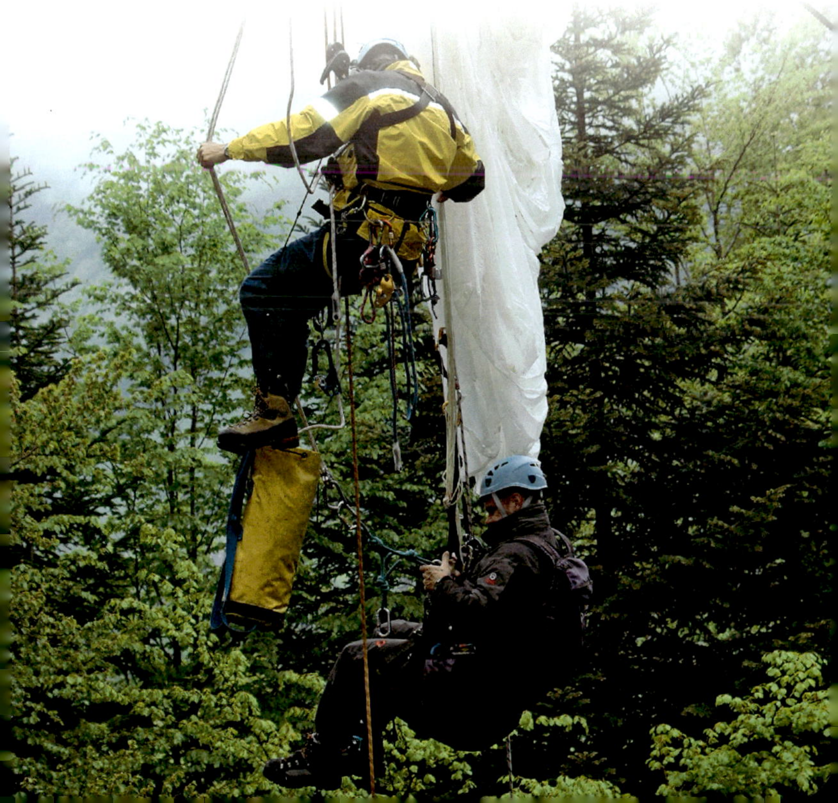

20.1 Blitzunfälle

Blitzunfälle sind in den Schweizer Alpen eher selten. Sie machen bei uns nur bis knapp 1 % aller Bergnotfälle aus. Obwohl die meisten Blitzunfälle nicht tödlich enden, sterben aber dennoch weltweit jedes Jahr ca. 1000 Personen daran. Viele Blitzunfälle könnten verhindert werden, wenn man sich rechtzeitig an einen sicheren Ort begibt und sich richtig verhält.

Vorbeugung

Wärmegewitter mit Blitzen treten vor allem im Hochsommer und häufig nachmittags und abends auf. Frontgewitter treten häufig vor einer Kaltfront auf und sind nicht tageszeitabhängig. Die verantwortungsvolle Tourenplanung muss sich deshalb immer auf den Wetterbericht abstützen.

Im Hochsommer gilt: Frühzeitiger Tourenstart, damit man auf exponierten Graten und Gipfeln nicht vom Blitzschlag überrascht wird und rechtzeitig in der Hütte zurück ist.

Blitze können bereits einige Kilometer vor einer Gewitterfront entstehen und im wahrsten Sinne des Wortes aus heiterem Himmel einschlagen. Der Beginn und das Ende eines Gewitters sind besonders gefährlich.
Für die Vorbeugung braucht man im englischsprachigen Raum die «30-30»-Regel:

Gefahr besteht, wenn man einen Blitz sieht und nicht bis auf 30 zählen kann, bevor man den Donner hört (Blitz-Donner-Zeit). Den sicheren Bereich darf man erst 30 Minuten nach der Wahrnehmung des letzten Blitzes und Donners verlassen.

In den Bergen ist es nicht immer einfach, einen sicheren Ort in nützlicher Frist zu erreichen.
Bei Blitzgefahr in den Bergen gilt es, Grate und Gipfel zu meiden, ebenso die Nähe einzelner Bäume, Strom- oder Skiliftmasten.
Der sicherste Bereich bei Blitzgefahr ist die Hütte, möglichst nicht in der Nähe offener Türen oder Fenster. In kleinen, offenen Unterständen können Erdströme weitergeleitet werden. Wegen der in die Höhe ragenden Stangen sind Zelte nicht blitzsicher. Grosse Höhlen und Einschnitte sind sicherer als kleine Höhlen und Couloirs. Flache Gletscher sind ebenso gefährlich wie offene Flächen. In der Nähe einer Wand gibt es ein gleichseitiges **Sicherheitsdreieck,** bestehend aus der Wandhöhe und der glei-

chen Distanz am Boden. Um Erdströme zu vermeiden, muss man sich dabei aber mindestens 1–2 Meter von der Wand entfernt aufhalten. (s. unten).

Die sicherste Körperposition besteht in einer Hockstellung, mit engangelegten Knien und Füssen und möglichst wenig Bodenkontakt, damit Schrittspannungsschäden durch Erdströme verhindert werden können. Zusätzlich Sicherheit gibt es, wenn man auf einem trockenen Rucksack oder Seil sitzen kann. Auf keinen Fall darf man sich hinlegen. Der Helm schützt vor Begleitverletzungen durch Wegschleudern und Absturz. Eine ständige Selbstsicherung ist nötig, vor allem beim Abseilen (Abbildung 20.1.1 a–b).

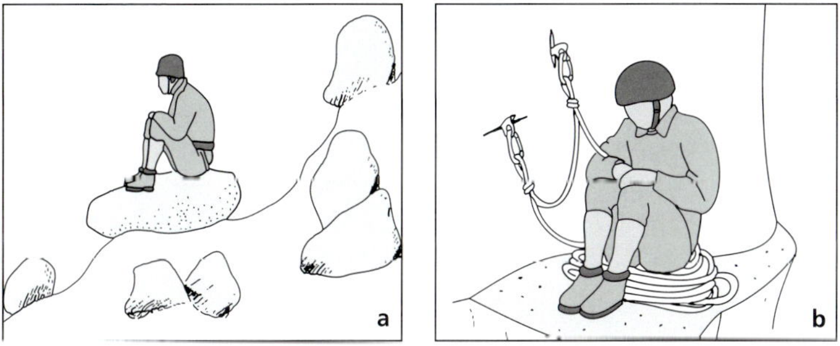

Abbildung 20.1.1 a–b

Metall zieht den Blitz nicht an, aber es ist ein guter Stromleiter. Alle über den Schulter-Kopfbereich herausragenden Gegenstände erhöhen das Risiko für einen direkten Blitzeinschlag, z.B. Skis, Skistöcke, Gletscherpickel und Funkantennen. Metallausrüstung wie Karabiner, Keile, Steigeisen, Pickel und Skistöcke dürfen nicht in Körpernähe sein, denn bei Körperkontakt besteht erhöhte Gefahr für Verbrennungen.

⇨ Blitzströme können sich in einem nassen Seil fortleiten. Auf Klettersteigen soll man sich möglichst rasch von den schnellleitenden Stahlseilen und Leitern entfernen und eine Schlingensicherung am Felsen machen.

Wenn sich durch die statische Elektrizität die Haare aufstellen oder die Haut gramselt, soll man sich sofort in die Hockstellung begeben. Knisternde Geräusche oder sichtbares Glühen (Elmsfeuer) deuten ebenso unmittelbar drohende Blitzgefahr an.
Mobiltelefone und Funkgeräte für die Alarmierung sollen tief im Rucksack versorgt werden, um sie vor Entladung zu schützen.

Falls eine ganze Gruppe der Blitzgefahr ausgesetzt ist, sollten nach Möglichkeit Sicherheitsabstände eingehalten werden, um das Risiko für Erdströme oder überspringende Ströme zu minimieren.

Unfallmechanismus

Der Blitz ist ein massiver Stromfluss von sehr kurzer Dauer. Die Schädigung erfolgt durch den Strom und die dabei erzeugte Wärme.
Es gibt verschiedene Schädigungsmechanismen:

- Ein direkter Einschlag in den Körper wird wegen der hohen Energieeinwirkung selten überlebt.
- Häufiger treten Schädigungen durch überspringende Ströme von nahestehenden, hohen Objekten (Baum, Masten, Person) auf.
- Ein Berührungsschaden tritt auf bei Kontakt mit einem leitenden Gegenstand (Klettersteig, nasses Seil).
- Beim Blitzschlag in den Boden kann sich der Strom ausbreiten. Falls verschiedene Körperteile gleichzeitig Kontakt mit dem Boden haben (z.B. gespreizte Füsse, Hand an einer Sicherung), können Schädigungen durch Schrittspannung auftreten.
- Mechanische Begleitverletzungen gibt es nach Absturz wegen der Druckwelle eines Blitzes oder durch elektrisch bedingte Muskelkontraktionen.

Die meisten Blitztoten sterben an einem akuten Herzstillstand. Bewusstlose oder Opfer mit Lähmungen und vorübergehender Blind- und/oder Taubheit haben gute Überlebenschancen.
Die Ein- und Austrittsmarken am Körper sind in der Regel tiefe Verbrennungen, im Übrigen sind sie wegen der kurzen Schädigungsdauer nur oberflächlich. Die typisch federartigen Hautrötungen nach Blitzeinwirkung sind keine Verbrennungen, sondern durch die elektrische Einwirkung verursacht.

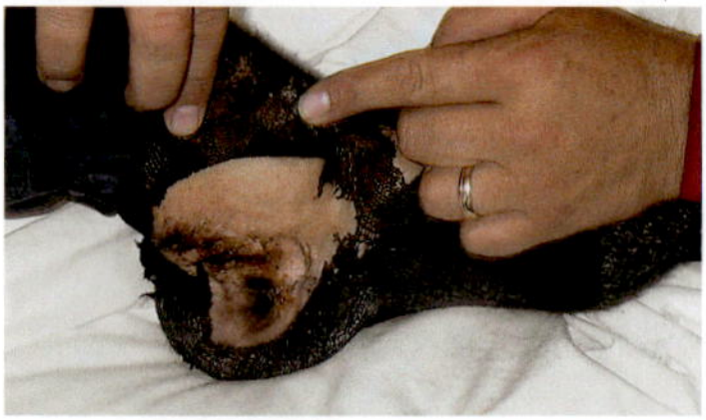

Abbildung 20.1.2: *An der Ein-, Austrittsstelle des Blitzes können schwere Verbrennungen entstehen (B. Durrer).*

Erste Hilfe nach Blitzunfällen

Erste Hilfe bei Blitzunfällen heisst vor allem Kameradenhilfe, denn eine organisierte (Luft)-Rettung ist häufig erst nach Gewitterende möglich. Die ersten Massnahmen richten sich nach dem ABC der ersten Hilfe (s. Kapitel 9.2 Seite 97).

⇨ Blitzopfer müssen möglichst schnell aus dem Gefahrenbereich evakuiert werden. Blitze können zweimal am gleichen Ort einschlagen.

Opfer mit Kreislauf-/Atemstillstand haben gute Überlebenschancen und sollten prioritär sofort wiederbelebt werden. Weite und nicht auf Licht reagierende Pupillen sind bei Blitzunfällen kein verlässliches Zeichen einer Hirnschädigung. Die Versorgung von Verletzungen erfolgt gemäss Kapitel 9.4 Seite 125.

Bei **Verbrennungen** ist folgendes zu beachten:

- Nur die nicht mit der Wunde verklebten Kleiderteile entfernen
- Betroffene Körperteile mit handwarmem Wasser, min. 20 Minuten kühlen: es verhindert die Tiefenausdehnung der Hitzeeinwirkung und lindert die Schmerzen.
- Kein zu kaltes Wasser oder gar Eis zum Kühlen – die Schwere der Verletzung könnte dadurch noch zunehmen!
- Wenn möglich Ringe, Gürtel, Uhren und Schuhe möglichst rasch entfernen, da dies später durch das Anschwellen des verletzten Körperteils unmöglich werden kann.

⇨ Auch leicht verletzte Blitzopfer gehören für eine Kontrolle ins Spital.

Literatur:

Zafren Ken, Durrer Bruno,Herr Jean-Pierre, Brugger Hermann: Prevention and on-site treatment of lightning injuries in the mountains. Official guidelines of the International Commission for Mountain Emergency Medicine and the Medical Commission of the International Mountaineering and Climbing Federation (MedCom ICAR and MedCom UIAA)

20.2 Schlangenbisse

Schlangen gibt es in der ganzen Schweiz. Die beiden einheimischen Giftschlangenarten **Aspisviper** und **Kreuzotter** leben vor allem an sonnigen Hanglagen im Jura und in den Alpen. Als Bergsteiger und Wanderer kann man deshalb Schlangen vom März bis Mitte Oktober begegnen. Aus einer respektvollen Distanz ist es schwer möglich, giftige von harmlosen Schlangen zu unterscheiden. Zudem ist die Farbe und Zeichnung vieler Schlangen sehr variabel. Deshalb soll man sich grundsätzlich jeder Schlange gegenüber vorsichtig verhalten.

⇨ Schlangen sind scheue Tiere. Sie greifen niemals ohne Not einen Menschen an.

Der grösste Teil der Schlangenbiss-Vergiftungen verläuft mit leichten Symptomen. In der Regel genügt eine Überwachung im Spital und eine symptomatische Behandlung. Nur ausnahmsweise braucht es ein Gegengift (Serum). Seit 1960 gab es nur einen einzigen Todesfall. Wie bei Insektenstichen können vor allem **allergische Reaktionen** lebensbedrohlich sein.

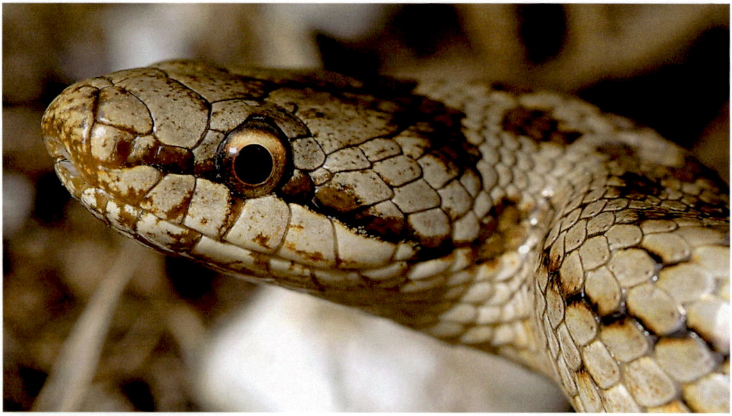

Abbildung 20.2.1 Schlingnatter: *Die Schlingnatter erkennt man an der typischen Kopfzeichnung. Sie hat einen hufeisenförmigen Nackenfleck und eine vom Nasenloch über das Auge zum Hals verlaufende Binde. Schlingnattern kommen in fast ganz Europa vor. Die Schlange wehrt sich zwar bei Angriffen heftig, ihr Biss ist jedoch ungiftig. Länge bis 0,9 m (Karch, Koordinationsstelle für Amphibien- und Reptilienschutz in der Schweiz).*

Vorbeugung

Zu den allgemeinen Massnahmen gehört ein gutes **Schuhwerk** und ggf. ein Stock, um unübersichtliches Gebüsch und Gestrüpp abklopfen zu können. Besondere Vorsicht ist gefragt beim Hineinlangen in Ritzen und Spalten von Holzstössen, Bruchsteinmauern, Brettern und Platten. Kleinkinder sollten bei Wanderungen nicht an unkontrollierten, unübersichtlichen Orten spielen. Nachts ist eine Stirnlampe empfohlen, Schlafen in Schlangengebieten nur im Zelt oder auf einem Feldbett.

- Schweizer Schlangen, die länger als 90 cm sind, sind harmlos. Aspisviper und Kreuzotter sind immer kürzer.
- Rufen und Schreien hilft nicht. Schlangen sind taub.
- Schlangen, die unbeweglich liegen, sind nicht unbedingt tot, sondern schlafen oder verlassen sich auf ihre Tarnung. Ruhig in mindestens 2 m Abstand vorbeigehen.
- Schlangen, die sich einem Menschen nähern, haben diesen sicher nicht bemerkt und versuchen keinesfalls anzugreifen. Eine auffällige Bewegung veranlasst das Tier zur Flucht.

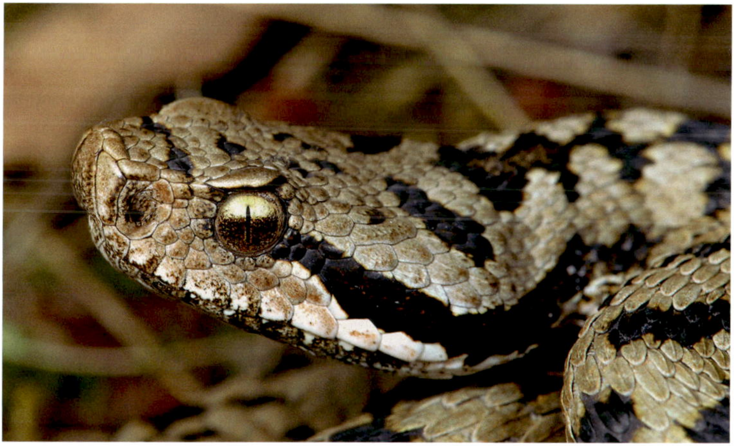

Abbildung 20.2.2 Aspisviper: *Die Aspisviper ist in Südeuropa, im Schwarzwald, im Jura und in den Alpen zu finden. Sie ähnelt der Kreuzotter. Die Männchen haben ein Zickzackband auf dem Rücken, während die Weibchen unscheinbarer gefärbt sind. Aspisvipern leben an sonnigen und steilen Hängen. Der Biss ist giftig, aber nicht lebensbedrohlich (Ausnahme: allergische Reaktion). Länge max. 0,85 m (Karch, Koordinationsstelle für Amphibien- und Reptilienschutz in der Schweiz).*

Erste Hilfe

Ruhe bewahren, Patienten beruhigen. Schlangenbisse sind in der Schweiz äusserst selten schwerwiegend. Panik ist oft gefährlicher als der Biss, der Schmerzen und Schwellung verursachen kann. Viele Vergiftungen erreichen ihren Höhepunkt erst nach Stunden und es bleibt daher genügend Zeit, um eine medizinische Versorgungseinrichtung aufzusuchen.

⇨ Eine 24-stündige Überwachung im Spital ist jedoch bei jedem Schlangenbiss angezeigt.

- Desinfizieren der Bissstelle (i.R. zwei nebeneinanderliegende, feine Einstiche).
- Ringe, Uhr und Armbänder entfernen (s. Kapitel 9.4 Seite 153).
- Ruhigstellen der betroffenen Gliedmasse (s. Kapitel 9.4 Seite 125). Bewegung fördert die Ausbreitung des Giftes. Bei den europäischen Schlangenbissen ist ein Druckverband nicht nötig. Eventuell Schmerzmittelgabe.
- Schonender Transport in Arztpraxis oder Spital mit Auto oder Rettungshelikopter. Das Opfer darf sich nicht anstrengen.

⇨ Ein Schlangenbiss kann bei empfindlichen Personen eine **allergische Reaktion** auslösen. Schwindel, Bewusstlosigkeit sowie ein schneller und knapp spürbarer Puls sind Zeichen für eine gefährliche allergische Reaktion (s. Kapitel 21.4 Seite 286).

Dringend abgeraten wird von:

- Abbinden mit Gurten oder Schnüren
- Einschneiden, Aussaugen oder Einspritzen
- Schlangenserum ist selten nötig und wird nur vom Arzt bei schweren Komplikationen verabreicht.

Literatur und Quellen:

1) Merkblatt Koordinationsstelle für Amphibien- und Reptilienschutz in der Schweiz (karch) 3005 Bern: www.karch.ch
2) TOX-Zentrum 145 (+41 44 251 51 51)
3) Schweiz Med Forum Nr. 32/33 13. August 2003. Die medizinisch bedeutsamen Giftschlangen der Schweiz 1. Teil: Biologie, Verbreitung und Giftzusammensetzung Jürg Meiera, Christophe Berneyb

20.3 Hängen im Seil (Hängetrauma)

Längeres, freies Hängen im Seil ist bei erfahrenen Bergsteigern ein eher seltenes Unfallmuster, das nach einem Sturz im Fels oder Eis oder bei Gletscherspaltensturz auftreten kann. Auch in technischen Höhlen und bei neuen Trendsportarten wie Seilpark, Gleitschirm- und Drachenfliegen oder Basejumpen kann es zu einem Hängetrauma kommen. Neben sturzbedingten Verletzungen kann das alleinige Hängen im Klettergurt zu schweren Kreislaufproblemen bis zum Herzstillstand und zum Tode führen. Auch in einem kombinierten Brust-Sitz-Gurt kann ein frei hängendes Opfer nach kurzer Zeit in Lebensgefahr kommen.

⇨ Bereits nach einigen Minuten kann ein **Kreislaufkollaps** mit Bewusstlosigkeit auftreten.

Die behinderte Atemtätigkeit, der gestörte Blutrückfluss und der vermehrte Anfall schädlicher Stoffwechselabbauprodukte führen schlussendlich zu akuter Lebensgefahr.

Mechanismus

Durch den Klettergurt, der beim freien Hängen die Beine abschnürt, entsteht eine Behinderung des Blutrückflusses aus dem unteren zu dem oberen Teil (Herz) des Körpers. Dies führt zu einem Versacken des Blutes in den Beinen und zu einer verminderten Blutmenge im aktiven Kreislauf.
Bei sturzbedingter Bewusstlosigkeit oder bei Verletzungen ist das Opfer nicht mehr in der Lage, die Beinmuskeln aktiv zu betätigen, um das Blut aus den Beinen nach oben zu pumpen. In diesem Fall kann es viel schneller zu oben beschriebenen Phänomenen kommen und somit zu einem Kreislaufkollaps.

⇨ Bei aktionsunfähigen Opfern mit einem schweren Rucksack kann sich evtl. eine Kopftieflage einstellen. Dadurch wird das Eintreten eines Hängetraumas wesentlich beschleunigt.

Bergungstod

Bei unvorsichtiger und unsachgemässer Lagerung (zu schnelle Flachlagerung bei der Rettung) kann der vermehrte Rückfluss von mit Schadstoffen angereichertem Blut zu einem plötzlichen Herzversagen führen.

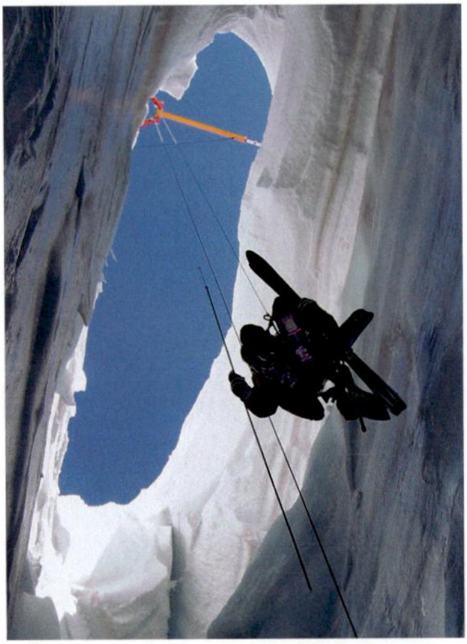

Abbildung 20.3.1: *Freies Hängen in einer Gletscherspalte (Rega-Archiv, mit Genehmigung).*

Vorbeugung:
- Gut sitzende und angepasste Klettergurten (evtl. kombinierte Brust-Sitzgurten auf Gletschern mit Rucksack) verwenden. Ein Gurt, der bei einem Hängetest schmerzt, begünstigt das schnelle Auftreten eines Hängetraumas.
- **Fussschlingen** zur Entlastung mit Prusik oder Steigklemme vorbereiten und griffbereit halten.
- Aktive Teilnahme an Rettungskursen, um sich mit den improvisierten Rettungstechniken vertraut zu machen.

Bergung und erste Hilfe

Wenn der Betroffene aktionsfähig ist, müssen die Füsse mit Prusikschlinge oder Steigklemme entlastet werden. Die Muskelpumpe wird durch Bewegungen der Beine aktiviert, um durch Muskelaktivität den Rückfluss des Blutes aus den Beinen zum Herzen hin zu fördern. Die Oberkörperhochlagerung ist empfohlen.
Bewusstlose Opfer werden rasch und vorsichtig, nach Möglichkeit in kauernder Sitzposition oder sitzend mit ausgestreckten Beinen und aufrechtem Oberkörper geborgen.

⇨ Das Opfer soll nach der Rettung aus dem Seil in den ersten **10–20 Minuten** nicht flach hingelegt oder in Schocklage gebracht werden. (Gefahr des Bergungstodes!)

Erst dann langsame vorsichtige, Umlagerung aus Oberkörper-Hochlagerung in eine Seitenlagerung (s. Kapitel 9.4 Seite 128).
Diese Patienten müssen engmaschig überwacht werden: Die Wiederbelebungsmassnahmen müssen falls nötig prompt eingeleitet werden können!

21. Weitere akute Ereignisse im Gebirge

Div. Autoren

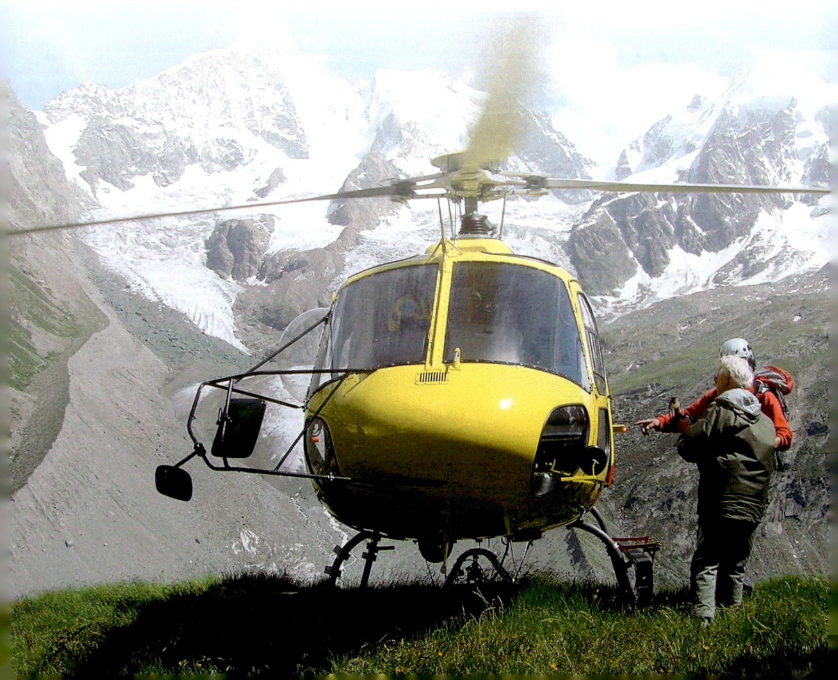

21.1 Akute Kreuzschmerzen bei Erwachsenen

Kreuzschmerzen sind Schmerzen im Bereich des unteren Rückens, vom unteren Rippenbogen bis zu den Gesässfalten mit oder ohne Ausstrahlung in die Beine. Zusätzlich können in diesen Bereichen Muskelverspannungen und Bewegungssteifigkeiten beobachtet werden. Akute Kreuzschmerzen sind plötzlich auftretende Schmerzen, welche weniger als 12 Wochen dauern und eine variable Schmerzintensität haben können. Unter **rezidivierenden Kreuzschmerzen** versteht man immer wiederkehrende akut auftretende Kreuzschmerzen mit einem symptomfreien Intervall von mindestens 6 Monaten. Im Gegensatz dazu sind bei **chronischen Kreuzschmerzen** die Beschwerden ununterbrochen und länger als 12 Wochen vorhanden.

⇨ 75–85% aller Menschen leiden ein oder mehrmals im Verlaufe ihres Lebens unter Kreuzschmerzen. Jüngere Menschen sind häufiger betroffen als ältere Menschen.

Grundsätzlich kann eine Unterscheidung zwischen muskuloskelettalen Rückenschmerzen (Gelenken, Knochen und Muskeln) und Rückenschmerzen ausgehend von den inneren Organen (Magen-Darm-Trakt, Niere und ableitende Harnwege und Gebärmutter mit Eierstöcken) gemacht werden. Letztere sind selten und treten in ca. 2% der Fälle auf.

Die muskuloskelettalen Rückenschmerzen (ca. 98%) werden in akute unkomplizierte Kreuzschmerzen, *radikuläre* Kreuzschmerzen und komplizierte Kreuzschmerzen eingeteilt. Unter radikulären Kreuzschmerzen versteht man Kreuzschmerzen, welche bis unterhalb des Knies oder sogar bis in den Fussbereich ausstrahlen.

Akute unkomplizierte Kreuzschmerzen (> 80 %):

Synonym: Hexenschuss, Lumbago, nicht radikuläre Kreuzschmerzen. Kriterien sind:

- Alter 20–50 Jahre
- Kreuzschmerzen, welche bis ins Gesäss u/o Oberschenkel ausstrahlen. Typischerweise gehen die Schmerzen nicht unter den Kniebereich. Diffuse Schmerzverteilung über den betroffenen Gebieten.
- Bewegungsabhängige Schmerzen: Positionsänderungen können zu einer Besserung od. Verschlechterung führen
- Guter Allgemeinzustand

Radikuläre Kreuzschmerzen (ca. 5%):

Synonym: Ischalgie, Lumboischalgie. Kriterien sind:

- Einseitige Schmerzen im Bein, schlimmer als die Kreuzschmerzen
- Ausstrahlung in den Fuss oder die Zehen
- Taubheitsgefühl, Kribbeln und «Ameisenlaufen»
- Positiver *Lasègue-Test* (s. Abbildung 21.1.1)
- *Reflexausfall,* Lähmungen oder Gefühlsstörungen im Versorgungsgebiet der Nervenwurzeln. Die Gefühlsstörungen treten oft bandförmig vom Gesäss bis zum Fuss reichend auf.
- Beim Husten Schmerzausstrahlung bis zu den Füssen

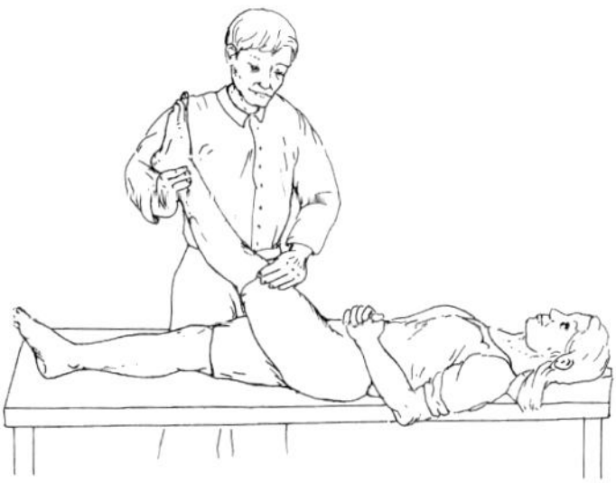

Abbildung 21.1.1: *Das Lasègue-Zeichen (nach dem französischen Arzt Ernst Charles Lasègue [1816–1883]) beschreibt einen möglichen Dehnungsschmerz des Ischiasnervs und/oder der spinalen Nervenwurzeln im lumbalen und sakralen Segment des Rückenmarks. Dabei befindet sich der Patient in Rückenlage.*

Der Arzt hebt das betroffene, möglichst entspannte Bein langsam hoch. Tritt eine Schmerzverstärkung unter einem Anhebewinkel unter 45° ein, so ist dies ein eindeutiges Zeichen, dass Nervenwurzeln im Lendenwirbelbereich Ursache der Schmerzen sind.

Komplizierte Kreuzschmerzen (= gefährliche Verläufe):

1% aller Kreuzschmerzen sind auf *Frakturen,* Infektionen, Deformitäten, entzündlich rheumatische Erkrankungen oder Tumorerkrankungen zurückzuführen. Das Erscheinungsbild ist demjenigen der unkomplizierten Kreuzbeschwerden sehr ähnlich. Je mehr der unten aufgeführten Kriterien vorhanden sind, desto wahrscheinlicher ist das Vorliegen von komplizierten Kreuzschmerzen.

Kriterien sind:

- Alter zwischen 20 und 50 Jahre
- Zunehmender, nicht bewegungsabhängiger Schmerz oder Persistenz der Beschwerden trotz Therapie
- Schlechter Allgemeinzustand, ggf. bekannte bösartige Erkrankung, ungeklärter Gewichtsverlust, Nachtschweiss
- Fieber (z.B. bei eitrigen Gebilden – *Abszess* – im Rückenbereich)
- Passendes *Trauma,* das eine Fraktur wahrscheinlich macht
- Drogenmissbrauch, fortgeschrittene HIV-Infektion, Immunschwäche
- Kortisontherapie oder bekannte Osteoporose
- Ausgeprägte neurologische Ausfälle wie Lähmungen und Gefühlsstörungen
- *Reithosenanästhesie, Blasen-* und *Mastdarmstörung*
- Hinweise für entzündliche rheumatische Erkrankung

⇨ Bei Verdacht auf radikuläre oder komplizierte Kreuzschmerzen sollte ein Abbruch der Reise bzw. Tour in Betracht gezogen und ein qualifiziertes medizinisches Zentrum aufgesucht werden.

Schlüsselfragen:

- Sind Nerven betroffen (Kribbeln, Taubheitsgefühl, Muskelschwäche)?
- Liegt eine gefährliche Erkrankung zugrunde?
- Gibt es Faktoren (z.B. Depression, Unzufriedenheit mit Reisegruppe, Angst vor nächstem Projekt), die die weitere Entwicklung beeinflussen?

Körperliche Untersuchung bei Kreuzschmerzen:

- Schmerzpunkte
- Muskelverspannungen
- Blutergüssen *(Hämatome)*
- Hautverletzungen

Bei Schmerzausstrahlung in ein oder beide Beine mit Beteiligung der Unterschenkel u/o Füsse *(radikuläre Schmerzen)* muss besonders drauf geachtet werden:

Muskelkraft	Fersengang
	Zehenspitzengang
	Einbeinstand mit Kniebeuge
Reflexe im Seitenvergleich*	Achillessehnenreflex
	Patellarsehnenreflex
Berührungsempfindung	Fussrücken
	lateraler Fuss und Fusssohle
	medialer Fuss
Nervendehnungsschmerz	Lasègue-Zeichen
	Umgekehrtes Lasègue-Zeichen

Tabelle 21.1.1

Indikation für weitere Abklärungen (Abbruch der Reise bzw. Tour)

- Besonders starke Schmerzen
- Therapieresistente Beschwerden
- Unkomplizierte Kreuzschmerzen nach 4 Wochen
- Radikuläre Kreuzschmerzen nach 1–2 Wochen
- Ausgeprägte neurologische Störungen (*Reithosenanästhesie,* Mastdarm- oder Störungen beim Wasserlassen, Lähmungen)
- Warnhinweise auf entzündliche oder bösartige Erkrankungen oder Trauma (komplizierte Kreuzschmerzen)

Behandlung:
Unkomplizierte Kreuzschmerzen:

- Schnellstmögliche Wiederaufnahme des gewohnten Tagesablaufs
- Leichte sportliche Aktivitäten
- Ausüben von normalen Körperbewegungen (kein Schonverhalten)
- Unterstützende medikamentöse Therapie (s. Tabelle 21.1.2).
- Evtl. muskelentspannendes Medikament, Schmerzpunktinfiltrationen, manuelle Therapie

* Reflexe werden durch einen Arzt oder eine medizinisch ausgebildete Person geprüft

Radikuläre Kreuzschmerzen mit Lähmungen und Gefühlstörungen:

- Schnellstmögliche Mobilisation mit langsamem Aktivitätsaufbau
- Unterstützende Medikamentöse Therapie (s. unten, ggf. Muskelentspannendes Medikament *Muskelrelaxantien*)
- Falls der Zehenspitzen- und/oder Fersengang und/oder Einbeinstand mit Kniebeugen nicht möglich ist, dann sollte sofort die Reise abgebrochen und ein medizinisches Zentrum aufgesucht werden.
- Falls der Zehenspitzen- und/oder Fersengang und/oder Einbeinstand mit Kniebeugen noch möglich ist, kann die Reise fortgesetzt werden. Es sollten jedoch tägliche Neueinschätzungen der Situation gemacht werden und bei nächster Gelegenheit eine medizinische Beurteilung erfolgen.

Komplizierte Kreuzschmerzen:

- Unterstützende medikamentöse Schmerztherapie
- Sofortiges Aufsuchen eines medizinischen Zentrums zur Beurteilung und Therapie

⇨ In 80–90% der Fälle klingen die unkomplizierten Kreuzschmerzen innerhalb von 4–6 Wochen ab. Bei persistierenden oder progressiven Schmerzen, wie auch bei neurologischen Ausfällen oder komplizierten Lumbalgien sollte ein medizinisches Zentrum aufgesucht werden.

	Menge	**Morgen**	**Mittag**	**Abend**	**Nacht**
Paracetamol	1g	1	1	1	1
Diclofenac	50 mg	1	1	1	0
Pantoprazol	20 mg	1	0	0	0
Diazepam*	5 mg	1	0	1	0

Tabelle 21.1.2: Beispiel eines Medikamentenschemas.

* Evtl. kann als Schmerzmittel ein Kombi-Präparat verwendet werden (z.B. Paracetamol und Codein). Beachte die Nebenwirkung, u.a. Aufmerksamkeitsminderung. (S. auch Anhang «Apotheke» Seite 294.)

⇨ Bei Magenproblemen, Nierenerkrankungen, Allergien oder anderen Erkrankungen sollte vorgängig eine Fachperson betreffend Medikamentenanwendung beigezogen, bzw. vor Reiseantritt mit dem Hausarzt abgesprochen werden.

Vorbeugung: Mit aktiven Massnahmen können Rückenschmerzen vorbeugt und bekämpft werden. Hierzu gehört neben Haltungs- und Bewegungsschulung und Rückenhygiene auch das richtige Training. Jede Sportart, in der Rücken und Bauchmuskulatur gleichmässig und ausdauernd belastet werden, ist geeignet (Velofahren, Joggen mit den richtigen Schuhen, Nordic Walking und Schwimmen). Kurzfristige, schnelle Drehbewegungen sind für einen bereits belasteten Rücken Gift (Tennis, Turnen, Golf, Bodybuilding u.a.). Hierbei sind andere ausgleichende Sportarten empfohlen.

	Kreuzschmerzen		
	Akute unkomplizierte	Radikuläre	Komplizierte
Alter zwischen 20–50 Jahre			
Alter >50 oder <20 Jahre			
Allgemein Zustand: Gut			
Allgemein Zustand: Schlecht			
Schmerzen:			
Kreuz			
Gesäss			
Oberschenkel			
Unterschenkel			
Fuss			
Zehen			
Positionsabhängige Schmerzzunahme			
Beinschmerzen beim Husten			
Diffuser Oberschenkel-Schmerz			
Beinschmerz entlang Nervenbahn			
Beinschmerzen > Kreuzschmerzen			
Kreuzschmerzen > Beinschmerzen			
Taubheitsgefühl bis Fuss: Nervenbahn			
Lasègue-Zeichen			
Umgekehrter Lasègue			
Fehlende oder abgeschwächte Reflexe			
Motorik:			
Fersengang eingeschränkt/geht nicht			
Zehenspitzengang eingeschränkt/geht nicht			
Einbeinstand mit Kniebeugen eingeschränkt/ geht nicht			

	Kreuzschmerzen		
	Akute unkomplizierte	Radikuläre	Komplizierte
Weitere Faktoren:			
Heftiges Trauma			
Fieber			
Entzündliche rheumatische Erkrankung			
Eiteransammlung entlang Rücken			
Intravenöser Drogenkonsum			
HIV/Aids			
Kortisontherapie			
Bekannter Tumor			
Nachtschweiss			
Gewichtsverlust			
Zunehmende Schmerzen			
Blasenstörung			
Mastdarmstörung			
Reithosenanästhesie			
Hämatome			
Totale Punkte (Summe orange Felder pro Spalte)			

Tabelle 21.1.3: *Fragebogen zur Klassifizierung von Rückenschmerzen: Diejenige Spalte mit den meisten ausgewählten bunten Feldern gibt einen Eindruck über die Art der zutreffenden Kreuzschmerzen.*

Literatur:

1) Spinal Disorders, Fundamentals of Diagnosis and Treatment (Norbert Boos, Max Aebi et al), Springer Verlag, ISBN: 978-3-540-40511-5
2) DEGAM Leitlinien Nr. 3 Kreuzschmerzen
3) Z Allg Med 2007; 83: 487-494; Chenot JF et al. Aktualisierung der DEGAM Leitlinien
4) Schweiz Med Forum 2001;9: 205-208: Lumbale Rückenschmerzen-Diagnostik
5) Schweiz Med Forum 2006;6:542-548: Lumbalgien und Ischalgien ohne Funktionsausfall – Welchen Stellenwert hat körperliche Aktivität für die Behandlung
6) Schweiz Med Forum 2006;6:928-929: Körperliche Aktivität bei Lumbalgien und lumbalen Radikulopathien

21.2 Zahnprobleme

Leider können auch die Zähne die Freude am schönen Wetter und einer erfolgreichen Gipfelbesteigung trüben.

Vorbeugende Massnahmen lassen die Wahrscheinlichkeit eines schmerzhaften Prozesses im Munde sinken. Die tägliche sorgfältige Zahnpflege zu Hause legt den Grundstein dazu. Mit regelmässiger zahnärztlicher Unterstützung sind gesunde Verhältnisse in der Mundhöhle gewährleistet und plötzliche Erkrankungen bleiben aus. Unfälle mit Zahnschäden können dennoch geschehen. Bei Ein- oder Mehrtagestour in den Alpen besteht dann unmittelbarer Handlungsbedarf, wenn ein Sturz Zahnschäden zur Folge hat. In allen anderen Situationen wird mit Schmerzmedikamenten die Zeit bis zum nächst möglichen Zahnarztbesuch überbrückt.

Unfälle mit Zahnschäden

Riss-Quetsch-Wunden an Lippen: Die Wunden werden gereinigt, desinfiziert und abgedeckt. Eine ausgedehnte Riss-Quetsch-Wunde soll später vom Arzt beurteilt und versorgt werden.

Leicht beweglicher Zahn: Durch einen Schlag kann ein Zahn beweglich werden. Leichte Schmerzen können damit verbunden sein. Der Zahn soll geschont werden, bis die Beweglichkeit wieder normal ist. Eine Kontrolle beim Zahnarzt wird empfohlen.

Abgebrochener Zahn: Ein abgebrochener Zahn, der nach dem Abwaschen mit Wasser nicht blutet, kann im Notfall über Tage unversorgt bleiben. Eine scharfe Kante kann stören, der Zahn ist jedoch weder akut gefährdet, noch werden grosse Schmerzen auftreten. Nach der Tour soll der Zahn fachgerecht versorgt werden.

⇨ Bei einem Zahn, der aus der Bruchfläche blutet, wurde der Gefäss-Nervenstrang verletzt. Eine baldige zahnärztliche Behandlung wird unumgänglich. Ohne diese wird sich der Nerv anfänglich entzünden und dann absterben.

Dieser Prozess ist während den ersten Tagen schmerzhaft. Vorübergehend nehmen dann die Schmerzen ab, bevor diese nach unbestimmter Zeit, wegen bakterieller Entzündung, wieder stark zunehmen können.

Verschobener Zahn: Ein nach einem Schlag verschobener Zahn kann mit sanftem aber beständigem Fingerdruck wieder in die ursprüngliche Position gebracht werden. Danach muss dieser geschont und sobald wie möglich vom Zahnarzt geschient werden.

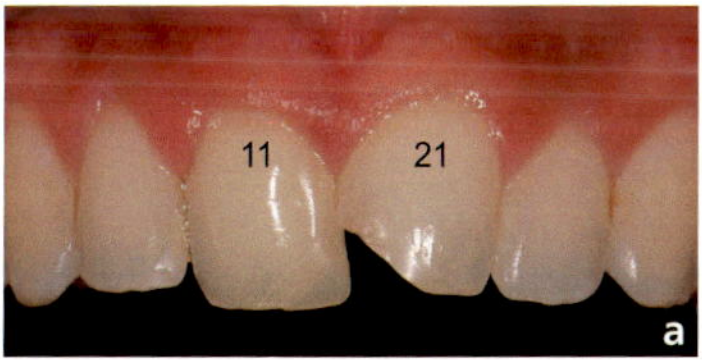

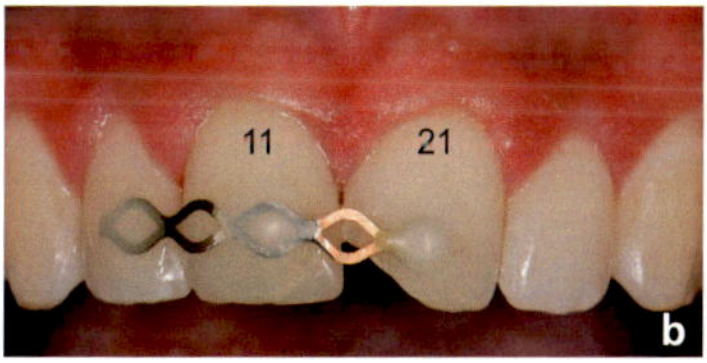

Abbildungen 21.2.1 a–b: *a: Verschobener Zahn 11 und abgebrochener Zahn 21*
b: Reponierter und geschienter Zahn 11.

Ausgeschlagener, aber im Wurzelbereich intakter Zahn: Die Wurzel eines intakten Zahnes endet in einer leicht «gerundeten Spitze». Eine scharfkantige Bruchfläche oder ein Riss sind mögliche Beschädigungen. Ein intakter Zahn kann, bei entsprechendem Vorgehen, wieder einheilen. Dazu ist aber zahnärztliche Unterstützung notwendig. Bei einem solchen Unfall muss entschieden werden, ob der Zahn oder das Gelingen der Expedition im Vordergrund steht.

Entscheidet man sich **für die Expedition,** so ist die risikoärmste Heilung zu erwarten, wenn der Zahn nicht wieder eingesetzt wird. Die spätere Behandlung der Lücke wird aufwendiger und eventuell auch kompromittiert.
Entscheidet man sich **für den Zahn** und ist ein Zahnarzt erreichbar, so kann der Zahn zwischenzeitlich aufgehoben werden. Ideal dafür ist die «Zahn-Rettungs-Box» Dentosafe® (kleine Dose mit einer Zellnahrungsflüssigkeit; Zellen können darin bis zu 48 Stunden überleben; in Apotheken erhältlich oder in einigen Schulen und Schwimmbädern der Schweiz vorhanden) (s. Abbildung 21.2.2).

Kurzfristig kann der Zahn in einem Behälter oder Plastiksack mit UHT-Milch (erste Wahl), Milch, physiologischer Kochsalzlösung oder Wasser (letzte Wahl) transportiert werden. Die Zahnwurzel soll dabei nie berührt werden.
Ist nichts von dem Vorhanden und kann der Zahnarzt nicht am selben Tag erreicht werden, so kann ein intakter Zahn von mutigen Bergsteigern wieder in das Knochenfach eingeschoben werden.

⇨ Der Zahn könnte erneut herausfallen und verschluckt oder aspiriert werden. Die Wurzeloberfläche sollte dabei nicht berührt werden. Eine schmutzige Oberfläche soll mit Wasser abgespült, aber nicht abgerieben werden.

Nach dem Replantieren des Zahnes ist eine Antibiotikatherapie angezeigt. Ein Zahnarztbesuch ist folglich unumgänglich.

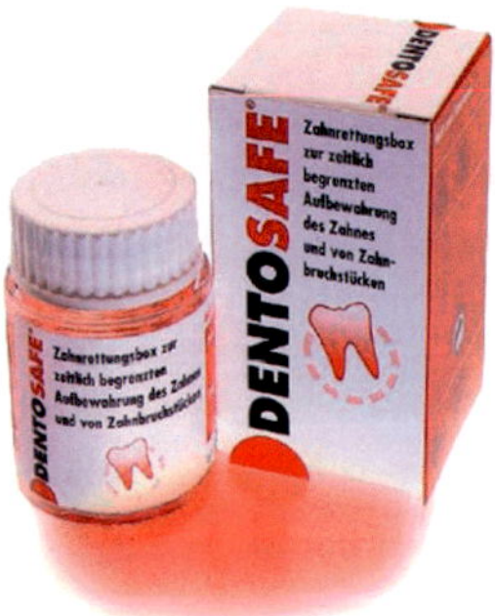

Abbildung 21.2.2:
«Zahn-Rettungs-Box» Dentosafe®.

Erkrankungen der Mundhöhle

Bei mehrwöchigen Expeditionen in Regionen, in denen die zahnärztliche Versorgung nicht gewährleistet ist, sind neben Verletzungen auch Erkrankungen zu beachten. Karies und Parodontitis sind Erkrankungen der Mundhöhle, die durch mangelnde Mundhygiene verursacht werden. Beide Erkrankungen beginnen unauffällig, können aber zu einer Entzündung und somit zu einer schmerzhaften und dicken Backe führen.

Parodontitis ist die Entzündung des Zahnfleisches und des Knochens. Dazu kommt es, wenn sich, entlang dem Zahnfleisch und zwischen den Zähnen, Beläge mit Bakterien bilden und diese nicht entfernt werden.

Karies ist die Entmineralisation der Zahnoberfläche und die Fäulnis im Innern des Zahnes. Säure im Munde, die wir durch die Nahrung zu uns nehmen oder die durch Bakterien aus Zucker entsteht, greift die Zahnoberfläche an. Bricht die Zahnoberfläche ein, so entsteht darunter ein Fäulnisprozess. In fortgeschrittenem Zustand kann dieser zu einer schmerzhaften Nervenentzündung führen. (s. Abbildung 21.2.3 a–b).

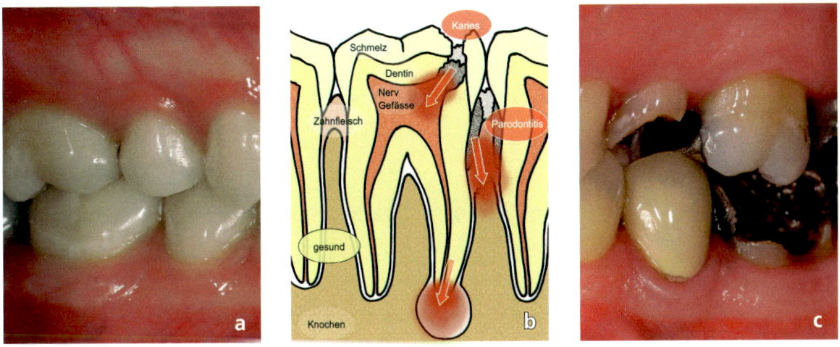

Abbildung 21.2.3 a–c: *a: Gepflegte und gesunde Bezahnung, c: Vernachlässigte und kariöse Bezahnung.*

Vorbeugende Massnahmen, wie gute Mundhygiene und regelmässige Zahnarztbesuche sind unabdingbar. Wurden diese vernachlässigt, so rät sich vor einer geplanten Expedition noch eine Kontrollsitzung zu vereinbaren.

Zahnkontrolle **vor** einer Expedition! Dies soll **einige Wochen** vor der Abreise geschehen, sodass eine allenfalls noch notwendige Therapie ordentlich durchgeführt und die Heilung verfolgt werden kann.

Es rät sich, die Reise mit einer gesunden Mundhöhle und Bezahnung anzutreten. Ob man mit einer Parodontitis oder einer entzündeten Wunde vom letzten bösen Mountainbikesturz auf die Expedition startet, ist etwa dasselbe: Es kann gut gehen, aber auch wegen eitrigen Abszessen zum Abbruch führen. Bei gesunder Mundhöhle wird, minimale Mundhygiene und normale Ernährung vorausgesetzt, keine schmerzhafte Überraschung die Reise stören, ein Unfall natürlich ausgenommen.

Entzündungen und *Abszesse:* Eine gerötete und schmerzhafte Stelle im Munde deutet auf eine Entzündung hin. Diese kann zu einem Abszess werden: eine mit Eiter gefüllte, zunehmend schmerzhafte Schwellung. Ein Zahnarzt muss aufgesucht werden. Ist dies nicht möglich, so muss die bakterielle Entzündung vorübergehend mit einem Breitbandantibiotikum z.B. Augmentin® eingedämmt werden.

Behandlung:

- Augmentin®: 625 mg 3x täglich für 6 Tage.
- Dalacin® C wenn Penicillin-Allergie bekannt.
- Schmerzmittel bei Bedarf (s. Anhang «Apotheke» Seite 289).

Eine Antibiotikatherapie ohne Behebung der Ursache durch einen Zahnarzt muss nicht sicher zum Erfolg führen. Zudem besteht die Gefahr, dass die Entzündung nach einiger Zeit von neuem entflammt.

⇨ Verschlechtert sich der **allgemeine Zustand** des Patienten und dehnt sich die Schwellung bis um den Kieferwinkel aus und ist die Mundöffnung eingeschränkt, so besteht Lebensgefahr und dringender Handlungsbedarf. Ein Krankenhaus muss aufgesucht werden, bevor sich die Entzündung entlang der Speiseröhre in die Herz-Lungen-Region ausdehnt.

Mundhygiene unterwegs

Nach dem Morgen- und dem Mittagessen sollen Speiseresten entfernt werden, das heisst: Zähne putzen oder mindestens mit Wasser gründlich die Mundhöhle ausspülen. Am Abend werden die Zähne gründlich gereinigt: ideal dafür ist eine weiche Zahnbürste mit einer fluorhaltigen Zahnpaste. Gewissenhafte reinigen zusätzlich die Zahnzwischenräume mit Zahnseide, Zahnhölzern oder Bürstchen. Da während der Nacht kaum Speichel fliesst, ist die abendliche Reinigung besonders wichtig. Danach dürfen nur noch zuckerfreie Getränke eingenommen werden. Wird die Mundhygiene nur kurzfristig, und nicht immer wieder, vernachlässigt, so sind kaum Folgen zu befürchten. Geschieht dies aber über längere Zeit oder wiederholt, so kann es zu Parodontitis oder zu Karies kommen. Auch Essgewohnheiten haben einen grossen Einfluss auf die Gesundheit der Mundhöhle. Speichel kann die Säure neutralisieren; das dauert ca. eine halbe Stunde. Wir können dem Speichel die Arbeit erleichtern, indem wir nach dem Essen oder Trinken mit einem Schluck Wasser die Mundhöhle ausspülen. Wird aber gerade nach einer halben Stunde erneut mit klebrigen Powerbars oder sauer-süssen Sportgetränken ein Angriff auf die Zähne gestartet, so wird dies bald zu Karies führen. Ohne Folgen kann an einzelnen Tagen, in denen vom Körper Höchstleistung gefordert wird, kohlenhydratreiche Nahrung und Flüssigkeit in kurzen Intervallen eingenommen werden. An ruhigen Tagen soll diese Gewohnheit aber nicht fortgesetzt werden.

21.3 Vergiftungen durch Pflanzen und Pilze

Giftpflanzen

In der Schweiz gibt es viele einheimische stark giftige und giftige Pflanzen. Die Einnahme einer kleinen Menge einer stark giftigen Pflanze kann fatale Vergiftungserscheinungen nach sich ziehen. Der häufigste Grund einer Vergiftung sind Verwechslungen von Beeren, Blättern oder Wurzeln mit harmlosen Arten.

Zu den **stark giftigen** in der Schweiz vorkommende Wildpflanzen gehören:*

- Der Eisenhut (Aconitum napellus) (Abbildung 21.3.1)
- Die Tollkirsche (Atropa belladonna)
- Die Herbstzeitlose (Colchicum autumnale) (Abbildung 21.3.2)
- Der Fingerhut (Digitalis ambigua: Grossblütiger, Digitialis lutea: Gelber, Digitialis purpurea: Purpur-Fingerhut)
- Die Eibe (Taxus baccata)
- Der Weisse Germer (Veratrum album)

Zu den **giftigen** Schweizer Wildpflanzen gehören:

- Der Aronstab (Arum maculatum)
- Das Maiglöckchen (Convallaria majalis)
- Das Pfaffenhütchen (Euonymus europaeus)
- Die Wolfsmilchgewächse (Euphorbia sp.)
- Euphorbia cyparissias (Zypressenwolfsmilch)
- Euphorbia esula (Eselswolfsmilch, Scharfe Wolfsmilch)
- Die Helleborusarten Christrose (Helleborus niger), Grüne Nieswurz (Helleborus viridis) und Stinkende Nieswurz (Helleborus foetidus)

* Für detallierte Abbildungen und Beschreibungen s. «Unsere Alpenflora» Elias Landolt, SAC-Verlag ISBN3-85902-218-0

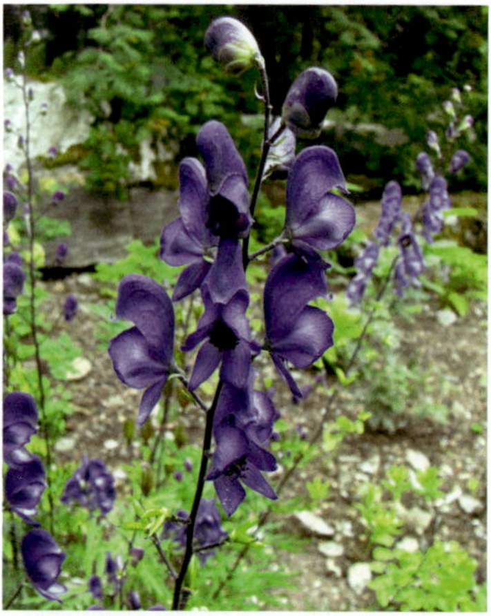
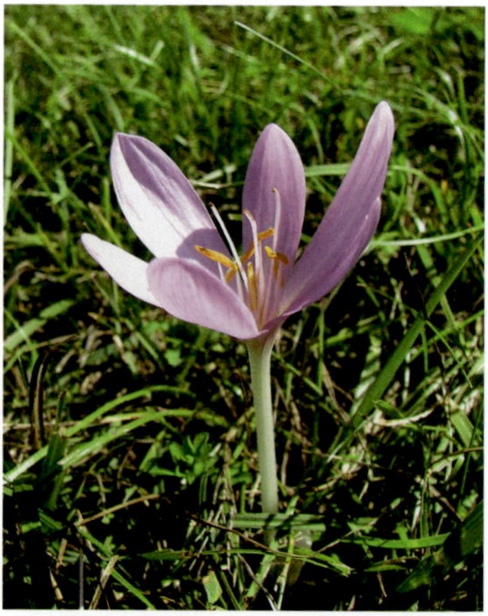

Abbildung 21.3.1 und 21.3.2: *Der Eisenhut (Aconitum napellus) und die Herbstzeitlose (Colchicum autumnale).*

Im Folgenden werden die einzelnen Pflanzen mit der gefährlichen Menge, der Verwechslungsmöglichkeit und den Vergiftungszeichen aufgeführt.

⇨ Wird die gefährliche Menge einer stark giftigen Pflanze eingenommen, sollte unverzüglich ein Arzt oder Spital kontaktiert werden. Pflanzen aufbewahren und mitnehmen!

Die Zeichen einer Vergiftung schwanken zwischen leichten Zeichenn (Übelkeit, Erbrechen, Schwindel) bis hin zum lebensbedrohenden ABC Problemen (s. Kapitel 9.2 Seite 97). Wird die gefährliche Menge einer stark giftigen Pflanzen eingenommen, sollte am besten unverzüglich, jedoch noch bis zu 1–2 Stunden nach Einnahme, flüssige Aktivkohle eingenommen werden (1 Gramm pro kg Körpergewicht, sofern der Patient bei Bewusstsein ist). Dann sollte ein Arzt oder das Toxikologische Informationszentrum (Telefon 145) kontaktiert werden.

Eisenhut (Aconitum napellus)
Verwechslungsmöglichkeit: Die Blätter werden mit Petersilien-Blätter verwechselt.
Gefährliche Menge: Wenig Pflanzenmaterial.
Zeichen: Der Eisenhut enthält Aconitin, eines der stärksten Pflanzengifte. Erste Zeichen treten innerhalb von 10–20 Minuten auf. Es sind Brennen und ein Taubheitsgefühl im Mund, später auch an den Armen, Beinen und am ganzen Körper. Dazu

kommen ein Kältegefühl, Übelkeit, Erbrechen, kolikartiger Durchfall, starke Muskelschmerzen und eventuell sogar Krämpfe. Bei schweren Vergiftungen treten auch Herzrhythmusstörungen und Blutdruckabfall auf.

Tollkirsche (Atropa belladonna)
Verwechslungsmöglichkeit: Brombeeren, Heidelbeeren.
Gefährliche Menge: Ab 1 Beere.
Zeichen: Die Tropanalkaloide der Tollkirsche bewirken grosse Pupillen mit Sehstörungen, ein Hitzegefühl, gerötete Haut, ein Trockenheitsgefühl im Mund, Heiserkeit, Schluckbeschwerden, Erbrechen, eine Darmlähmung, Harnabsatz-Schwierigkeiten, Herzrasen, Unruhe, Gangstörungen und Verwirrtheit. Es können sogar Halluzinationen, Krampfanfälle und Koma auftreten.

Herbstzeitlose (Colchicum autumnale)
Verwechslungsmöglichkeit: Bärlauchblätter, obwohl die Bärlauchblätter stark nach Knoblauch riechen, kürzer, breiter und zudem gestielt sind.
Gefährliche Menge: Wenig Pflanzenmaterial.
Zeichen: Das Hauptalkaloid Colchicin bewirkt die folgende 3-phasige Symptomatologie: Phase 1: Nach einer Latenz von 2–18 Stunden treten schwere Magen-Darm-Zeichen mit Übelkeit, (blutigem) Erbrechen, Kolik und (blutigem) Durchfall auf. Phase 2: 24–72 Stunden nach der Einnahme kann es zum Multiorganversagen kommen. Phase 3: 7–10 Tage nach der Einnahme folgt die Erholungsphase.

Fingerhut, Grossblütiger-, Gelber-, Purpur- (Digitialis ambigua, Digitialis lutea, Digitialis purpurea)
Gefährliche Menge: Wenig Pflanzenmaterial.
Zeichen: Die herzaktiven Glykoside können nach Einnahme zu Herzrhythmusstörungen und Herzstillstand führen. Zudem gibt es Magen-Darm-Störungen durch lokal reizende Saponine.

Eibe (Taxus baccata)
Verwechslungsmöglichkeit: Die Nadeln können mit Tannennadeln verwechselt werden. **Gefährliche Menge:** Der rote Samenmantel ist ungiftig, jedoch können bereits wenige zerbissene Samen oder Nadeln Zeichen verursachen.
Zeichen: Die Giftstoffe der Eibe, die Taxine, werden im Magen-Darm-Trakt schnell aufgenommen und können schon innerhalb von 60 Minuten zu Magen-Darm-Störungen mit Erbrechen, Bauchschmerzen und Durchfall führen. Nach Verzehr einer grossen Menge Nadeln oder zerkauter Samen sind zusätzlich Koma, Krämpfe, grosse Pupillen, Herzrhythmusstörungen mit verlangsamtem Puls, eine Atemlähmung und ein Herzstillstand möglich.

Aronstab (Arum maculatum)
Verwechslungsmöglichkeit: Bärlauchblätter.
Gefährliche Menge: Wenig Pflanzenmaterial, jedoch nicht lebensbedrohlich.
Zeichen: Der Aronstab enthält Oxalsäuren und Kalzium-Oxalatkristalle. Diese machen typischerweise Schleimhautirritationen. Die Zeichen sind Brennen, Schmerzen, Rötung und Bläschenbildung im Mund und Rachen und eventuell eine Schwellung. Weiterhin können Übelkeit, Erbrechen, Magen- und Bauchschmerzen und (blutige) Durchfälle auftreten.

⇨ Erste-Hilfe-Massnahme: Hier soll als grosse Ausnahme keine Aktivkohle eingenommen werden, sondern mit kalziumhaltigen Getränken oder Nahrungsmitteln wie Milch und Glace gekühlt werden. Das Kühlen lindert den Schmerz und das Kalzium bindet die Oxalsäure.

Maiglöckchen (Convallaria majalis)
Verwechslungsmöglichkeit: Bärlauchblätter.
Gefährliche Menge: Grössere Mengen an Pflanzenmaterial.
Zeichen: Die herzaktiven Glykoside können wie beim Fingerhut zu Herzarrhythmien und Herzstillstand führen. Es braucht jedoch mehr Pflanzenmaterial als beim Fingerhut, da die Maiglöckchen-Glykoside schlechter aufgenommen werden als die Fingerhut-Glykoside. Zudem treten Magen-Darm-Störungen durch lokal reizende Saponine auf.

Pfaffenhütchen (Euonymus europaeus)
Gefährliche Menge: Mehr als 5 Hütchen.
Zeichen: Die vielfältigen Inhaltstoffe vom Pfaffenhütchen (Steroidglycoside, ein Alkaloid, ein Lectin und Triterpene) verursachen lokal eine starke Reizung und lösen heftige Brechdurchfälle aus.

Zypressenwolfsmilch (Euphorbia cyparissias), Eselswolfsmilch (Euphorbia esula)
Gefährliche Menge: Wenig Milchsaft.
Zeichen: Der Milchsaft enthält vielfältige Inhaltsstoffe, die je nach Lokalisation stark reizend oder sogar ätzend wirken. Auf der Hornhaut des Auges sind sie stark ätzend und können zu schweren Hornhautschäden führen, werden die Augen nicht sofort mit Wasser gespült. Auf der Haut verursachen sie eine Hautentzündung, nach der Einnahme eine Magen-Darm-Störung.

Stinkende Nieswurz, Christrose, Grüne Nieswurz (Helleboris foetidus, niger, viridis)
Gefährliche Menge: Grosse Mengen an Pflanzenmaterial.

Zeichen: Bei den Toxinen der Helleborus-Arten handelt es sich einerseits um reizende Stoffe und andererseits um Herzglykoside, die jedoch nur in Helleborus foetidus und viridis nachgewiesen werden konnten. Die reizenden Stoffe bewirken in grösseren Mengen Magen-Darm-Zeichen, in Form von Übelkeit, Erbrechen und Durchfall. Die Herzglykoside verursachen entweder Herzrasen oder einen stark verlangsamten Herzschlag sowie Herzrhythmusstörungen.

Giftige Pilze

Die meisten in der Schweiz vorkommenden Pilze sind ungeniessbar, einige sind essbar und nicht wenige können potenziell schwere Vergiftungen verursachen. Eine grosse Gruppe von Pilzen (Mykorrhiza-Pilze) geht eine Lebensgemeinschaft mit Laub- und Nadelbäumen ein. Ihr Vorkommen hängt somit direkt vom Standort dieser Bäume ab. Die andere grosse Gruppe (Saprophyten) lebt von der Verwertung von Totholz, erscheint also an vielen verschiedenen Standorten. Das Wurzelwerk der Pilze überdauert oft viele Jahre im Boden oder in Wirtspflanzen, kaum sichtbar für den Menschen. Jahreszeit, Temperatur und Luftfeuchtigkeit bestimmen das Erscheinen von Fruchtkörpern.

Die Schweiz bietet mit ihren verschiedenen Regionen einer grossen Vielfalt von Pilzen einen Lebensraum. Die Alpennordseite unterscheidet sich von der Alpensüdseite nicht nur in Bezug auf Fauna und Flora, sondern in erheblichem Masse auch bezüglich des Pilzvorkommens.

Der wohl giftigste Pilz in der Schweiz ist der **grüne Knollenblätterpilz** (Amanita phalloides) und seine weissen Verwandten (Amanita virosa und Amanita verna). Diese Lamellenpilze, welche an Champignons erinnern, enthalten Amanitine (s. Abbildung 21.3.3).

⇨ Amanitine verursachen innert weniger Tage ein Leberversagen, welches unbehandelt zum Tod führt.

Zeichen und Behandlung: Nach dem Verzehr dieser Pilze kommt es nach 6–8 Stunden zu heftigen Magen-Darm-Beschwerden mit unstillbarem Erbrechen und wässrigen Durchfällen. Nach einer kurzen Zeit der vermeintlichen Besserung kommt es zum raschen Leberversagen. Die Therapie besteht einerseits in der frühzeitigen Kohlegabe und Zufuhr von Flüssigkeit durch die Vene. Mit einem Gegenmittel, welches in Spitälern vorhanden ist, kann die Aufnahme des Giftstoffes in die Leber gebremst werden.

Jedes Jahr sterben in Europa Menschen an einer Knollenblätterpilzvergiftung, resp. müssen sich einer lebensrettenden Lebertransplantation unterziehen.

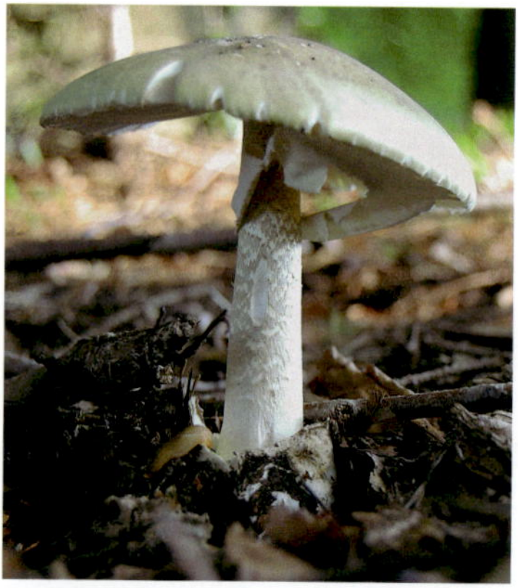

Abbildung 21.3.3: *Amanita Phalloides.*

Amanitine kommen noch in anderen Pilzarten, nämlich den Giftschirmlingen (Lepiota sp.) und den Gifthäublingen (Galerina sp.) vor. Somit kann es auch hier zu lebensgefährlichen Vergiftungen kommen. Ebenfalls Magen-Darm-Zeichen (Erbrechen, Uebelkeit, Durchfall) verursachen viele andere Pilze, deren Giftstoffe zum Teil gar nicht bekannt sind. In diesen Fällen treten die Beschwerden innert 1–3 Stunden nach Einnahme auf. Am heftigsten sind diese Beschwerden nach Verzehr von **Riesenrötling** (Entoloma sinuatum), **grünblättrigem Schwefelkopf** (Hypholoma fasciculare) und **Satansröhrling** (Boletus satanas). Letzterer ist einer der wenigen giftigen Röhrlinge. Die Zeichen klingen meist unter einfacher Therapie mit Flüssigkeitsersatz nach 1–3 Tagen wieder ab und hinterlassen keine dauerhaften Schäden.

Gelegentlich werden Pilze auch zu Rauschzwecken eingenommen. Aufgrund des sehr variablen Giftgehaltes ist die Wirkung auf das zentrale Nervensystem schwer vorhersehbar und kann für den Betroffenen äusserst unangenehm sein.

Selten sind Kinder betroffen, wenn sie diese Pilze im Rasen finden und verspeisen. In den **Kahlköpfen** (Psilocybe sp.) und **Düngerlingen** (Panaeolus sp.) kann der Giftstoff Psilocybin enthalten sein. Dieser führt zu Euphorie, Wahnvorstellungen, Angstzuständen und im schlimmsten Fall zu Krampfanfällen. Unter ärztlicher Überwachung und mit Beruhigungsmitteln klingen diese Beschwerden innert 12 Stunden bis maximal 3 Tagen ab.

Giftige **Trichterlinge** (z.B. Clitocybe dealbata) und die meisten **Risspilze** (Inocybe sp.) enthalten den Wirkstoff Muskarin, welcher ebenfalls im zentralen Nervensystem wirkt. Es kommt innert kurzer Zeit (15–120 Min.) zu Schweissausbrüchen, langsamem Puls, Pupillenverengung, Tränen- und Speichelfluss, allenfalls kombiniert mit Magen-Darm-Beschwerden. Diese Beschwerden können im Spital mit einem Gegenmittel *(Atropin)* behandelt werden. Diese Pilze werden oft als essbare Ritterlinge fehlidentifiziert.

Der **Fliegenpilz** (Amanita muscaria) enthält nicht, wie der Name vermuten lässt, Muskarin, sondern Ibotensäure und Muscimol. Diese Substanzen, welche ebenfalls im Pantherpilz (Amanita pantherina) vorkommen, bewirken innert 15–120 Minuten einen beschleunigten Puls bis Herzrasen, trockene Schleimhäute und Verwirrungszustände. Die Pupillen sind oft erweitert. Gelegentlich kommt es zu Sinnestäuschungen, in schweren Fällen auch zum Koma, das unter Umständen länger als 24 Stunden andauern kann. Die durch einen Platzregen leicht abwaschbaren weissen Hüllreste auf dem Hut des Fliegenpilzes haben wiederholt dazu geführt, dass der Fliegenpilz mit dem äusserst schmackhaften Kaiserling (Amanita caesarea) verwechselt wurde.

Notfallmassnahmen bei Verdacht auf eine Pilzvergiftung:
- Kohlegabe (Kohlesuspension; 1g/kg Körpergewicht) wenn möglich und/ oder
- Unverzüglicher Transport ins nächstgelegene Spital
- Allfällige Reste der Mahlzeit oder Rüstabfälle zur Untersuchung mitnehmen
- Grundsätzlich ist vom Verzehr unbekannter, nicht amtlich kontrollierter Pilze abzuraten
- Informationen rund um die Uhr beim Verdacht auf eine Pilzvergiftung sind beim Schweizerischen Toxikologischen Informationzentrum Tel. 145 erhältlich

Verwechslungsgefahren mit Speisepilze

Einzige Sicherheit beim Verzehr von wild gewachsenen Pilzen bietet die amtliche Pilzkontrolle. Andere Röhrlinge als der beliebte Steinpilz (Boletus edulis) können unter Umständen zu heftigen Magen-Darm-Störungen führen.
Bei Verwechslungen mit dem Eierschwamm (Cantharellus cibarius) sind der falsche Pfifferling (Hygrophoropsis aurantiaca) und der Ölbaumpilz (Omphalotus olearis) zu erwähnen: beide haben Lamellen und keine Leisten. Der falsche Pfifferling wird oft ohne Beschwerden verzehrt, während es nach Genuss von Ölbaumpilz zu heftigen Magen-Darm-Beschwerden kommt.
Bei sämtlichen Lamellenpilzen besteht die Gefahr einer Knollenblätterpilzvergiftung. Deshalb muss dringend vom Konsum unkontrollierter Lamellenpilze abgeraten werden.

⇨ Zwischenfälle treten oft dann auf, wenn Pilze vor dem Konsum nicht von einer Fachperson an anerkannten amtlichen Pilzkontrollstellen beurteilt wurden. Informationen zu amtlichen Pilzkontrollstellen findet man unter **www.vapko.ch** oder bei jeder Gemeinde.

21.4 Allergische Reaktionen

Eine allergische Reaktion ist eine krankhafte, überschiessende Reaktion auf sonst gut verträgliche Substanzen. Die wichtigsten allergie-induzierende Substanzen (Allergene) werden durch die Atemwege aufgenommen: Pollen, Milben, Haare, Schimmel. Es können aber auch Medikamente (Penicillin, Schmerzmittel), Nahrungsmittel (Nüsse, Kiwi, Erdbeeren), Insektengifte (Bienen-, Wespenstiche) und Materialien (Latex) sein.

Zeichen: Rötung und Juckreiz, Nesselfieber. Gefährliche Symptome entstehen, wenn die Mundschleimhaut stark anschwillt und die Atemwege verlegt oder bei einer generalisierten Reaktion mit Kreislaufschwäche.

Behandlung: Für Laien beschränkt sich die Behandlung auf die Allergenentfernung und auf die Erste-Hilfe-Massnahmen nach den ABC-Regeln. Antihistaminika können bei leichten Symptomen (keine sofortige Wirkung) verabreicht werden. Schwerwiegende Reaktionen werden mit Kortison (falls vorhanden) und ggf. Adrenalin behandelt (schwere Allergiker haben oft diese Medikamenten bei sich).

⇨ Eine schwere allergische Reaktion mit Atem- oder Kreislaufproblemen ist ein lebensbedrohlicher Notfall.

21.5 Angstattacken, Hyperventilation

Panikattacken äussern sich als plötzlich auftretende Angstanfälle mit körperlichen Begleitsymptomen. Betroffene erleben meist in einer Phase körperlicher und/oder seelischer Belastung in einer bestimmten Situation ungewohnte körperliche Zustände wie Herzstolpern, Schwindel oder Schweissausbrüche. Sie bewerten diese Symptome als lebensgefährlich und reagieren mit Panik, was die Symptome wiederum verstärkt. **Die Hyperventilation** kann bei Angstattacken oder psychischem Stress vorkommen. Oft betroffen sind junge Frauen. Das Bild kann sehr dramatisch wirken, ist aber unter den richtigen Massnahmen ungefährlich. Die Hyperventilation ist eine schnelle, oberflächige Atmung in der mehr Kohlendioxid ausgeatmet wird als nötig. Dies führt durch einen Säureverlust in Blut zur einen relativen Kalzium-Mangel und den typischen Starrkrampf ähnlichen Symptomen.

Zeichen: Sie können stark variieren: Herz-Kreislauf-Probleme, Hyperventilation und Atemnot, Schweissausbrüche, Schwindel und Todesangst. Bei der Hyperventilation sind Kribbelgefühle an den Händen und um den Mund bis hin zu krampfartiger Händestellung (Pfötchen) klassisch.

Behandlung: Das Eingehen auf eine Panikattacke beim Patienten kann erfolgen durch beruhigende Worte, das Aufsuchen eines ruhigen Ortes, wenn möglich. Angstanfälle auf einer Bergtour[1] können eine kurzfristige Planänderung notwendig machen.

Bei Höhenangst Händen und Füssen festen Halt verschaffen, Betroffene sitzen lassen. Ein kurzes Sicherungsseil kann psychologisch Wunder wirken.

Eine Hyperventilationskrise kann mit Atemhinweisen und einer Rückatmung der eigenen Ausatmungsluft in einen Plastiksack (Erhöhung des Kohlendioxid im Blut) kontrolliert werden. Bei immer wiederkehrendem Panikattacken professionelle Hilfe suchen[2].

⇨ Keine Beruhigungsmittel auf einer Bergtour! Absturzgefahr durch gestörte Wahrnehmung.

Literatur und Links:

1) Die Alpen 6/2008, Wenn Höhe zur Hölle wird, Martin Roos Wissenschafts- und Alpinjournalist, München/Valencia
2) Angst und Panikhilfe Schweiz, Hotline 0848801109, www.aphs.ch

22. Anhang

Div. Autoren

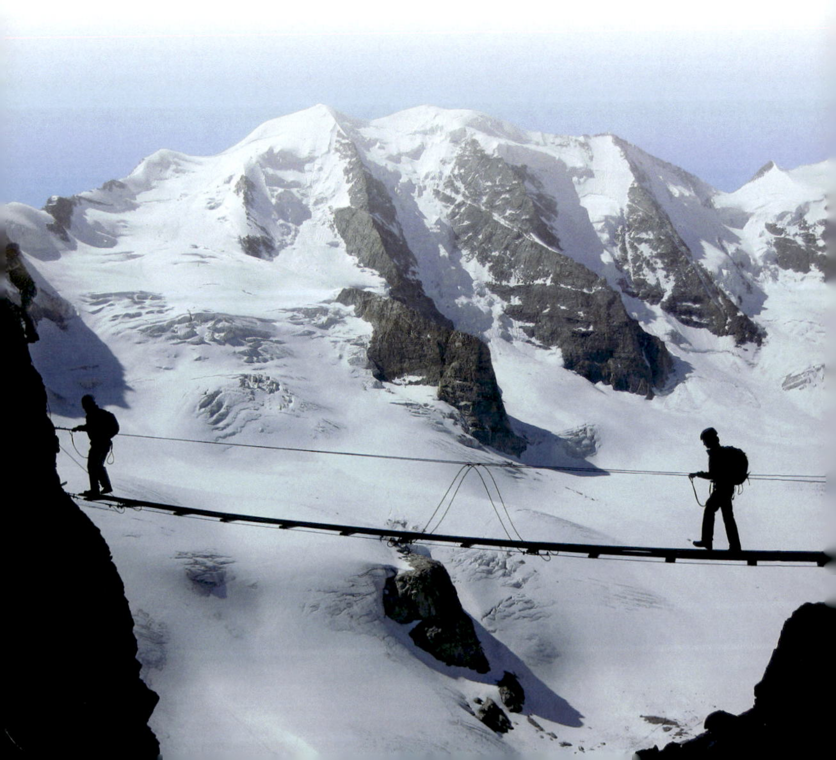

22.1 Apotheke

Beim Bergsteigen bewegt man sich in Gelände, wo medizinische Hilfe in der Regel nicht zur Verfügung steht. Umso wichtiger ist es, eine entsprechende Apotheke mitzuführen. Diese sollte nicht zu gross und die Anwendung der einzelnen Medikamente klar sein. Grundsätzlich sollte man nur das mitnehmen, was man anwenden kann. Eine Grundausrüstung aus Verbandsmaterial ist ebenfalls notwendig, teilweise kann hier auch aus Kleidungsstücken improvisiert werden.

⇨ Nimm nur mit, was du auch anwenden kannst.

Für **Tageswanderungen** in den Alpen ist anzuraten, wenigstens 2 verschiedene Schmerzmittel, Tegaderm mit Wundauflage, 1 SAM® Splint, 1 elastische Binde (4 oder 6 cm) sowie Leukotape mitzunehmen. Für **längere Touren und Trekkingsreisen** ist Modul 1 wegweisend. Hieraus kann für einen kleineren Bedarf eine kleinere Apotheke zusammengestellt werden (z.B. Schmerz-Fiebermittel, Mittel gegen Reisekrankheit, Magenbrennen, Schlafstörungen, Durchfall, Erbrechen). Modul 2 beinhaltet eine Erweiterung für Bergführer oder in der Anwendung der Medikamente vertraute Personen. Im Modul 3 sind die Medikamente zur Behandlung der **Höhenerkrankungen** (gemäss Kapitel 17 Seite 206) bei Trekkingtouren und/oder Expeditionen in grösseren Höhen dargestellt.

Die nachfolgende Liste der Ausrüstungsgegenstände ist als Anleitung zu verstehen, die sich aus der Erfahrung mehrerer Ärzte zusammensetzt. Unerlässlich ist jedoch trotzdem eine vorgängige Arztkonsultation bzw. der Rat vom Apotheker, auch um allenfalls vorhandene Kontraindikationen nicht zu übersehen. Auf allfällige Nebenwirkungen wird nur in der Übersicht oberflächlich eingegangen, Details sind in der Packungsbeilage ersichtlich. Persönliche Medikamente sind von jedem selbst mitzuführen (z.B. Insulin und Zuckermessgeräte für zuckerkranke Berggänger: Ampulle in schlagfester Dose und unter Kälteschutz!). Die Menge hängt von der Zahl der Teilnehmer und persönlichen Bedürfnissen ab und ist nicht ausgeführt (s. empfohlene Literatur).

Über die Haltbarkeit/Wirksamkeit von Medikamenten unter **extremen Bedingungen** (Höhe[1], Kälte und Wärme[2]) ist wenig bekannt. Wenn Ampullen einmal gefroren waren, und/oder der Inhalt nicht mehr wasserklar ist, seine Farbe geändert hat, sollten sie nicht mehr gebraucht werden. Kapseln und Zäpfchen sind in gefrorenem Zustand zerbrechlich wie Glas und bei höheren Temperaturen kann es zu Wirkungslosigkeit kommen. Zahlreiche Substanzen (u.a. Nifedipin, Nitroglycerin) sind UV-empfindlich: nicht unnötig in der Sonne liegen lassen!

Literatur:

1) Küpper T, Höhenwirksamkeit von Medikamenten. Jahrbuch der Österreichischen Gesellschaft für Alpin- und Höhenmedizin, Innsbruck 2008
2) Küpper T, Milledge J, Basnyat B, Hillebrandt D, Schöffl V: Consensus statement off the UIAA Medical Commission Vol 10: The effect of Extremes on Temperatur on drugs. With note on side effects and use of some other drugs in the mountains. Bern/Switzerland, 2008
3) ICAR Recommendation REC M 0004 of the Commission for Mountain Emergency Medicine of 1996 Contents of a Mountain Refuge's Pharmacy ICAR Recommendation REC M 0005 of the Commission for Mountain Emergency Medicine of 1998
4) A Modular First Aid Kid for Alpinists, Mountain Guides and Alpinist Physicians
5) Thomas Hochholzer: Trekking und Höhenbergsteigen – Ein medizinischer Ratgeber. Lochner Verlag
6) A.J. Pollard & D. R. Murdoch: The High Altitude Medicine Handbook (Second Edition)
7) J-P. Richalet & J-P. Herry: Medicine de l'alpinisme et des sports de montagne. Masson Verlag

Allgemeines:
b. Bed = bei Bedarf, Drg = Dragée, h = Stunde/n, k. A. = keine Angaben, KG = Körpergewicht, Kps = Kapseln, mind. = mindestens, po = per oral, Sac = Sachet, Pulver, Sir = Sirup, sl = sublingual, Supp = Zäpfchen, Tbl = Tabletten, tgl = täglich, Trpf = Tropfen, x = Mal, Kurotex, 2nd skin, Sonnencrème, orale Rehydrierungslösung

22.1.1 Modul 1: Für Bergsteiger (Mehrtagestouren/Trekkingsreisen in tiefen Lagen)

Symptom	Inhaltsstoff	Beispiele*	Dosierung/ Anwendung
Allergische Reaktionen, Heuschnupfen	Cetirizin	Zyrtec®	10 mg 1x1 Tbl tgl po
Atemwegerkrankungen (Erkältung)	Cineol, Levomenthol, Rosmarinöl, Thymianöl	Nasobol®	Tbl zum Auflösen und Inhalieren 2–3 Tbl (3–4x tgl) po
Bindehautentzündung, Schneeblindheit	Acidum fusidicum	Fucithalmic® Tropfgel (viele Varianten)	1 Trpf alle 12h lokale Anwendung
Desinfektionsmittel	Jod Octenidinhydrochlorid	Betadine® Octanisept®	Reichlich unverdünnt auf Wunde verteilen
Durchfall	Loperamid Lebende Hefe Aktivkohle Darmflora	Imodium® Carbolevure® (s. Index) Bioflorina® (s. Index)	Imodium: 1–2 Kps (à 2 mg), dann 1 Kps nach jedem Anfall (max. 8 Kps tgl) po
Halsschmerzen	Lysozym, Bacitracin	Lysopain®	4–8 Tbl tgl po
Infektionen: Hals-Nasen-Rachen, Mittelohr, Mundhöhle, Haut-Weichteil, Lungen	Amoxycillin-Clavulansäure	Augmentin® **	625 mg alle 8 h für 7–10 Tage po
Infektionen des Magen-Darm- und Urogenital-Traktes	Ciprofloxacinum	Ciproxin® **	500 mg 2x für mind. 3 Tage po
Leichte Verbrennungen, Sonnenbrand, Insektenmittel und Stiche	Dimetindenmaleat Propylenglykol Silbersulfadiazin	Fenistil® Flammazin®	Gel, Salbe, Salben-Schaum lokale Anwendung
Leichte Verstauchungen, Blutergüsse	Arnika Globuli	Similasan®	3–6x tgl po
Schlafstörungen	Zolpidem	Stilnox® Zolpidem Mepha®	10 mg 1x tgl (Tbl) po

* Mehrere Möglichkeiten

** Für Mehrtagestouren erwägen. Anwendung und Alternativen vor der Reise mit einem Arzt besprechen (z.B. Penicillin-Allergie).

Symptom	Inhaltsstoff	Beispiele*	Dosierung/ Anwendung
Schmerzen vor allem Bewegungsapparat	Ibuprofen	Brufen®	400–600 mg bis 4x tgl (Tbl) po
Schmerzen, Fieber, Erkältungssymptome	Paracetamol Mixpräparat	Dafalgan® Neocitran®	0.5–1g max 4x tgl 3 Beutel oder Brausetbl tgl
Schnupfen, zum Abschwellen der Nasenschleimhaut	Dimetidin	Vibrocil®	3–4 Trpf 3–4x tgl nasal
Sodbrennen, saures Aufstossen, Magenschmerzen	Omeprazol	Nexium® Omeprazol Mepha® Oprazol Spirig®	40 mg 1x tgl (Tbl) po
Trockene, verkrustete und verletzte Nasenschleimhaut	Dexpanthenolum	Bepanthen®	B. Bed nasal
Übelkeit, Erbrechen, Völlegefühl, Sodbrennen	Domperidon	Motilium lingual®	10 mg bis 3x tgl vor dem Essen (Tbl) sl

22.1.2 Modul 2: Erweiterung für Bergführer oder in der Anwendung der Medikamente vertraute Personen

Symptom	Inhaltsstoff	Beispiele*	Dosierung
Bauchkrämpfe, Nierenkoliken	Scopolamin	Buscopan®	10 mg 1–3x tgl (Tbl) po
Schwere allergische Reaktion	Dexamethason	Decadron® Dexamethason®	4–8 mg po bis Arzt vor Ort
Sehr starke Schmerzen	Tramadol	Tramal ®	50–100 mg bis 4x tgl po
Verstopfung	Bisacodyl	Dulcolax®	1–2 Drg po

**

22.1.3 Modul 3: Trekking und Expeditionen in der Höhe

Symptom	Inhaltsstoff	Beispiele*	Dosierung
Akute Bergkrankheit	Ibuprofen	Brufen®	400–600 mg bis 4x tgl po
Akute Bergkrankheit	Azetazolamid	Diamox®	125 mg 1–2 Tbl 2x tgl po
Höhenlungenödem	Nifedipin	Adalat CC ®	20 mg 3x tgl po

* Mehrere Möglichkeiten

** Die wichtigstens Nebenwirkungen und Bemerkungen sind aus dem Medikamentenindex zu entnehmen.

Symptom	Inhaltsstoff	Beispiele*	Dosierung
Schwere akute Bergkrankheit, Höhenhirnödem	Dexamethason	Decadron® Dexamethason®	4 mg 4x tgl, initial 8 mg po

In der Höhe muss man auch mit Fieber, trockenem Husten und Schleimhäuten, Halsweh, Augenproblemen rechnen. Die entsprechende Behandlung entnehmen Sie aus dem Modul 1.

22.1.4 Checkliste für die Kinderapotheke

Symptom	Behandlung/Medikament*	Dosierung**
Allergie	Zetirizin®, bei schwerer Allergie Dexamethason®	Ab 6 Jahren: Zetirizin: 1 Tbl tgl (10 mg) für 4 Wo po
Durchfall	Rehydratation po evtl. Antibiotika, evtl. Imodium®	Loperamid für Kinder ab 6 Jahren: mit 1 Tabl. beginnen. Max. 3 Tbl tgl po
Eitrige Augenentzündung	S. Modul 1	
Erbrechen	Itinerol® Supp	1 Supp tgl (altersabhängige fertige Supp)
Fieber	Dafalgan® oder Brufen®	Anwendung und Dosis mit Arzt vor der Reise besprechen!
Halsweh	Lutschtabletten	
Harnwegsinfekt	Bactrim® Tbl, Sir	Anwendung und Dosis mit Arzt vor der Reise besprechen!
Husten	Evtl. Augmentin® Tbl, Tr, Sac, Sir	Anwendung und Dosis mit Arzt vor der Reise besprechen
Schmerzen	Paracetamol* Tbl, Tr, Supp, Brufen® Tbl, Granulat	Paracetamol: ca. 15mg/kg KG in 4 Tagesdosen, Brufen: 20 mg/kg KG in mehreren Einzelgaben Supp oder po
Schneeblindheit	Augen schliessen und verbinden, Schwarzteebeutel Brufen®	Brufen®: 20 mg/kg KG in mehreren Einzelgaben po
Schnupfen	Nasentropfen (Vibrocil®)	1–2 Trpf 3–4x tgl nasal
Sonnenbrand	S. Modul 1	
Verbrennungen	Kühlen, evtl. Flammazin®, sauber abdecken	Lokale Anwendung
Windeldermatitis	Zinksalbe, Miconazol	Lokale Anwendung

* Handelsname

** Beachte, dass bei Kindern sämtliche Medikamente strikt nach Körpergewicht dosiert werden.

*** Viele Präparate auf dem Markt (z.B. Dafalgan®, Tylenol®)

[illegible]	Behandlung/Medikament*	Dosierung**
[illegible]	Gewebskleber, evtl. Fucidingaze, Augmentin® Tbl, Sir (bei Infektionen)	Anwendung und Dosis mit Arzt vor der Reise besprechen
Höhen-krankheiten	**GENERELL ABSTIEG !!!**	
AMS	Paracetamol***, Brufen®, Itinerol® Supp, evtl. Dexamethason®	Dexamethason: 0.4 mg/kg KG jede 12h po
HAPE	Adalat CC®	Kinder >12 Jahren: wie Erwachsene
HACE	Dexamethason®	0,4mg/kg KG jede 12h po

21.1.5 Weiteres Apothekenmaterial

Dreiecktuch	Verbände, Fixationen, Ruhigstellungen
Alkoholtupfer	Hautdesinfektion
Elastische Binden (4 oder 6 cm)	2. Verbandschicht, lockerer oder Druckverband
Fieberthermometer	Insb. bei Reisen mit Kindern
Fixomull® Strech	Pflasterverband zur vollflächigen Fixierung von Wundauflagen, insbesondere an Gelenken, bewegten und konturierten Körperpartien
Handschuhe	Eigenschutz
Kühlen, Wärmen	Kühlspray, Selbstheizende Packs für Hände und Füsse
Metallpinzette (Brucelle)	Splitterentfernen
Pflaster versch. Arten und Grössen	Konventionelle, Blasenpflaster (www.spenco.com, www.compeed.com)
Rettungsmaterial, Varia	Rettungsfolie, Spiegel, Kerze, Lichtquelle, Plastiksäcke, Schere, Notfallblatt, Bleistift, Trillerpfeife (Kinder)
Schere oder Skalpellklinge	Eröffnung von Blasen, kleine Interventionen
Schiene (z.B. SAM® Splint)	Fixationen
Selbstklebende Schnellverbände	2. Verbandschicht (Kein Pflaster nötig) lockerer oder Druckverband
Spezielles Material	Histoacryl® (s. Medi-Liste), Hydrokolloidale Verbände
Spritzen	Verabreichen von Medikamenten (intravenös oder peroral – Kinder!)
Sterile Nadel	Eröffnung von Blasen, Splitterentfernung, Injektionen, Aufziehen von Medikamenten
Steristrip	Wundversorgung bei sauberen Wunden und gut adaptierbaren Rändern (Schnittwunden)
Tape 2 cm	Stützverband für Gelenke

22.1.6 Medikamentenindex

Präparat	Wirkstoff	Form/ Preis in CHF	Dosierung*	Wirkung/Indikation	Beachte
Adalat®CR 20-30CR Bayer	Nifedipin	20 Tabl à 28 mg 17.30 CHF	Vorbeugung: 1 Tbl x tgl 24h vor dem Aufstieg Behandlung: 20mg 3x tgl	Höhenlungenödem (Vorbeugung und Behandlung) Bluthochdruck, Angina Pectoris	Höhebedingte Kopfschmerzen können verstärkt werden. Blutdrucksenkendes Medikament!
Arnica Montana Similasan	Arnika u.a.	Globuli k.A.	3–6x tgl 7 Globuli	Leichte Verstauchungen, Blutergüsse	Vermehrte Blutungsneigung
Aspirin® Bayer	Acetylsalicylsäure	k.A.	100 mg tgl po max. 300 mg (Erfrierungen) 500 mg (Herzinfarkt)	Lokale Erfrierungen, Herzinfarkt	V.a. in der Höhe Gefahr für empfindliche Magenschleimhaut (Magengeschwür). Die Plättchen sind ca. 7 Tage lang gehemmt: starke Blutungsneigung
Augmentin® Glaxosmith Kline	Amoxycillin + Clavulansäure	10 Filmtabl à 625 mg 40.30	625 mg alle 8 Stunden für 7–10 Tage	Antibiotikum gegen Hals-Nasen-Rachen-Lungeninfekte, Haut-Weichteilinfekte, Mittelohrentzündung, Zahnentzündung	Durchfall als Nebenwirkung. Meiden bei Penicillinallergie, beachte Nebenwirkungen! Anwendung mit Arzt vor der Reise besprechen
Bactrim Forte® Roche	Trimethoprimum (TM) und Sulfamethoxazolum (SMZ)	10 Tbl 10.– 100 ml Sirup 7.65	1 Tbl 2x tgl	Infektionen des Magendarm- und Urogenital-Traktes	1. Wahl bei Kindern, Sirupform im Handel, Nebenwirkungen! Anwendung mit Arzt vor der Reise besprechen
Bepanthen® Bayer	Dexpanthenolum	Nasensalbe 2 × 5 g k. A.	Mehrmals tgl nasal	Trockene, gereizte, entzündete Nasenschleimhaut	Sehr effektive, rasche Wirkung
Betadine® Mundipharma	Jod	Flasche zu 10 ml 9.65	Reichlich unverdünnt lokale Anwendung	Desinfektionsmittel	Jodallergie, Schilddrüsenerkrankungen

* Einnahme po ausser anders erwähnt

Präparat	Wirkstoff	Form/ Preis in CHF	Dosierung*	Wirkung/Indikation	Beachte
BioflorinaTM	lebende Enterokokken (Darmbakterien)	35 Kps 21.60	2–3 Kps tgl	Vorbeugend oder zur Behandlung von Durchfallerkrankungen	
Brufen® Abbot	Ibuprofen	20 Filmtbl à 400 mg 9.15	400–600 mg bis 4x tgl	Schmerzen, Gelenke, Gelenkschwellungen	Allergische Reaktionen Allergie gegen Aspirin Magendarmerkrankungen Niereninsuffizienz
Carbolevure® Robapharm	Lebende Hefe Aktivkohle	20 Kps Erw. 20.55	1 Kps 3x tgl	Durchfallerkrankungen und zur Regulierung und Normalisierung der Darmflora	
Cialis® Lilly	Tadalafil	k.A.	1 Tbl x tgl 24h vor dem Aufstieg	Vorbeugung des Höhenlungenödems, erektile Dysfunktion	Höhebedingte Kopfschmerzen können verstärkt werden
Ciproxin® Bayer	Ciprofloxacinum	6 Tbl à 250 g 18.70	2x 250 bis 2x 500 mg für mind. 3 Tage	Infektionen des Magendarm- und Urogenital-Traktes	Nebenwirkungen! Anwendung mit Arzt vor der Reise besprechen
Comfeel Plus Coloplast	Polyurethan, Caroxymethylcellulose, Pektin, Gelatin	k.A.		Hautschutz bei offene stark nässenden Wunden, Schürfwunden, chronische Wunden	
Dafalgan® Bristol-Myers Squibb	Paracetamol	16 Filmtabletten à 1 g 7.95	500 mg–1 g bis 4x tgl	Schmerzen, Fieber, Erkältung	Lebertoxisch bei Überdosierung
Decadron® Dexamethason®	Dexamethason	20 Tbl à 1 mg ca. 8.70	4 mg 4x tgl	Starke Entzündungshemmer, Bergkrankheit, Höhenhirnödem, schwere allergische Reaktionen	Etliche Nebenwirkungen, u.a. verminderte Stresstoleranz, Urteilsvermögen, Gefahr der Selbstüberschätzung. Dosis bezieht sich auf höhebedingten Probleme

Präparat	Wirkstoff	Form/ Preis in CHF	Dosierung*	Wirkung/Indikation	Beachte
Diamox® Vifor Friburg	Acetazolamid	25 Tbl à 250 mg 15.15	250 mg 2x tgl je nach Indikation (s. Kap. 17)	Stimuliert die Atmung Vorbeugung und Behandlung der Höhekrankheit	Kribbeln, Geschmacksstörungen, Muskelkrämpfen
Flammazin® Solvay Pharma	Silbersulfadiazin	Salbe 20 g 10.20	1x tgl direkt in einer Schicht von 2–3 mm auf die Wunde	Kleinere Verbrennungen, Hautinfektionen, infizierte Wunden	
Floxal® BAUSCH & LOMB SWISS	Oflaxacin	Augensalbe 3 g 9.10 UD Augentrpf 30 × 0,5 ml 16.95	4× tgl 1 Trpf Entzündung: alle 30 Min 1 Tpf 48 h lang 3× tgl. einen 1 cm langen Strang lokale Anwendung	Topisches Antibiotikum Eindehautentzündungen Kontaktlinsenassoziierte Hornhautentzündungen	Keine Kontaktlinsen tragen
Fucithalmic® Leopharma	Acidum fusidicum	Monodosen Tropfgel 12 × 0,2 g 16.35	1 Trpf alle 12 h lokale Anwendung	Antibiotikum bakterielle Bindehautentzündungen Schneeblindheit	Kontaktlinsen müssen entfernt werden
Hystoacryl® Braun	n-Butyl-2-Cyanacrylat	5 Amp 148.27 Euro		Gewebskleber kleine Wunden (s. Kap 16)	Sehr teuer
Imodium® Janssen-Cilag Loperamid® MEPHA	Loperamid	k.A.	1–2 Kps à 2 mg, dann 1 Kps bei jedem weiteren Durchfall bis max. 8 mg tgl	Akute und chronische Durchfallerkrankungen	Auf Flüssigkeit und Elektrolytensubstituition achten. Es ist ein Notfallmedikament!
Itinerol® Vifor Friburg	Meclozini-2 HCl, Pyridoxini-HCl	k.A.	1 Supp tgl	Brechreiz und Erbrechen jeglichen Ursprungs, Reisekrankheit	Fertige Supp für Kinder 3 Monate – 6 Jahre, für Kinder 6–12 Jahre und Erwachsene
Lacrycon® Thea Pharma	Hyaluronsäure	Tagesdosen 20 × 0,65 ml 21.15	4x tgl 1 Trpf lokale Anwendung	Künstliche Tränen Augentrockenheit	
Lysopain® N Boehringer Ingelheim	Lysozym, Bacitracin	24 Lutschtbl 9.50	4–8 Tbl tgl	Lokale, schmerzlindernd akute, entzündlichen, schmerzhafte Erkrankungen im Mund- und Rachenraum	Nicht bei Fructose-Intoleranz Wenn innerhalb von 5 Tagen keine Besserung Arzt suchen

Präparat	Wirkstoff	Form/ Preis in CHF	Dosierung*	Wirkung/Indikation	Beachte
Motilium lingual® Janssen-Cilag	Domperidon	30 Filmtbl à 10 mg 14.30	10 mg bis 3x tgl vor dem Essen sl	Magen-Darmpassage fordernd, «Magenstörungen» wie Bauchschmerzen nach den Mahlzeiten, Völlegefühl, Blähungen und Sodbrennen	Nicht bei Hirnanhangsdrüseerkrankungen, schwere Magen-Darmkrankheiten, Wechselwirkungen mit anderen Medikamenten
Nasobol® Inhalo Sanofi	Cineol, Levomenthol, Rosmarinöl, Thymianöl	30 Tbl 11.50	3-4 Behandlungen pro Tag Inhalationen	Atemwegserkrankungen	Es braucht heisess Wasser. Sehr wirksam wenig Gewicht.
Neocitran® Novartis	Phenylephrini Pheniramini Ascorbinsäure, Paracetamol	k.A.	3 Beutel oder Brausetbl tgl	Abschwellend, Schmerzmittel und fiebersenkend, Grippe	S. Paracetamol
Neosporin® GlaxoSmith Kline	Neomycin, Gramicidin, Polymyxin	Augentropfen 5 ml 9.60	2–4x tgl 1–2 Trpf lokale Anwendung	Topisches Antibiotikum Bindehautentzündungen	Allergie gegen die einzelnen Substanzen
Nexium® Astra Zeneca Omeprazol® Mepha	Omeprazol	14 MUPS-Tbl à 20 mg 47.70	40 mg 1x tgl	Hemmung der Bildung von Magensäure, Sodbrennen, saures Aufstossen, Magenschmerzen	Wechselwirkungen mit anderen Medikamenten Kopfschmerzen Verdauungsstörungen
Oculac® Novartis	Povidonum K 25	20 SDU Augentropfen à 0,4 ml 11.80	4x tgl 1 Trpf lokale Anwendung	Künstliche Tränen Augentrockenheit	
Buscopan® Boehringer Ingelheim	Scopolamini Buthybromidum	20 Drg à 10 mg 12.50	3–5x tgl 1–2 Drg	Krampflösend und schmerzlindernd auf die Muskulatur des Magen-Darm-Traktes	Bei bestimmten Muskeln und Dickdarmerkrankungen kontraindiziert
Tramal® Grünenthal	Tramadol	50 Kps à 10 mg 6.90	1–2 Kps, max 8 Kps tgl	Starke Schmerzen	Bewusstseinsminderung, nicht bei Atemproblemen, kann abhängig machen

Präparat	Wirkstoff	Form/ Preis in CHF	Dosierung*	Wirkung/Indikation	Beachte
Tylenol® Kinder Jannsen Cilag	Paracetamol	k.A.	Gewichtabhängig	S. Dafalgan	Beachte die ärztlichen Anweisungen!
Viagra® Pfizer	Sildenafil	k.A.	25mg 3 x tgl	Behandlung des Höhenlungenödems, erektile Dysfunktion	wie Cialis®
Vibrocil® Novartis	Dimetidin	Nasentropfen, Nasenspray, Nasengel k.A.	3–4 Trpf 3–4x tgl lokale Anwendung	Abschwellendes Mittel Schnupfen zum Abschwellen der Nasenschleimhaut	Keine Dauertherapie: Schleimhautschädigung!
Vigamox® Alcon	Moxifloxacin	Gtt Opht à 5 ml 16.95	3x tgl 1 Trpf über 4 Tage lokale Anwendung	Topisches Antibiotikum Hornhautentzündungen	Allergische Reaktionen. Stechen und Brennen beim Eintropfen. Keine Kontaktlinsen tragen während der Therapie
Viscotears® Novartis Vismed® TRB Chemedica SA	Carbomerum 980 Hyaluronsäure	Tropfgel 30 × 0,6 g 15.65 Augengel UD 20× 0,45 ml 18.50 CHF	3–4x tgl lokale Anwendung	Tränenersatz Augentrockenheit	
Zolpidem® Stillnox®		10 x 10 mg Tbl ca. 6.00	10 mg 1x tgl lokale Anwendung	Schlafstörungen	Nicht > 4 Wochen. Paradoxe und psychiatrische Störungen, Amnesie, Anhängigkeit
Zyrtec® UCB Pharma	Cetirizin	Filmtabl 10 (teilbar) 13.50	10 mg 1x tgl	Allergische Reaktionen, Heuschnupfen	Selten Müdigkeit. Wechselwirkungen mit anderen Medikamenten. Wirkt nicht sofort.

Es handelt sich um eine unverbindliche Medikamentenauswahl aller in den Kapiteln erwähnten Mittel. Die Auswahl wurde von den Autoren unabhängig voneinander durchgeführt. Es bestehen keine Vereinbarungen mit den zitierten Pharmaindustrien. Medikamenten-Infos stammen aus dem Arzneimittelkompendium (www.kompendium.ch) Stand: 19.01.2010. Die einzig erwähnten Nebenwirkungen sind diejenigen, die relevant in der Outdoor-Umgebung vorkommen und gefährlich sein können. Es sind längst nicht alle Nebenwirkungen erwähnt! Lesen Sie bitte den Beipackzettel genau oder fragen Sie Fachpersonen. Copyright by Documed AG, Basel, Switzerland 2010. Die Pharmafirma wird mit der unverbindlichen Preisempfehlung (bei SL-Präparaten maximaler Publikumspreis inkl. MwSt., bei nicht SL-Präparaten gemäss Herstellerangaben inkl. MwSt.) erwähnt, falls Hauptherstellerin des Medikaments. Der Verlag übernimmt keine Haftung für Ansprüche, die aus den obengenannten Informationen erwachsen könnten.

22.2 Lake Louise Score

22.2.1 Lake Louise Score für Kleinkinder bis drei Jahre

Die Höhe des Scores wird errechnet aus der Summe des Ruhelosigkeitsscores (=fussiness score, FS) und des kindspezifischen Symptomscore (=pediatric symptome score, PSS). Die Ruhelosigkeit ist definiert als ein Zustand der Reizbarkeit ohne klar erkennbare Ursache über mindestens zwei Stunden. Die Diagnose einer Höhenkrankheit ist wahrscheinlich bei einem Ruhelosigkeitsscore von mindestens 4, einem Symptomscore von mindestens 3 und demzufolge einem Gesamtscore von mindestens 7, natürlich unter einer akuten Höhenexposition von >2500 m Höhe.

Ruhelosigkeitsscore (Summe von Umfang und Intensität)

Umfang der unerklärlichen Ruhelosigkeit

0	1	2	3	4	5	6
keine			intermittierend			konstant

Intensität der unerklärlichen Ruhelosigkeit

0	1	2	3	4	5	6
keine			mässig			extrem schreien

Kindspezifischer Symptomscore (Summe aus Ess-, Spiel- und Schlafverhalten)

Wie gut hat Ihr Kind heute gegessen?	0	normal
	1	etwas weniger als normal
	2	deutlich weniger als normal
	3	überhaupt nicht gegessen oder erbrochen
Wie gut hat Ihr Kind heute gespielt?	0	normal
	1	etwas weniger als normal
	2	deutlich weniger als normal
	3	überhaupt nicht gespielt
Wie gut hat Ihr Kind heute geschlafen?	0	normal
	1	etwas weniger oder mehr als normal
	2	deutlich weniger oder mehr als normal
	3	konnte überhaupt nicht schlafen

22.2.2 Lake Louise Score für Primarschulkinder

Die erste Frage gibt einen generellen Eindruck des Gesamtzustandes des Kindes und gibt Anhaltspunkte, ob die nachfolgend aufgelisteten Symptome mit dem Gesamtzustand übereinstimmen.

Die Diagnose von AMS ist wahrscheinlich, wenn:

- Ein Höhengewinn über 2500 m während den letzten drei Tagen stattgefunden hat
- Kopfschmerzen und ein weiteres aufgelistetes Symptom bestehen
- Ein totaler Score von mindestens 3 (ohne Punkt 1) erreicht wird

1. Wie geht es Dir jetzt?

Es geht mir sehr gut	0
Es geht mir gut	1
Es geht mir nicht so gut	2
Es geht mir sehr schlecht	3

2. Hast du Kopfweh/Kopfschmerzen?

Ich habe gar kein Kopfweh	0
Ich habe ein bisschen Kopfweh	1
Ich habe mehr als nur ein bisschen Kopfweh	2
Ich habe ganz schlimmes Kopfweh	3

3. Hast du Hunger?

Ich habe Hunger/mir ist nicht schlecht	0
Ich habe fast keinen Hunger/mir ist ein bisschen schlecht	1
Mir ist schlecht/ich musste erbrechen	2
Mir ist sehr schlecht/ich musste viel erbrechen	3

4. Bist du müde?

Ich bin nicht müde	0
Ich bin ein bisschen müde	1
Ich bin mehr als nur ein bisschen müde	2
Ich bin sehr müde	3

5. Ist dir schwindelig?

Mir ist nicht schwindelig	0
Mir ist ein bisschen schwindelig	1
Mir ist mehr als nur ein bisschen schwindelig	2
Mir ist sehr schwindelig (es dreht sich alles)	3

6. Wie hast du letzte Nacht geschlafen?

So gut wie immer	0
Nicht so gut wie sonst	1
Bin in der Nacht sehr oft aufgewacht	2
Konnte gar nicht schlafen	3

Zähle nun alle Punkte unter 2.–6. zusammen, um den Gesamtscore des Kindes zu erhalten.

Mildes AMS = Score von 3–5 (entsprechende Globalbeurteilung unter 1. von 0 oder 1)
Schweres AMS = Score von >5 (entsprechende Globalbeurteilung unter 1. von 2 oder 3)

22.2.3 Lake Louise Score für Jugendliche und Erwachsene

Die Diagnose von AMS ist wahrscheinlich, wenn:

- Ein Höhengewinn über 2500 m während den letzten drei Tagen stattgefunden hat
- Kopfschmerzen und ein weiteres aufgelistetes Symptom bestehen
- Ein totaler Score von mindestens 3 erreicht wird

Bitte beurteile deinen momentanen Zustand und kreuze die passenden Symptome an:

1. Kopfschmerzen

0 Keine Kopfschmerzen
1 Milde Kopfschmerzen
2 Mässige Kopfschmerzen
3 Schwere Kopfschmerzen, die mich handlungsunfähig machen

2. Magen-Darm-Beschwerden

0 Keine, normaler Appetit
1 Kein Appetit, Übelkeit
2 Mässige Übelkeit und/oder Erbrechen
3 Starke Übelkeit und/oder Erbrechen, die mich handlungsunfähig machen

3. Müdigkeit – Schwäche

0 Überhaupt nicht
1 Leichte Müdigkeit und/oder Schwäche
2 Mässige Müdigkeit und/oder Schwäche
3 Starke Müdigkeit und/oder Schwäche, die mich handlungsunfähig machen

4. Schwindel – Benommenheit

0 Überhaupt nicht
1 Leichte(r) Schwindel/Benommenheit
2 Mässige(r) Schwindel/Benommenheit
3 Schwere(r) Schwindel/Benommenheit, die mich handlungsunfähig machen

5. Schwierigkeiten zu schlafen

0 Ich schlief so gut wie immer
1 Ich habe nicht so gut wie üblich geschlafen
2 Ich bin mehrmals aufgewacht, habe schlecht geschlafen
3 Ich konnte überhaupt nicht schlafen

Zähle nun alle Punkte zusammen um den Gesamtscore zu erhalten.
Mildes AMS = Score von 3–5 (entsprechende Globalbeurteilung von 0 oder 1)
Schweres AMS = Score von >5 (entsprechende Globalbeurteilung von 2 oder 3)

Globalbeurteilung
Falls du irgendwelche dieser Beschwerden hast, wie beeinflussen sie deine Handlungsfähigkeit?

0 Überhaupt nicht
1 Leicht vermindert
2 Ich kann nur noch mit Mühe funktionieren
3 Ich bin praktisch handlungsunfähig und muss herumliegen

22.3 Links

Schweizer Alpenclub (SAC):	**www.sac-cas.ch**
Schweizerische Gesellschaft für Gebirgsmedizin:	**www.sggm.ch**

Alpine Rettung Schweiz:	www.alpinerettung.ch
Deutsche Gesellschaft für Berg- und Expeditionsmedizin:	www.bexmed.de
Deutscher Alpenverein:	www.alpenverein.de
Französischer Alpenverein:	www.ffcam.fr
Groupe d'intervention médicale en montagne:	www.grimm-vs.ch
High Altitude medicine and Biology:	www.liebertpub.com
Himalayan rescue association of Nepal HRA:	www.himalayanrescue.org
Himalayan rescue association:	www.everester.org
Hypoxia Symposia:	www.hypoxia.net
Institut d'Estudios de Medicina de Muntanya:	www.iemm.org
International society for mountain medicine:	www.ismmed.org
International society of travel medicine:	www.istm.org
Internationale Kommission für Alpines Rettungswesen:	www.ikar-cisa.org
International Porter Protection Group:	www.ippg.net
Istituto nazionale per la ricerca scientifica e tecnologica sulla montagna:	www.inrm.it
Italienischer Alpenclub:	www.cai.it
Italienische Alpine Rettung:	www.alpinia.net/soccorso.php www.soccorsoalpino.org (Südtirol)
Medex – medical expeditions:	www.medex.org.uk
Nahrungsmittelpyramide:	www.sge-ssn.ch
Österreicher Alpenverein:	www.alpenverein.at
Österreichische Gesellschaft für Alpin- und Höhenmedizin:	www.alpinmedizin.org
Reisemedizinische Informationen:	www.safetravel.ch
Sociedad Argentina de medicina de Montana:	www.samm.org.ar
Societa italiana medicina di montagna:	www.medicinadimontagna.it
Swiss Forum for Sport Nutrition:	www.sfsn.ethz.ch
Union internationale des Associations Alpinistes:	www.theuiaa.org
Wilderness medical society:	www.wms.org
WSL-Institut für Schnee- und Lawinenforschung SLF:	www.slf.ch

22.4 Lexikon*

Achillessehnenreflex: Durch einen leichten Schlag auf die Achillessehne kommt es zu einer Streckbewegung im Sprunggelenk. Wenn im Vergleich zur Gegenseite eine Verminderung oder ein Fehlen vorliegt, so kann eine Nervenwurzelkompression vorliegen.

Alkalose: Der pH-Wert im menschlichen Körper ist zu hoch (basisch).

Allergen: Eine Substanz die über Vermittlung des Immunsystems Überempfindlichkeitsreaktionen auslöst. Ein Allergen ist ein Antigen, die von ihm verursachte Reaktion ist eine allergische Reaktion. Das Immunsystem allergischer Patienten reagiert mit der Bildung von spezifischen Antikörpern auf den Kontakt mit den Allergenen.

Alveolen: Lungenbläschen in denen der Gasaustausch zwischen ein- und ausgeatmeter Luft und dem Blut erfolgt.

Autonomes Nervensystem (vegetatives Nervensystem, VNS): Über das VNS werden biologisch festliegende, automatisch ablaufende Regulationsvorgänge vermittel, die zur Aufrechterhaltung der inneren Homöostase die lebenswichtigen Funktionen wie Herzschlag, Atmung, Blutdruck, Verdauung und Stoffwechsel kontrollieren. Der Mensch kann diese Funktionen nicht bewusst steuern. Man untergliedert das Autonome Nervensystem nach funktionellen und anatomischen Gesichtspunkten in einem Sympathischen- und einem Parasympatischen System. Diese haben antagonistische Wirkung. Über den Sympathikus werden anregende, leistungsfördernde Anreize vermittelt, über den Parasympathikus gegenläufige, z.B. erholungsfordernde Impulse.

Azidose: Der pH-Wert im menschlichen Körper ist zu tief (sauer).

Bergungstod: Ein Kreislaufstillstand, der in Zusammenhang mit der Bergung eines Verletzten entsteht, wird Bergungstod genannt. Der gleiche Begriff wird in verschiedenen Situationen verwendet.
Bei unterkühlten Personen (z.B. Lawinenopfer) wird die Durchblutung der Körperoberfläche verringert und das warme Blut konzentriert sich auf die überlebenswichtigen Organe, den sogenannten Körperkern. Es kommt zu einem grossen Temperaturunterschied zwischen Körperkern und Schale. Beim Bewegen oder

* Viele medizinische Begriffe werden in dem ursprünglichen Text erklärt und sind hier unten nicht aufgelistet.

Wiederaufwärmen des Patienten kommt es zur Durchmischung von warmem Kern- und kaltem Schalenblut. Infolge Temperaturempfindlichkeit des Reizleitungssystems des Herzens, kann es zu tödlichen Herzkreisrhythmusstörungen führen mit Herz-Kreislauf-Stillstand. Neuere Untersuchungen sprechen allerdings eher für eine Herzüberlastung durch die plötzlich zurückfliessende grosse Blutmenge.
In der Bergrettung ist der Bergungstod oft auf ein Hängetrauma zurückzuführen. Dabei hängt eine Person längere Zeit, wodurch das Blut in die unteren Extremitäten versackt. Strömt das Blut bei der Rettung plötzlich in den Organismus zurück, kann es ebenso zu einer Herzüberladung und einem Kreislaufversagen kommen.
Bei verschütteten oder eingeklemmten Personen ist der Bergungstod häufig darauf zurückzuführen, dass nach der Entlastung gequetschte Gliedmassen wieder durchblutet werden und somit verletzte Strukturen wieder zu bluten anfangen. Bei diesen Opfern besteht zudem die Gefahr, dass die hormonelle Stressreaktion aussetzt. Vor der Rettung befinden sich nicht bewusstlose Personen in einer extremen Stresssituation. Dabei bewirken Stresshormone (Adrenalin und Cortisol) ein Aufrechterhalten der lebenswichtigen Organfunktionen. Nach der Rettung reduziert sich dieser Stressmechanismus und der von den Stresshormonen aufrechterhaltene Blutkreislauf bricht zusammen.

Blasenstörung: Unmöglichkeit Urin zu lösen, bzw. unkontrollierbarer Urinabgang.

Chemorezeptoren: Dies sind spezialisierte Sinneszellen, die auf in der Luft transportierte oder in Flüssigkeiten gelöste chemische Stoffe spezialisiert sind. Sie spielen eine grosse Rolle für den Geruchs- und Geschmackssinn.

Dehydratation: Wassermangel des Körpers, durch zu viel Flüssigkeitsverlust (Schwitzen, Atmen, Urin- und Stuhlabgang) oder zu wenig Flüssigkeitszufuhr.

Euler-Liljestrand-Reflex: Beschreibt den Zusammenhang zwischen Belüftung und Durchblutung der Lungen. Wird ein Teil der Lunge nicht mehr belüftet, verengen sich automatisch auch die Gefässe dieses Lungenanteils, sodass auch die Durchblutung vermindert wird.

Fraktur: Bruch.

Freie Radikale: Als Radikale bezeichnet man Atome oder Moleküle mit mindestens einem ungepaarten Elektron, die meist besonders reaktionsfreudig sind. Dadurch spielen freie Radikale bei einer Reihe von zellbiologischen Prozessen eine wichtige Rolle, denn sie können durch Zellschädigung zum Alterungsprozess beitragen. Es können somit Krankheiten wie Krebs oder Zuckerkrankheit etc. entstehen.

Gemischtvenöses Blut: Es handelt sich um Blut, das aus der oberen und unteren Hohlvene stammt und im rechten Vorhof «gemischt» wird, bevor es über die rechte Kammer in die Pulmunalarterie gelangt. Die Blutabnahme ist sehr aufwendig und kann nur mit speziellem Katheter erfolgen. Das gemischtvenöse Blut gibt Hinweise auf den Sauerstoffverbrauch der peripheren Organe.

Glycogen: ist ein Vielfachzucker (Polysaccharid). Es dient der kurz- bis mittelfristigen Speicherung und Bereitstellung des Energieträgers Glucose.

Hämatome: Bluterguss, blauer Fleck oder Veilchen.

Hämeisen: Das im roten Blutfarbstoff (Hämoglobin) oder in Muskelzellen (Myoglobin) gebundene dreiwertige Eisen. Eisen kann auch als freies Eisen in der Nahrung vorkommen. In tierischen Produkten wie Muskelfleisch, Leber oder Fisch kommt Eisen in beiden Formen vor, wobei der Hämeisenanteil bei rund 50 bis 80% liegt. Vor allem im roten Fleisch liegt der grösste Teil an Hämeisen vor. In pflanzlichen Lebensmittel wie Gemüse und Getreide kommt Eisen nur in der freien Form vor.

Hirnarterien: Die Hirnarterien sind die das Gehirn mit Sauerstoff versorgenden Blutgefässe. Von den beidseitigen Halsschlagadern erfolgt an der Schädelbasis eine Aufzweigung in mehrere Arterien, die ringförmig miteinander verbunden sind und in kleinen Ästen bis in die einzelnen Hirnabschnitte gehen.

Höhenhirnödem: Durch Sauerstoffmangel ab 4000 bis 4500 m hervorgerufene Störung der Regulation der Hirndurchblutung, welche zu einer Ansammlung von (Blut) Flüssigkeit im Bindegewebe des Gehirns führt. Klinisches Leitsymptom sind schwere Gleichgewichtsstörungen verbunden mit extremen schmerzmittelresistenten Kopfschmerzen. Hinzu kommen Erbrechen, Bewusstseinsstörungen bis Koma.

Hyperventilation: Schnelle und vertiefte Atmung. Man unterscheidet eine pathologische von einer physiologischen Hyperventilation. Bei der pathologischen (krankhaften) Hyperventilation, verursacht durch Stress oder Angst, wird zu viel CO_2 (Kohlendioxid) abgeatmet, sodass es zu einer Veränderung im Säuren-Basen-Gleichgewicht kommt. Es kann dadurch zu Schwindel, Ameisenlaufen in den Händen und Krämpfen kommen. Die physiologische Hyperventilation ist ein gewöhnliches Anpassungsphänomen während der Höhenexposition.

Hypoxie Normobare-Hypobare: Hypoxie ist definiert als Sauerstoffmangel im Gewebe. Eine normobare Hypoxie entsteht, wenn die Sauerstoffkonzentration in der Atemluft verringert wird (z. B. durch Zufuhr von Stickstoff oder Kohlendioxid) bei unverändertem Luftdruck (Veränderung des Gasgemischs in einer abgeschlossenen Kammer oder mit einem stationären Maskensystem) Unter hypobarer Hypoxie versteht man die Reduktion des Sauerstoffgehalts in der Atemluft durch Reduktion des Luftdrucks (natürliche Höhenbedingungen oder in einer Unterdruckkammer).

Kammerflimmern: Eine lebensbedrohliche pulslose Herzrhythmusstörung, bei der in den Herzkammern ungeordnete Erregungen ablaufen und sich der Herzmuskel nicht mehr geordnet kontrahiert. Unbehandelt führt das Kammerflimmern wegen der fehlenden Pumpleistung des Herzens unmittelbar zum Tode.

Kelty Camp Chair® oder Crazy Creek® Chair: Dies ist eine Art Campingstuhl mit gepolstertem Sitzplatz und gepolsterter Lehne ohne Metallbeine.

Konvektion: Wärmeübertragung von einem Ort zu einem anderen.

Lasègue-Zeichen: Hierbei handelt es sich um eine Nervendehnungstest (Wurzel L5 und S1), bei welchem das gestreckte Bein (Patient liegt auf dem Rücken) passiv angehoben wird. Treten dabei ziehende Schmerzen entlang des Beines auf, so liegt ein positiver Lasègue vor und somit eine mögliche Nervenkompression.

Lateraler Fuss: Äussere Fusskante.

Long-Line-Rettung (Heli): Das Long-Line-System dient der Rettung von verletzten Bergsteigern aus senkrechten und überhängenden Felswänden. Unter dem Helikopter wird ein bis zu 200 Meter langes Seil eingeklinkt. Daran erreicht der Retter den Verunglückten auch in hohen Steilwänden. Befindet sich der Verunfallte unter einem überhängenden Felsen, zieht sich der Retter mit einer Teleskopstange zu ihm hin.

Lungenödem: Ein Lungenödem ist eine unspezifische Ansammlung von Flüssigkeit im Bindegewebe der Lunge. Ursachen sind Druckänderungen in den Blutgefässen wie z.B. beim Höhenlungenödem, durch Infektionen oder aber Ertrinken. Beim Lungenödem durch Ertrinken kann man das Ertrinken durch Süsswasser von Salzwasser unterscheiden. Beim Ertrinken durch Salzwasser führt die hohe Konzentration des Salzes zum Einstrom von Flüssigkeit aus den Blutgefässen in das Bindegewebe, beim Süsswasser ist es eine Schädigung der Oberflächenauskleidung der Luftbläschen der Lunge. Folge von jeder Art von Lungenödem ist, dass die betroffene Person nicht mehr ausreichend Sauerstoff in den **Blutkreislauf** aufnehmen kann.

***Luxation* (lat luxare = verrenken):** Ein vollständiger und unvollständiger (Subluxation) Kontaktverlust gelenkbildender Knochenenden. Als luxierte Knochen wird immer der körperfernere Knochen bezeichnet. Eine Luxation stellt eine schwere Schädigung eines Gelenkes dar.

Makronährstoffe: Zu den Makronährstoffen zählen Fette, Kohlenhydrate und Eiweisse.

Mastdarmstörung: Spontaner, nicht gewollter Stuhlabgang.

Medialer Fuss: Fussinnenseite.

Medianusnerv: Der Medianusnerv ist ein Ast aus dem Armgeflecht, der teilweise für die Beugung der Finger und für die nervale Versorgung der Daumenballenmuskulatur verantwortlich ist. Ausserdem wird die Sensibilität (die Berührungsempfindlichkeit) der Daumen-, Zeige- und Mittelfingerkuppen auf der Rückhand und fast der gesamten Hohlhand (ausser dem Kleinfinger, der Hälfte vom Ringfinger und der Aussenseite des Daumens) durch diesen Nerv gesichert.

Mikronährstoffe: Zu den Mikronährstoffen zählen Vitamine, Mineralstoffe und Spurenelemente. Sie müssen mit der Nahrung aufgenommen werden und liefern keine Energie. Sie dienen z. B. zum Aufbau von Makromolekülen.

Muskelrelaxantien: Muskelentspannende Medikamente.

Nachtschweiss: In Folge des Nachtschweisses kommt es zu tropfend nassen Haaren und einem grossflächig durchnässten Pyjama.

Oxidative Prozesse: Chemische Reaktionen auf der Zellebene unter der Mitwirkung von Sauerstoff. Aus oxidativen Prozessen entstehen sogenannte Freie Radikale. Die Oxidierung an sich kann biochemische Prozesse und wichtige Substanzen zerstören. Berühmte antioxidative Substanzen sind die Vitaminen C, E, Betacaroten und Spurelemente wie Zink, Kupfer, Mangan und Selen.

Paraplegie: Die komplette Lähmung beider Beine.

Patellarsehnenreflex: Durch einen leichten Schlag auf die Kniescheibensehne kommt es zu einem Hochschnellen des Unterschenkels. Wenn im Vergleich zur Gegenseite eine Verminderung oder ein Fehlen vorliegt, so kann eine Nervenwurzelkompression vorliegen.

PECH-Regel: Grundsätzliche Regel, die man bei allen akuten Verletzungen anwenden kann. PECH steht für Pause, Eis, Kompression, Hochlagern.

Phasische Muskeln: Die Muskulatur setzt sich aus roten und weissen Muskelfasern zusammen. Die roten Muskelfasern werden auch als «tonische Muskelatur» bezeichnet und sind Fasern, die einen hohen Myoglobingehalt aufweisen. Die roten Muskelfasern benötigt man beim Aussdauersport. Mit «phasischen Muskeln» sind die weissen Muskelfasern gemeint, die im Gegensatz zu den roten Fasern nur einen geringen Myoglobingehalt aufweisen und dementsprechend keine ausdauernde Komponente aufweisen. Sie haben jedoch eine hohe Kontraktionsfähigkeit. Die weissen Fasern benötigt man z.B. beim Kraftsport, wo hohe Gewichte kurzzeitig bewältigt werden müssen.

Polyglobulie: Unter Polyglobulie versteht man eine gesteigerte Blutneubildung. Dies geschieht z.B. in der Höhe, wobei der Körper vermehrt rote Blutkörperchen bildet, damit mehr Sauerstoffträger vorhanden sind.

Polytrauma: Das Polytrauma bezeichnet mehrere gleichzeitig geschehene Verletzungen verschiedener Körperregionen, wobei mindestens eine Verletzung oder die Kombination mehrerer Verletzungen lebensbedrohlich sind.

Pulmonale Hypertonie: Als pulmonale Hypertonie wird eine Blutdruckerhöhung im Lungenkreislauf bezeichnet. Ursache sind Erkrankungen der Herzklappen, der Lungengefässe oder ein erniedrigter Sauerstoffpartialdruck wie in der Höhe.

Radikuläre Schmerzen: Dies sind Schmerzen, welche von den Nervenwurzeln ausgehen und einer Schmerzbahn entlang des Beines bis in den Fussbereich zugeordnet werden können. Oft treten gleichzeitig noch Missempfindungen im dazugehörigen Hautbereich auf.

Reithosenanästhesie: Verminderte Sensibilität (**Hypästhesie** bis **Anästhesie**) mit ihrer typischen Ausdehnung, welche einer Reithose entspricht. Das Taubheitsgefühl umfasst den Bereich der **Genitalien**, die Region um den Schliessmuskel und die Innenseiten der Oberschenkel. Eine akut auftretende Reithosenanästhesie wird mit einer Problematik auf Höhe des Rückenmarkes vereinbart. Häufig zusätzlich Harn- bzw. Stuhlinkontinenz und Impotenz mit fehlender Schliessmuskelkontraktion. Bei Auftreten dieser Symptome muss sofort ein medizinisches Zentrum aufgesucht werden.

Säuren-Basen-Gleichgewicht: Der menschliche Körper kann durch verschiedene Mechanismen das Säuren-Basen-Gleichgewicht und somit den pH-Wert im Blut in einem kleinen Rahmen konstant halten.

Schock: Ein lebensbedrohliches Zustandsbild, bei dem die Blutzirkulation in den Organen vermindert ist. Als Folge treten eine Sauerstoffunterversorgung der Gewebe und in letzter Konsequenz Stoffwechselstörungen auf. Ursache ist eine absolute oder relative Verminderung des zirkulierenden Blutes.
Bei Blutung = **hämorragischer Schock**
Bei Blutvergiftung = **septisches Schock**
Bei allergischem Anfall= **anaphylaktischer Schock**
Bei Ausfall der Nervenregulation (Rückenmarkverletzungen) = **neurogener Schock**

Sensomotorik: Zusammenspiel von sensorischen und motorischen Leistungen, d.h. Wahrnehmung des Reizes durch ein Sinnesorgan und darauffolgendes motorisches Verhalten

Slackline: Trendsportart. Man balanciert auf einem breiten Band und trainiert somit Balance, Koordination und Konzentration. Training für Kletterer etc.

Stagnation: Bedeutet, dass eine bestimmte Variable kein Wachstum erfährt.

Tetraplegie: Eine Form der Querschnittlähmung, bei der alle vier Gliedmassen, also sowohl Beine als auch Arme, betroffen sind.

Thrombosen, Embolien: Die Thrombose ist eine Gefässerkrankung, bei der sich ein Blutgerinnsel (**Thrombus**) in einem **Gefäss**, meist venös, bildet. Ursachen sind Änderungen in der Zusammensetzung des Blutes, eine Schädigung der Gefässwand oder ein fehlender Weitertransport des Blutes. Komplikation eines Thrombus kann das Fortspülen dieses sein, was zu einer (Lungen)Embolie führt. Damit meint man eine akute Verstopfung von Lungenarterien, die zu einem gestörten Gasaustausch und zu einer Herzbelastung führen kann. Eine grosse Lungenembolie kann tödlich verlaufen.

Trisomie 21: (Down-Syndrom, Mongolismus), Genommutation bei Menschen, bei denen das 21. Chromosom (oder Teile davon) dreifach vorhanden ist. Die Menschen sind dadurch geistig behindert.

Umgekehrtes Lasègue-Zeichen: Dies ist ein Nervendehnungstest (Wurzel L2–L4), bei welchem das Bein (Patient liegt auf dem Bauch) im Kniebereich gebeugt wird. Treten dabei ziehende Schmerzen entlang des vorderen Oberschenkels auf, so liegt ein positiver umgekehrter Lasègue vor und somit eine mögliche Nervenkompression.

Vasodilatation: Gefässweitstellung (dadurch erfolgt im betroffenen Organ eine bessere Durchblutung und eine vermehrte Wärmeabgabe / Wärmeverlust)

Vasokonstriktion: Gefässengstellung (dadurch erfolgt im betroffenen Organ eine schlechtere Durchblutung und eine verminderte Wärmeabgabe / Wärmeverlust).

VO_2max: Die maximale Sauerstoffaufnahme (VO_2max) gibt an, wieviele Milliliter Sauerstoff der Körper im Zustand der Ausbelastung maximal pro Minute verwerten kann. Es kann zur Bewertung der Ausdauerleistungsfähigkeit herangezogen werden.

Wind-Chill-Faktor: Der **Windchill** beschreibt den Unterschied zwischen der gemessenen Lufttemperatur und der gefühlten Temperatur in Abhängigkeit von der Windgeschwindigkeit. Der Windchill-Effekt (engl. wind chill factor) wird durch die Abführung warmer, hautnaher Luft sowie der damit einhergehenden Erhöhung der Verdunstungsrate hervorgerufen.

Zyanose: Als **Zyanose** (von griech. kuaneos «blau») bezeichnet man in der Medizin eine violette bis bläuliche Verfärbung der Haut, der Schleimhäute, der Lippen und der Fingernägel. Die besondere Tönung muss dabei nicht in allen genannten Bereichen gleichzeitig oder gleich stark auftreten. Die Ursache einer Zyanose ist in der Regel eine Unterversorgung des Blutes mit Sauerstoff, sei es durch zu geringe Sauerstoffkonzentration in der Atemluft (Höhenaufenthalt) oder bei krankhaften Veränderungen der Lunge oder des Herzens.

Zystische Fibrose: Eine angeborene genetisch bedingte Stoffwechselerkrankung, bei der die Sekretzusammensetzung verschiedener Drüsen verändert ist. Das Sekret wird zähflüssig. Dadurch kommt es in den betroffenen Organen zu Funktionsstörungen unterschiedlicher Art. Vor allem kommt es vermehrt zu chronischem Husten und Lungenentzündungen.

23. Autorenschaft

Dr. med. **Anna G. Brunello,** FMH Intensivmedizin, Anästhesie und Notärztin SGNOR, ist als Intensivmedizinerin am Kantonsspital Graubünden und als Notärztin bei der Rega tätig. Sie ist Vorstandsmitglied der SGGM und seit vielen Jahren in der Laienausbildung des SAC tätig. Sie ist aktive Bergsteigerin und war auf mehreren Expeditionen in den peruanischen Anden und im Himalaya unterwegs.
Kontakt: brunelloa@hotmail.com

Dr. med. **Martin Walliser** ist als Leitender Arzt für Unfallchirurgie im Kantonsspital Glarus tätig. Er arbeitet als Vizepräsident im Vorstand der SGGM mit und ist in der medizinischen Ausbildung von Laien (Bergführerkurse, SAC, SOA usw.) und von Profis (ATLS, SGGM usw.) tätig. Er ist seit 1993 Bergführer und regelmässig in den Alpen aber auch in Süd- und Nordamerika, Asien und Afrika unterwegs.
Kontakt: walli@spin.ch

Dr. med. **Urs Hefti** arbeitet als Chefarzt Orthopädie und Traumatologie am Spital Langenthal. Er ist Chirurg, Orthopäde, Sportmediziner, klinischer Notfallmediziner, zudem Notarzt bei der REGA. Als Vorstandsmitglied der Schweizerischen Gesellschaft für Gebirgsmedizin (SGGM) ist er seit Jahren aktiv tätig in diversen Gremien, unter anderem auch in der Medizinischen Kommission der UIAA und dem SAC. Zudem hat er die Kurse Sportklettern und Medizin sowie den Kurs Höhenmedizin in Zermatt, welcher weltweit als erster Spezialkurs «Expedition and Wilderness Medicine» von der UIAA/ICAR/ISMM zertifiziert wurde, etabliert. 1998 hat er für die Himalayan Rescue Association (HRA) in Pheriche, Nepal, gearbeitet.
Er hat drei grosse wissenschaftliche Forschungs-Expeditionen (Shisha Pangma, Muztagh Ata, Pik Lenin) geleitet und bestieg diverse hohe Berge auf mehreren Kontinenten, unter anderem auch den 8046 m hohen Shisha Pangma. Er ist Gründungsmitglied von www.swiss-exped.ch – dem Verein zur Förderung von Ausbildung, Lehre und Forschung der Gebirgs- und Höhenmedizin.
Kontakt: swissyeti@bluemail.ch

Dr. med. **Daniel Walter** ist Facharzt FMH für Allgemeinmedizin mit eigener Praxis in Jenaz (GR). Er hat diverse Zusatzausbildungen, u.a. in Sportmedizin (SGSM), in Notfallmedizin (SGNOR), Manualmedizin (SGMM) sowie in Gebirgs- und Höhenmedizin (International Diploma of Mountain Medicine). Bergsteigen in allen Facetten ist seine

Passion. In diversen Expeditionen konnte er Erfahrung sammeln in der Betreuung von Expeditionsmitgliedern wie auch der heimischen Bevölkerung. Seit Jahren ist er in der höhenmedizinischen Ausbildung bei Kobler & Partner, Bern, tätig. Zudem ist er in der Ausbildung von Seniorentourenleitern, Bergführern und Hüttenwarten (SAC) involviert.
Kontakt: dani.walter@gmx.ch

Dr. med. **Urs Wiget,** pensionierter Allgemeinmediziner FMH, Notarzt SGNOR. Arbeitet immer noch als Ausbildner in Notfallmedizin, Sportmedizin und Gebirgsmedizin für ein bunt gemischtes Publikum. Seit 50 Jahren in den Bergen unterwegs, war bei 10 grossen Expeditionen als Teilnehmer/Arzt/Leiter dabei im Himalaya und in den Anden. Findet grosse Befriedigung als Trekkingführer (Ladakh/Zanskar) und medizinischer Begleiter von Abenteuerreisen (Thailand, Kambodscha, Oman, Zanskar). War Teamarzt von Alinghi in Ras al Kaimah und Valencia. Ist und war viel mit Kindern (seinen eigenen 6 und andern) in den Bergen zu finden, unter anderem zusammen mit seiner Frau Susi Kriemler im Dispensarium der Himalayan Rescue Organisation in Pheriche/Khumbu/Nepal.
Kontakt: udw@uitikon.ch

Urs Hirsiger ist dipl. Ernährungsberater HF und Mitglied des Schweizerischen Verbandes Diplomierter Ernährungsberater/innen SVDE. Seit 10 Jahren führt er eine selbstständige Praxis in Sursee und arbeitet mit den regionalen Hausärzten zusammen. Als Mitglied der Fachgruppe Sporternährung (Zusammenarbeit mit ETH Zürich und dem BASPO in Magglingen) arbeitet er mit Personen aus den verschiedensten Sportarten zusammen. Seit über 30 Bergsteigerjahren mit Sportklettern und hochalpinen Touren ist er mit viel Begeisterung im gesamten Alpenraum und darüber hinaus unterwegs, wie auch auf Langdistanz-Trekks. Vom J+S-Kursteilnehmer zum Kursleiter aufgestiegen, ist er immer wieder in der Grundausbildung des SAC tätig.
Kontakt: urs-hirsiger@bluewin.ch.

PD Dr. med. **Susi Kriemler,** FMH Pädiatrie und Sportmedizin SGSM, ist Dozentin und Wissenschaftlerin am Institut für Sport und Sportwissenschaften und am Schweizerischen Tropen- und Public Health Institut der Universität Basel, wo sie sich seit Jahren mit der Bewegung im Kindesalter beschäftigt und so versucht, Mutter-Sein, Bergsteigen und Höhenmedizin unter einen Hut zu bringen. Sie ist Autorin verschiedener höhenmedizinischer Publikationen mit dem Fokus Kinder.
Kontakt: susi.kriemler@unibas.ch

Med. pract. **Alex Kottmann** ist Notarzt SGNOR und beendet seine Ausbildung als Anästhesist im Luzerner Kantonsspital. Daneben arbeitet er regelmässig in der Präklinik bei der REGA. Er ist Mitglied der medizinischen Kommission der CISA/IKAR als Vertreter der REGA und der Alpinen Rettung Schweiz. Er ist Mitglied vom GRIMM und des Vorstands der SGGM. Seit 2009 leitet er die SGGM-Ärzte-Kurse in Gebirgsmedizin der Suisse Romande und ist selber viel unterwegs in den Bergen, auch als Jugend- und Sportleiter.
Kontakt: alex.kottmann@me.com

Dr. med. **Christophe Marti,** FMH Innere Medizin. Arbeitet als Oberarzt im Kantonsspital Genf, auf der Intensivstation, Notfall und Innere Medizin. Er ist in der medizinischen Laienausbildung für den SAC, Jugend und Sport und den Schweizer Bergführer-Verband tätig. Als aktiver Bergsteiger ist er in den Alpen unterwegs, hat auch an Besteigungen in Südamerika und Karakorum teilgenommen.

Dr. med. **Thomas Szeless,** FMH Innere Medizin. «Ich entdeckte seit der Kindheit mit Begeisterung die Berge, die unser Land abgrenzen und vervielfältigen, und die Natur, die uns mit jeder Stufe in eine Zeitreise mitnimmt.»

Dr. med. **Roland Albrecht,** Facharzt FMH für Intensivmedizin und Anästhesie, Notarzt SGNOR sowie Vorstandsmitglied der SGNOR und FUSEM. Seit 1.7.2008 Chefarzt und Mitglied der Geschäftsleitung der Schweizerischen Rettungsflugwacht (REGA). Er ist im Stiftungsrat der Alpinen Rettung Schweiz und in diversen anderen Kommissionen vertreten. Adresse: Schweizerische Rettungsflugwacht (REGA), REGA-Center, Postfach 1414, 8058 Zürich-Flughafen.
Kontakt: roland.albrecht@rega.ch

Andres Bardill ist seit 1989 Teilzeit oder vollberuflich als Bergführer tätig. Seit 2006 ist er als Geschäftsführer der Alpinen Rettung ARS für den Einsatz, die Ausbildung und die Einsatzbereitschaft dieser Organisation verantwortlich und hat wesentlich an deren Aufbau mitgewirkt. Als Ausbilder bei J+S, in den Ärztekursen der SGGM, der IKAR, der Armee und bei der ARS intern ist er in permanentem Kontakt mit Bergrettern und Partnerorganisationen auf nationaler und internationaler Ebene.

Dr. med. **Eckehart Schöll,** FMH Anästhesiologie und klinische Notfallmedizin SGNOR, Notarzt SGNOR, seit 2002 Redaktor der Fachzeitschrift der Schweizerischen Gesellschaft für Gebirgsmedizin (SGGM), des Forum Alpinum, Kursleiter der SGGM-Kurse «Sportklettern und Medizin» sowie «Höhenmedizin im Expeditionsstil», passionierte Bergsteiger und Kletterer.
Kontakt: schoell@forum-alpinum.ch

Dr. med. **Christian Schlegel**, FMH für Physikalische Medizin und Rehabilitation, Sportmedizin SGSM und Manuelle Medizin SAMT. Seit 1998 am Swiss Olympic Medical Center im Medizinischen Zentrum des Grand Resort Bad Ragaz. 18 Jahre Ausbilder für Ski- und Gebirgsausbildung der ETH Zürich, seit 17 Jahren Verbandsarzt der Sport- und Eisklletternationalmannschaft. Chief Medical Officer der Schweizer Olympiadelegation in Vancouver 2010.
Kontakt: Christian.Schlegel@resortragaz.ch

PD Dr. med. **Andreas Schweizer,** Orthopädische Chirurgie und Handchirurgie FMH, ist an der Uniklinik Balgrist in Zürich tätig. Er hat sich unter anderem wissenschaftlich mit Kletterverletzungen an der Hand und am Vorderarm beschäftigt und ist seit 20 Jahren aktiver Sportkletterer und Boulderer. Adresse: Uniklinik Balgrist, Forchstrasse 340, 8008 Zürich.
Kontakt: andreas.schweizer@balgrist.ch

Dr. med. **Hans Peter Bircher,** FMH Orthopädie und Traumatologie, EBOT, leitender Arzt am Zuger Kantonsspital. Nach der Dissertation in Höhenmedizin mit dem Team auf der Margheritahütte, war er zweimalig auf Expedition im Himalaya mit Vertiefung der Höhenmedizin im Expeditionsalltag. Sportklettern an vielen schönen Plätzen auf dieser Welt, unter anderem in Bolivien und Madagaskar ist sein Lieblingshobby. Noch nicht erfüllte Sportklettereien liegen fernab vom Rummel im Maderanertal und anderen abgelegenen heimischen Perlen. Beruflich ist sein orthopädisches Hobby die Auseinandersetzung mit Funktionsproblemen an Schulter und Ellbogen.
Kontakt: hpbircher@hotmail.com

PD Dr. med. **Yann Villiger** ist FMH in Anästhesie und Intensivmedizin mit Schwerpunkt Kardioanästhesie und Notfall und arbeitet als Oberarzt an den Hôpitaux universitaires de Genève. Er ist ACLS-Instruktor und fliegt regelmässig als REGA-Arzt in Genf. Er ist seit 25 Jahren im Hochgebirge unterwegs und er besitzt seit 1991 das Paragliding-Brevet. Nicht nur im Fliegen hat er viel Erfahrung, sondern auch in der medizinischen Betreuung von Verunfallten.
Kontakt: Yann.Villiger@hcuge.ch

Dr. med. **Tobias Merz** arbeitet als Internist und Intensivmediziner an der Intensivstation des Inselspitals Bern. Als passionierter Bergsteiger ist er oft in den Anden und im Himalaya unterwegs. Er hat im Rahmen von Forschungsexpeditionen zum Thema Höhenmedizin verschiedene wissenschaftliche Publikationen verfasst.
Kontakt: Tobias.Merz@insel.ch

Prof. **Marco Maggiorini,** Leitender Arzt UniversitätsSpital Zürich Dept. für medizinische Intensivstation. Heute primär als Intensivmediziner tätigt nach dem Erhalt der Facharzttitel für Innere Medizin, Kardiologie und Intensivmedizin. Seit mehr als 25 Jahren in der Höhenmedizinforschung tätig, Autor mehrerer Studien zur Epidemiologie und Pathophysiologie der Höhenkrankheit, besonders des Höhenlungenödems sowie Prophylaxe und Therapie desselben.
Kontakt: marco.maggiorini@usz.ch

Dr. med. **Bruno Durrer** ist Bergführer, Allg. Medizin FMH, Notarzt SGNOR, Sport-Medizin SGSM und Ärztlicher Leiter der Rettungs-Helikopter Station Air Glaciers und des Ambulanzdienstes, Lauterbrunnen. Er führt eine Allgemeinpraxis in Lauterbrunnen und Mürren mit Schwerpunkt auf Notfallmedizin, Sporttraumatologie sowie Gebirgs- und Sportmedizin. Seit 1980 zählt er ca. 3000 Helikopterrettungseinsätze. Er hat an diversen Expeditionen in Nepal, Tibet, Pakistan, Südamerika und Afrika teilgenommen. Bruno Durrer ist Vorstands- und Gründungsmitglied verschiedener nationaler und internationaler gebirgsmedizinischer Kommissionen und Gesellschaften (UIAA, ISMM, SGGM, ICAR) und hat diverse Publikationen über Kälte-, Lawinen- und Blitzunfälle sowie über Bergrettungsmedizin veröffentlicht. Er ist Mitbegründer und verantwortlicher Leiter der Schweizer Ärztekurse für Gebirgsmedizin von 1990 bis 2004 gewesen und betreut als Rennarzt verschiedene Sportgrossanlässe (Lauberhorn-Abfahrt, Inferno-Abfahrt und Triathlon, Jungfrau-Stafette)

Dr. med. **Daniel Barthelmes** (FMH Ophthalmologie) arbeitet an der Augenklinik des Universitätsspitals Zürich. Im Rahmen der Forschungsexpedition zum Muztagh Ata hat er gemeinsam mit Dr. med. Martina Bösch (Augenklinik Universitätsspital Zürich), Dr. med. Tobias Merz, Dr. med. Urs Hefti und weiteren Kollegen die an dieser Expedition teilnahmen, mehrere wissenschaftliche Studien zu den Veränderungen des Auges in grosser Höhe verfasst.

Dr. med. **René Meyrat,** Facharzt FMH für Dermatologie und Venerologie spez. Allergologie und Klinische Immunologie, arbeitet in einer Gemeinschaftspraxis in Chur.

Dr. med. **Christian Giger** arbeitet als Neurochirurg im Kantonsspital Graubünden. Als passionierter Bergsteiger und Eiskletterer ist er sonst auf den schönsten und steilsten Hängen zu finden.

Dr. med. dent. **Gian Andrea Hälg.** Nach der Assistenzzeit in einer Privatpraxis und 5-jähriger klinischer und wissenschaftlicher Tätigkeit mit Lehrauftrag im Gebiet der rekonstruktiven Zahnmedizin und Implantologie an der Universität Zürich, ist er seit dem Sommer 2009 als selbstständiger Zahnarzt in einer Gemeinschaftspraxis im Engadin tätig. «Ich bin also zurück im wunderschönen Hochtal, in dem ich aufgewachsen bin und wo ich mit Ski und Mountainbike immer wieder neue und noch bezauberndere Ecken entdecke.»

Med. pract. **Katharina Schenk-Jäger,** ärztliche Mitarbeiterin mit Spezialgebiet Pilzvergiftungen, dipl. Pilzkontrolleurin, Verbandstoxikologin des Verbandes Schweizerischer Vereine für Pilzkunde VSVP Schweizerisches Toxikologisches Informationszentrum.
Kontakt: katharina.schenk@usz.ch

Dr. med. vet. **Jacqueline Kupper,** Giftplanzenexpertin und toxikologische Beraterin für Tiere am Toxikologischen Informationszentrum Zürich (STIZ) und an der Vetsuisse Fakultät der Universität Zürich, Institut für Veterinärpharmakologie und Toxikologie.
Kontakt: jacqueline.kupper@usz.ch

Dr. med. **Stefanie Meusel,** FMH Innere Medizin, Niederlassung als Hausärztin in Praxisgemeinschaft «Praxis Feldmühle» in Kriens. Seit mehreren Jahren Mitglied im Vorstand der SGGM als Aktuarin. Mehrere Trekkingreisen in Asien und Südamerika, International Diploma of Mountain Medicine, Grunderfahrung im Bergsteigen und klettern.
Kontakt: Stefanie Meusel, Praxis Feldmühle, Obernauerstrasse 40, 6010 Kriens

24. Bilderverzeichnis

Quellen von Abbildungen, Zeichnungen und Schemata

Ein herzlicher Dank geht an alle, die bei der Bereitstellung der Bilder beigetragen haben.

Matthias Gutmann (Frontbild Umschlag «Abtransport eines erkrankten Bergsteigers, Pik Lenin, Pamir, Kirgisien») und Frontbild Kap. 18 «Hochlager in der Früh – Pik Lenin, 7134 m, Pamir, Kirgisien»), Willi Kuhn (u.a. Frontbilder Kap. 1 «Trainingslager in Namibia» und Kap. 22 «Klettersteig am Piz Trovat»), Anna Brunello (u.a. Frontbilder Kap. 2 «(zu)viel Gewicht auf dem Arctic Circle Trail Greenland»), Urs Hirsiger (u.a. Frontbild Kap. 3 «Rast am Gipfelkreuz»), Urs Wiget (u.a. Frontbilder Kap. 16 «Kala Patar, Khumbu, Nepal», Kap. 4 «Kids auf dem Everest Base Camp», Kap. 5 «Frauenfreude in der Höhe», Kap. 6 «Oswald in Oman» – mit Genehmigung von Oswald Oelz und Kap. 16 «Die «Mutter und ihre Halskette»: der Ama Dablam 6856, Khumbu Nepal»), Alex Kottmann (Frontbild Kap. 7 «Kleiner Mensch vor den Grand Jorasses, Mont Blanc»), Urs Hefti (Frontbilder Kap. 8 «Weiter wandern nach Hüftprothese» und Kap. 12 «Bike Fun im Engadiner Nationalpark»), Thomas Bärfuss (Frontbild Kap. 9 «Primäreinsatz auf der Gemsfreiheit, Piz Palü), Dominik Hunziker (u.a. Frontbilder Kap. 10 «Unangeseilt neben der Unfallstelle, Sella Gletscher, Bernina», Kap. 14 «Präventiveinsatz in der Schlucht, Bergell», Kap. 20 «Ausbildung am hängenden Seil» und Kap. 21 «Wanderweg nicht passierbar – Evakuation in Bernina-Gebiet»), Rainer Eder (Frontbild Kap. 11 «Andi Schweizer in Speibl, Telli»), Remy Wenger, Speleo-Secours Schweiz (Frontbild Kap. 15 «Üblicher Aufwand für Höhlenretter»), Tobias Merz (u.a. Frontbild Kap. 17 «Hochlager auf dem Muztagh Ata, 7509 m Pamir, Kirgisien»), Christian Giger (Frontbild Kap. 19 «Arktische Mittagssonne, Norwegen» und «Arctic Sun» Skitouren in Norwegen). Für alle andere Bilder: Dani Walter (Kap. 1), Eckehart Schöll (Kap. 9.2), Martin Walliser (Kap. 9.3), Bruno Durrer (Kap. 10, 18, 20), Patrik Koster (Kap. 14), Martina Bösch (Kap. 17), Daniel Barthelmes (Kap. 19), René Meyrat (Kap. 19), Franco Brunello (Kap. 19), Gianni Haelg (Kap. 21.2), Jacqueline Kupper (Kap. 21.3) und Katharina Schenk (Kap. 21.3).

Die meisten Zeichnungen stammen aus «Grundschule für den Sanitätsdienst» der Schweizerischen Armee gültig ab dem 1. Januar 1987 zweiter Teil, Behelf 59.11/IId. Für die Erlaubnis sie anzuwenden, danken wir Niklaus Hofer (Führungsstab, Schweizerische Armee). Einen weiteren Dank an Andréas Meyer (Koordinationsstelle für Amphibien- und Reptilienschutz in der Schweiz (karch), Urs Klemmer (Swiss Resuscitation Council), Stephan Harvey (Institut für Schnee- und Lawinenforschung SLF) und Prof. Robert Steffen für die Bereitstellung von weiterem, zahlreichem Lehrmaterial und Informationen.

25. Sachverzeichnis

Z

Martin Gurtner

Karten lesen

Handbuch zu den Landeskarten der Schweiz

Ein vollständig neu überarbeitetes, aktuelles Lern- und Lehrbuch für Einsteiger ins Kartenlesen und in die Anwendung der digitalen Karten, für Kartenbenützer mit Erfahrung und für Profis. Sich orientieren in unbekanntem Gelände stellt zusätzliche Anforderungen, sei es auf der Wanderung, der Berg-, Velo- oder Biketour. Auch im Zeitalter des GPS hat das Kartenlesen eine grosse Bedeutung und wird im Buch entsprechend behandelt.

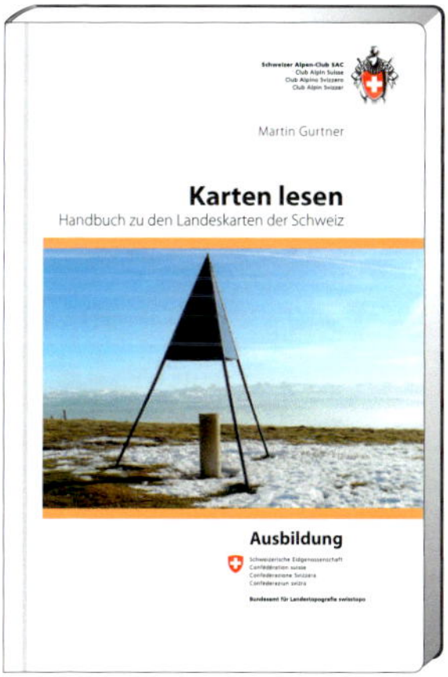

352 Seiten
99 Fotos
59 Kartenausschnitte
56 Skizzen
12 Karikaturen

ISBN 978-3-85902-289-8

3. Auflage

Franziska Wüthrich
mit Beiträgen von Markus Lüthi und Jürg Meyer

Lebenswelt Alpen
sehen / kennen / verstehen

Das allgemein verständliche «Lebenswelt Alpen» ist ein wertvoller Begleiter für alle naturinteressierten Berggänger. Es ist rucksacktauglich, enthält viele Bilder und liefert Informationen zur alpinen Tier- und Pflanzenwelt, aber auch zum Leben der Menschen in den Alpen. Auch sehr gut als Geschenk für Bergfreundinnen und -freunde geeignet.

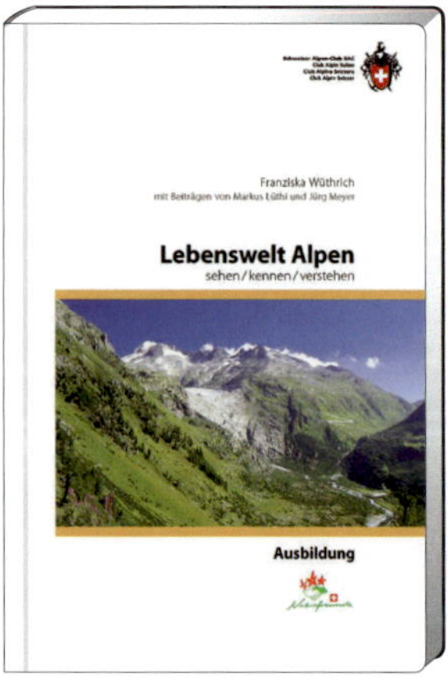

286 Seiten
220 Farbfotos
12 Karten
28 grafische Darstellungen
97 Zeichnungen

ISBN 978-3-85902-345-1

2. Auflage